目指せ感染症マスター！

抗菌薬
処方支援の
㊙実践アプローチ

感染症コンサルタント **岸田直樹** 監修　　中村記念南病院 薬剤部 **山田和範** 著

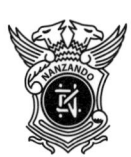

南山堂

口絵

第2章 抗菌薬処方支援の実践！

1 尿路感染症

心原性塞栓症発症後の発熱

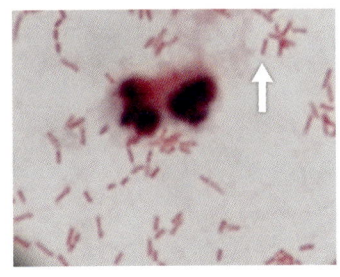

図3　尿グラム染色所見（→p 33）

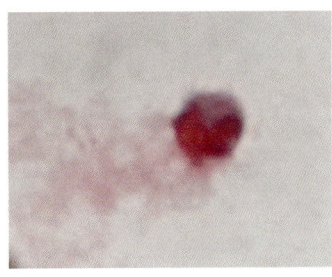

図4　抗菌薬終了時の
　　　尿グラム染色所見（→p 38）

抗菌薬使用2日目にも解熱しない腎盂腎炎

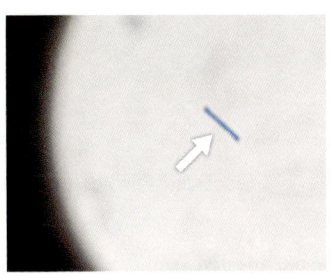

図1　尿グラム染色所見（→p 42）

尿道カテーテル留置中の尿路感染症

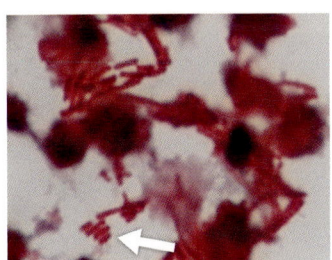

図2　尿グラム染色所見
　　　（LVFX使用6日目）（→p 51）

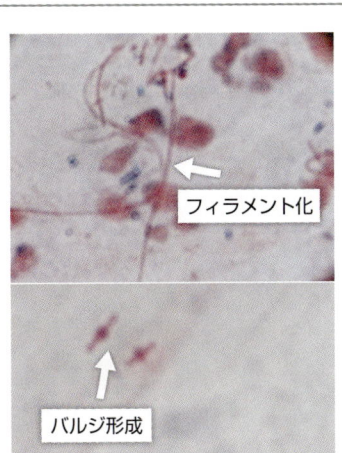

図4　フィラメント化とバルジ形成
　　　（→p 53）

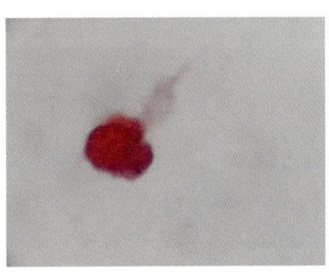

図6　尿グラム染色所見
　　　（CMZ治療6日目）（→p 55）

腎移植歴がある入院患者の発熱

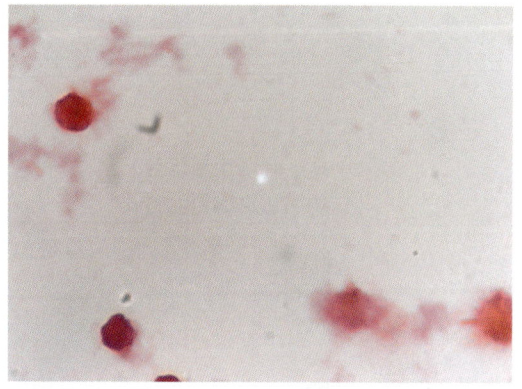

図3　尿グラム染色所見①（→p 61）

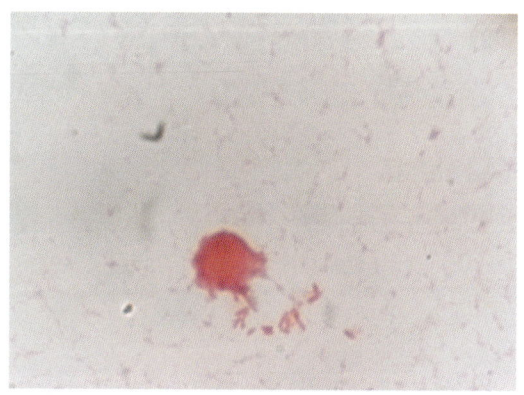

図4　尿グラム染色所見②（→p 61）

2 呼吸器感染症

発熱に伴い体の動きが悪くなったパーキンソン病患者

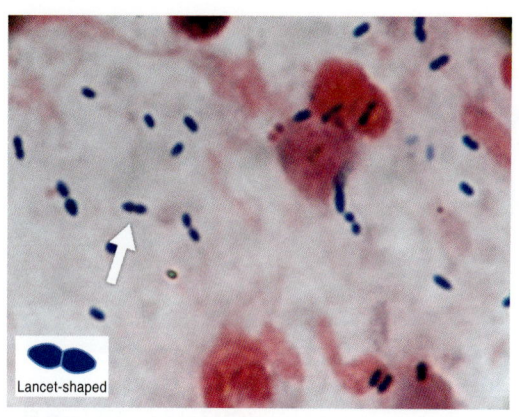

図2　喀痰グラム染色所見（起因菌推定）（→p 73）

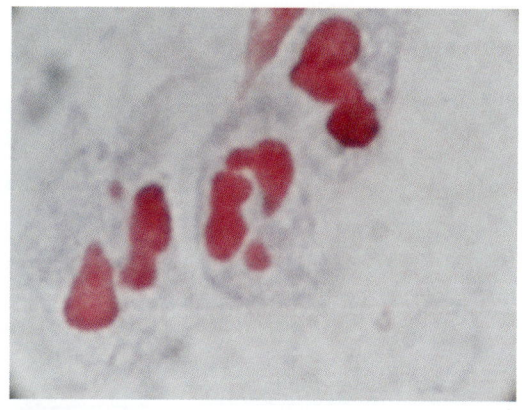

図3　喀痰グラム染色所見（有効性評価：治療5日目）（→p 78）

嚥下障害のある高齢者の発熱

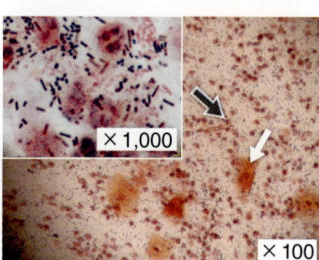

図3　喀痰グラム染色所見（→p 83）
⇨上皮細胞　➡白血球

急な意識障害と発熱，循環動態不全に陥った入院患者

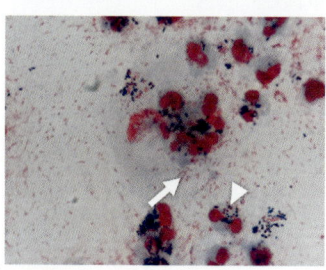

図2　喀痰グラム染色所見（起因菌推定）（→p 95）

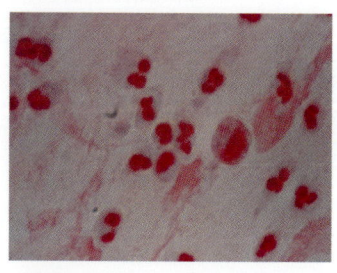

図4　喀痰グラム染色所見（有効性評価）（→p 101）

口絵

入院中息苦しさと倦怠感を訴えた患者

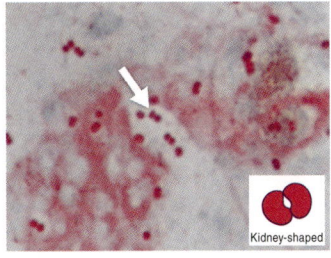

図2 喀痰グラム染色所見
（起因菌推定）（→p 108）

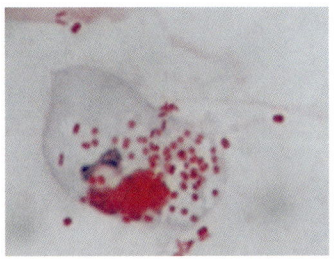

図3 喀痰グラム染色所見
（起因菌推定）（→p 108）

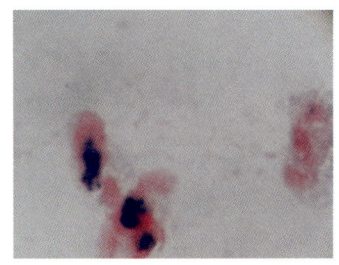

図6 喀痰グラム染色所見
（有効性評価：治療5日目）
（→p 114）

肺炎の治療終了1週間後に発熱と呼吸器症状が再燃した入院患者

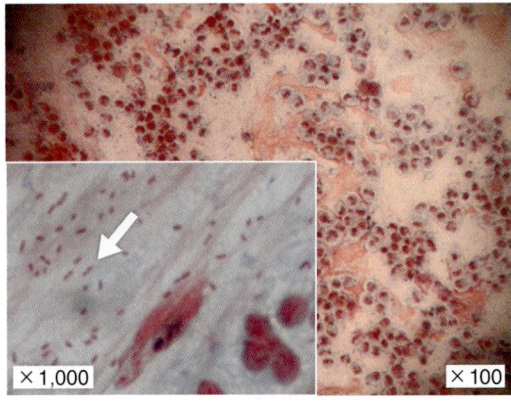

図2 グラム染色所見（起因菌推定）（→p 119）

咽頭浮腫で挿管管理中の入院患者の発熱

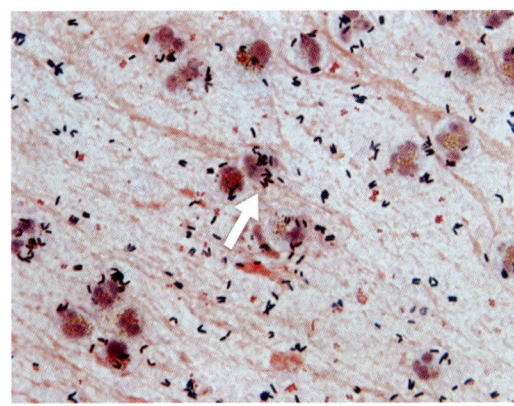

図2 喀痰グラム染色所見（起因菌推定）（→p 129）

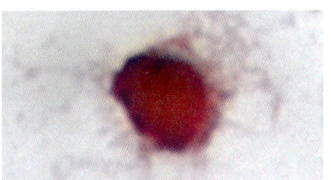

図3 尿グラム染色所見（→p 129）

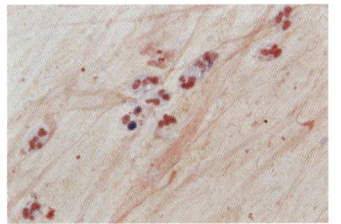

図6 喀痰グラム染色所見
（有効性評価）（→p 135）

v

脳幹梗塞で入院中の発熱患者

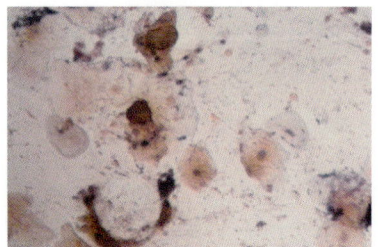

図2 喀痰グラム染色所見
（100倍視野）（→ p 141）

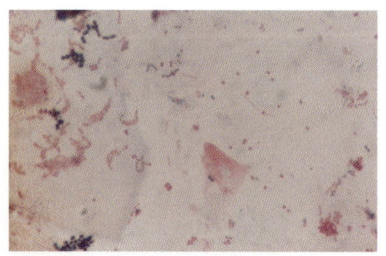

図3 喀痰グラム染色所見
（1,000倍視野）（→ p 141）

3 骨感染症

骨折術後の皮下排膿部からMRSAが検出された患者

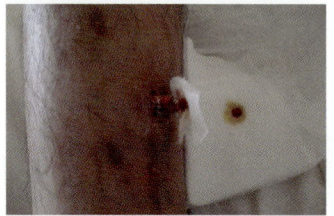

図1 右下肢創部
（ガーゼタンポン交換時）
（→ p 155）

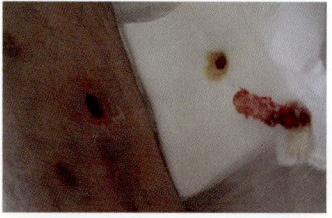

図2 右下肢創部
（ガーゼタンポン抜去時）
（→ p 155）

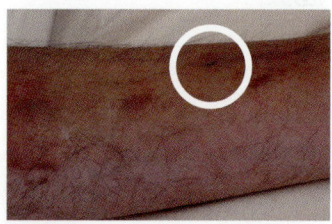

図8 右下肢（治療1ヵ月後）
（→ p 161）

左踵に潰瘍がある発熱患者

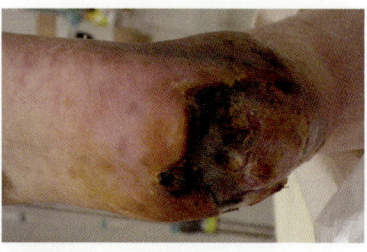

図1 左下肢（コンサルト時）（→ p 167）

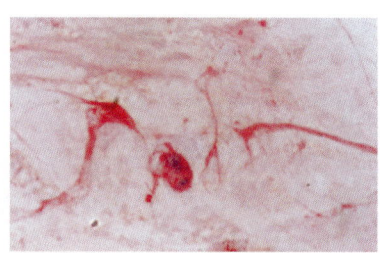

図3 喀痰グラム染色所見
（起因菌推定）（→ p 167）

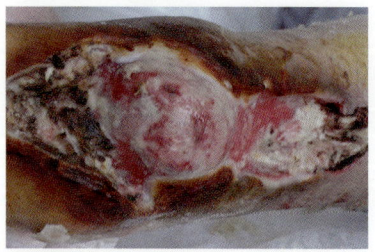

図6 左下肢（治療中）（→ p 176）

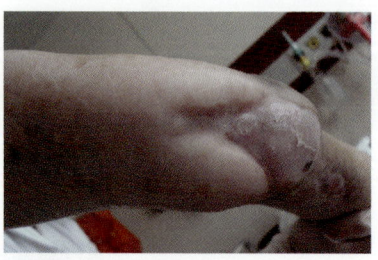

図7 左下肢（治療1年後）（→ p 178）

発熱と腰背部痛を主訴に入院となった患者

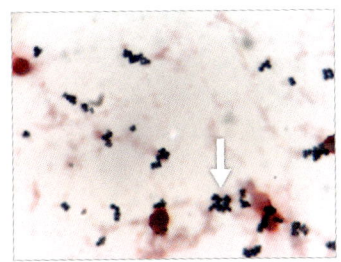

図2 尿グラム染色所見（→p 181）
矢印：GPC in cluster

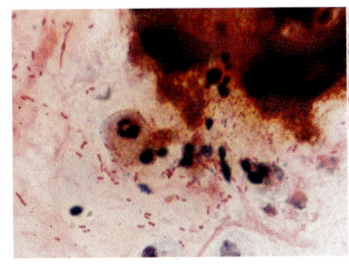

図4 喀痰グラム染色所見（SBT/ABPC使用4日目）（→p 181）

4 ウイルス感染症

1週間前にかぜの診断で内服抗菌薬を処方されていた頭痛を訴える患者

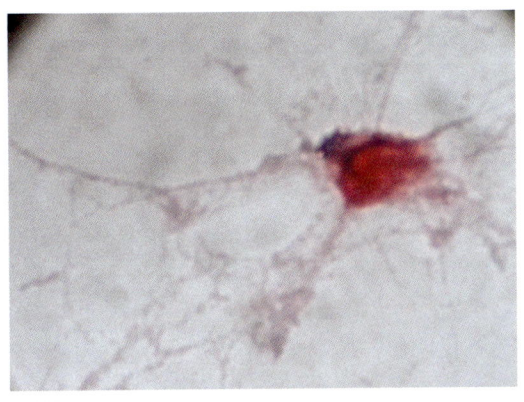

図2 髄液グラム染色所見（1,000倍視野）（→p 195）

長期入院高齢患者の皮疹を伴う発熱

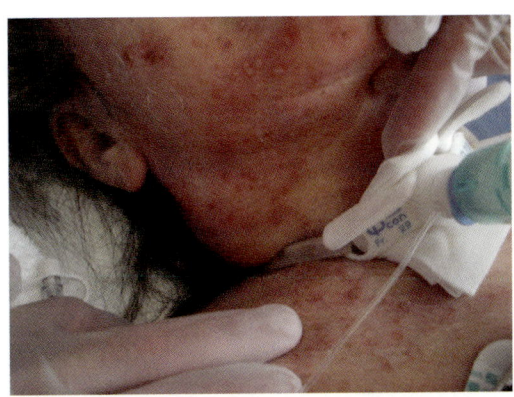

図1 皮疹（頭頸部）（→p 207）

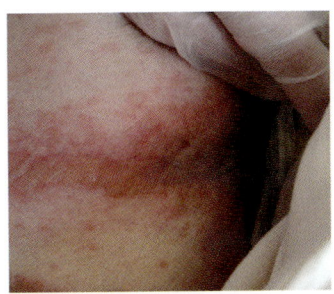

図2 皮疹（左前胸部）（→p 207）

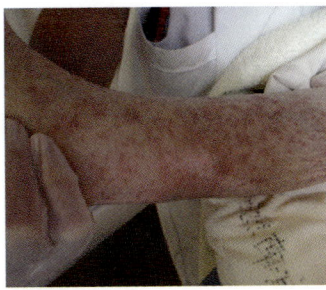

図3 皮疹（下肢）（→p 207）

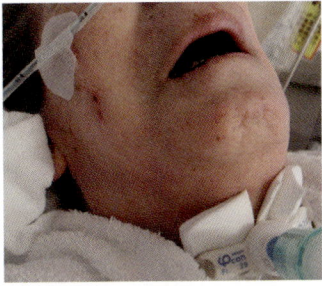

図6 顔の皮疹の消失（4週間後）（→p 215）

5 皮膚軟部組織感染症

サッカー練習中の外傷と3日後の発熱と皮膚発赤

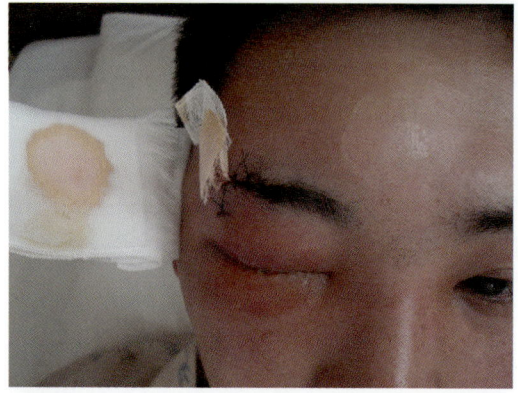

図1 右眉毛部の創部洗浄処置後（入院時）（→p 221）

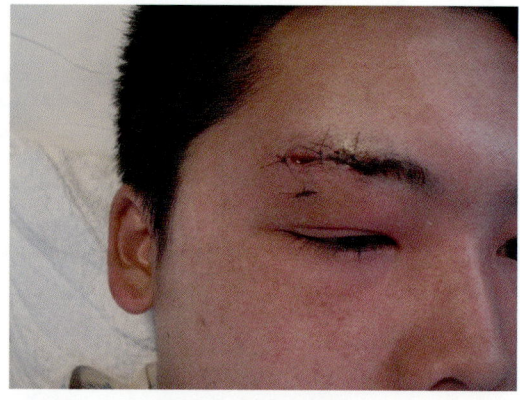

図5 創部（治療3日目）（→p 228）

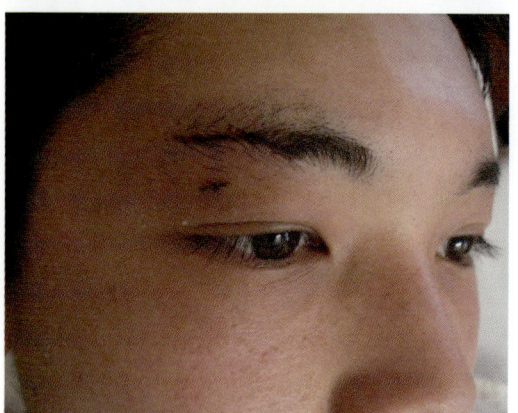

図6 創部（治療5日目：抜糸後）（→p 228）

慢性硬膜下血腫の穿頭術後の皮膚発赤と発熱

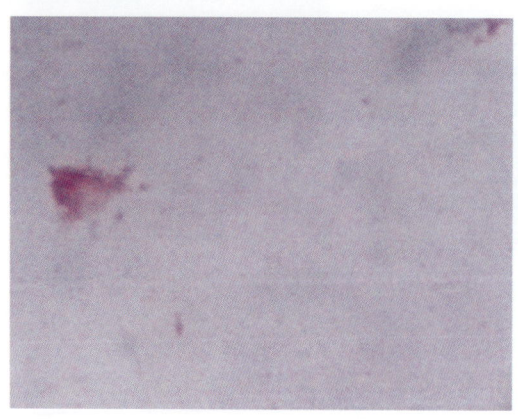

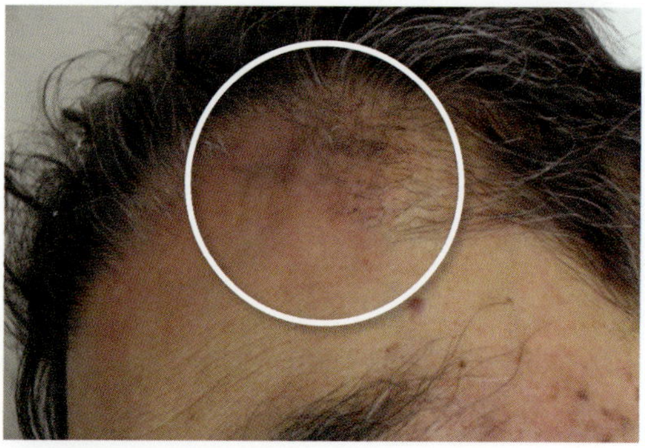

図4 尿グラム染色所見（1,000倍視野）（→p 235）

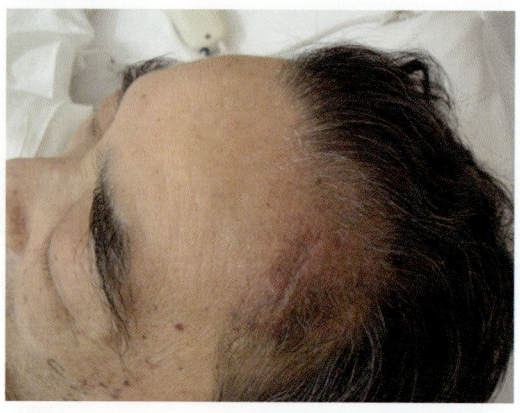

図1 頭部写真（コンサルト時）（→p 235）

図5 頭部写真（抗菌薬変更8日目）（→p 241）

口絵

6 カテーテル関連血流感染症
中心静脈カテーテル留置患者の発熱

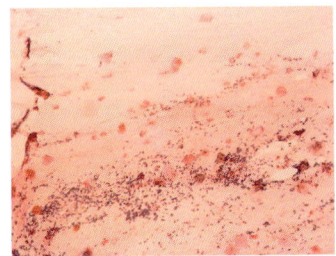

図2 喀痰グラム染色所見（100倍視野）（→p 247）

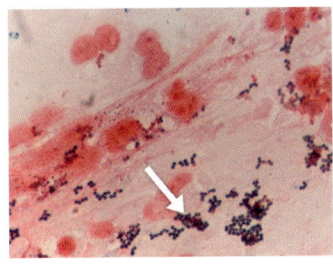

図3 喀痰グラム染色所見（1,000倍）（→p 248）
矢印の菌：GPC in cluster

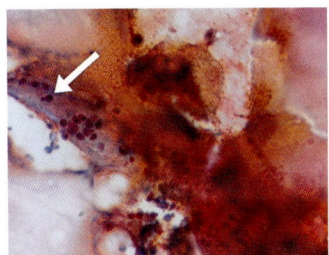

図4 喀痰グラム染色所見（1,000倍）（→p 248）
矢印の菌：GP huge

7 脳膿瘍
食欲低下から体重が減少し歩行困難に至った患者

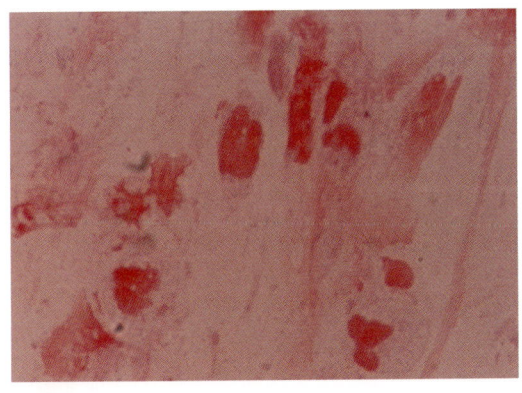

図4 喀痰グラム染色所見（1,000倍視野）（→p 262）

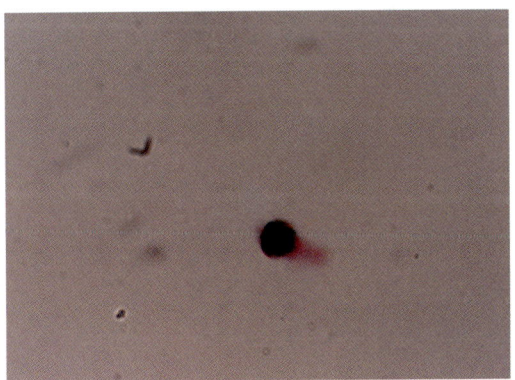

図5 尿グラム染色所見（1,000倍視野）（→p 262）

8 感染性心内膜炎
1週間前から床上生活となっていた高齢患者

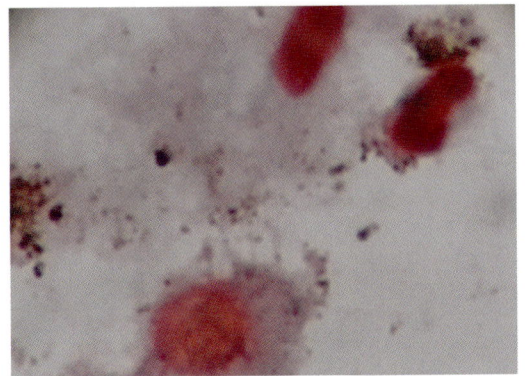

図2 尿グラム染色所見（1,000倍）（→p 278）

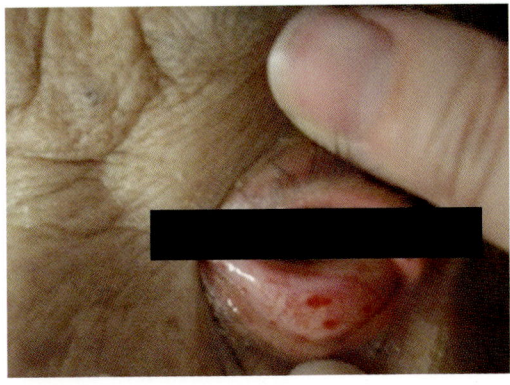

図4 結膜の点状出血（→p 279）

監修のことば

　臨床感染症はこの数年で大きく変化しています．今後もまだ10年近くはさまざまな点で変化の連続だと思いますが，それにキャッチアップできている医療従事者とそうでない医療従事者の差が現場ではとても大きくなってきている印象です．PK-PDに基づいた抗菌薬の投与法についてだけでなく，診断につながる適切な培養提出とその解釈，そして適切な抗菌薬および治療期間への知識は，医師でも習得できている人とそうでない人で大きな差ができています．よって，ちょっと勉強した研修医のほうがはるかにすばらしい感染症マネジメントをしているという状況が起こっていますし，適切に勉強をし始めている薬剤師のほうがはるかに感染症全般の知識があり，現場で信頼され活躍しているということも起こっています．これは誰かが悪いとかではなく，変化を遂げようとしている過渡期であり，適切な感染症教育が現場にまだまだ行き届いていないことによります．可能であれば，気軽に相談できる適切に教育を受けた感染症専門医が各病院に一人でもいてほしところですが，そのような体制になるにはまだまだ時間がかかりそうです．このような中，世界的に耐性菌が急速に増加拡大にあり，抗菌薬適正使用は急務の課題であると2014年にWHOの声明がありました．このWHOの報告には，その役割を担う職種として薬剤師と明確に記載しています．このような日本および世界の現状を踏まえ，臨床感染症のサポートをぜひ薬剤師にお願いできればと心から思います．特に感染症は医師だけではなく，看護師・薬剤師・検査技師でのチーム医療が重要な代表的分野と思います．内容としては，究極的には薬剤師が持つべきスキルをやや超えた部分があると感じられるかもしれません．しかし，本書のようにコミュニケーション能力に長けた適切な知識を持った新時代の薬剤師が，医師と協同のもと，日本の医療現場をすでに支えていることは間違いありません．そして何より，薬剤師業務の一つである「適切な処方提案」という側面において，臨床感染症は最もやりがいがある分野ではないかと感じます．

　本書では，第一線で活躍している薬剤師の日々の感染症マネジメントがその思考過程を詳細に提示する形で，ある意味生々しく，極めて臨場感ある形で記載されています．薬剤師の知識を生かしてさまざまな現場の状況にも配慮しつつ，医師と同じ目線でディスカッションしていることに気がつくでしょう．適切な抗菌薬の選択・量・投与間隔・投与期間へのサポートができるためには，医師の診断への思考過程も理解しなければ，患者に不利益が生じ得ます．そして，それを伝えるコミュニケーションスキルが重要になります．ぜひ薬剤師も現場に出て，医師とディスカッションしながら患者のマネジメントに参加してください．よろしくお願いします．

2015年6月

岸田 直樹

序

　わが国は超高齢社会に待ったなしで突き進んでおり，将来，未曾有の医療環境が待ち受けていることは想像に難くありません．薬剤師を取り巻く環境もその大きなうねりの中にあります．これを危機(ピンチ)ととるか好機(チャンス)ととるかは薬剤師ごとで違うかもしれません．薬剤師の業務は多岐にわたり，一昔前には想像もできなかった分野に積極的に進出しています．本書を手に取っていただいたみなさんは，感染症の分野でもピンチをチャンスに変えたいと考えている普段から問題意識の高いかただと思います．

　感染症はどの診療科でも目にする疾患です．その意味では感染症とその治療について「自分の担当病棟では関係ない」だとか，がん化学療法のように「自分の施設ではみない治療だ」とはなりません．現在，全国各地の病院薬剤師の中には，TDM解析を武器に治療に関与している方や，病棟薬剤師として医師とともに感染症治療に協同参画しながら多角的なアプローチを実践して臨床で活躍している方も大勢いると思います．しかし，質の高い感染症診療を実施できていない施設がまだまだ多いのも事実です．大きな病院では感染症科や感染症専門医，インフェクションコントロールドクターが充足されており，これらの専門医に気軽にコンサルトすることができるかもしれません．一方，大多数の中小病院では，抗菌薬の使い方について医師から相談されている薬剤師も多いと思います．ここで臨床感染症の知識を持った薬剤師が適切な情報提供を行い，医師と一緒になって治療に取り組むことで，より良いアウトカムが期待されます．また，医師は自分の専門領域の治療に専念することもでき，人材の上でも医療資源を適切に配置することが可能となります．

　本書を通じて，限りある医療資源，限られた環境で論理的な思考過程のもと，より質の高い感染症診療を実践するべく奮闘している薬剤師の姿から，このような薬剤師からの感染症治療へのアプローチもあることを知っていただければ幸いです．また，本書では症例に関し，できる限りグラム染色の鏡検画像を掲載しました．医師や細菌検査技師が解説したグラム染色所見を掲載した良書はたくさんありますが，薬剤師がこの分野に積極的に関わったものとして，他書とは一線を画した書籍と自負しています．

　なお，本書の舞台は病院のため，読者対象は病院薬剤師がメインのように思われるかもしれません．しかし，薬局薬剤師も在宅医療をはじめ，その活躍の場は広がっています．感染症やその治療の知識を活かして服薬指導にあたり，必要に応じて適切な早期の受診勧奨を患者さんに行っていただきたいと思います．

　最後に，本書の発刊にあたり企画段階からご尽力いただきました根本英一氏をはじめとする南山堂編集部の皆様に感謝申し上げます．また，監修いただきました岸田直樹先生には著者の不勉強でご負担をおかけし，多忙を極める中，いつも適切なアドバイスを懇切丁寧にいただき完成まで辿りつくことができました．心より感謝申し上げます．さらに，これまでご指導・ご協力いただきました社会医療法人医仁会中村記念南病院の理事長，院長，診療部の諸先生方，および筆者が所属します薬剤部の科長をはじめ関係諸氏の皆様にこの場を借りて深く感謝申し上げます．

2015年6月

山田 和範

目次

第1章 知っておきたい基本のキホン！

1. 徹底理解！ グラム染色 ……………………………………………… 2
2. 培養結果と薬剤感受性はこう考える！ …………………………… 7
3. Review of Systemを使いこなそう！ ……………………………… 14
4. 薬剤耐性菌にはどう対応する!? …………………………………… 18

第2章 抗菌薬処方支援の実践！

1 尿路感染症

- 心原性塞栓症発症後の発熱 ………………………………………… 32
- 抗菌薬使用2日目にも解熱しない腎盂腎炎 ……………………… 42
- 尿道カテーテル留置中の尿路感染症 ……………………………… 50
- 腎移植歴がある入院患者の発熱 …………………………………… 60

2 呼吸器感染症

- 発熱に伴い体の動きが悪くなったパーキンソン病患者 ………… 72
- 嚥下障害のある高齢者の発熱 ……………………………………… 82
- 急な意識障害と発熱、循環動態不全に陥った入院患者 ………… 94
- 入院中息苦しさと倦怠感を訴えた患者 ………………………… 107
- 肺炎の治療終了1週間後に発熱と呼吸器症状が再燃した入院患者 ……… 118
- 咽頭浮腫で挿管管理中の入院患者の発熱 ……………………… 128
- 脳幹梗塞で入院中の発熱患者 …………………………………… 140

3 骨感染症

- 骨折術後の皮下排膿部からMRSAが検出された患者 …………… 154
- 左踵に潰瘍がある発熱患者 ……………………………………… 166
- 発熱と腰背部痛を主訴に入院となった患者 …………………… 180

4 ウイルス感染症
- 1週間前にかぜの診断で内服抗菌薬を処方されていた頭痛を訴える患者 … 194
- 長期入院高齢患者の皮疹を伴う発熱 ………………………………………… 206

5 皮膚軟部組織感染症
- サッカー練習中の外傷と3日後の発熱と皮膚発赤 ………………………… 221
- 慢性硬膜下血腫の穿頭術後の皮膚発赤と発熱 ……………………………… 234

6 カテーテル関連血流感染症
- 中心静脈カテーテル留置患者の発熱 ………………………………………… 246

7 脳膿瘍
- 食欲低下から体重が減少し歩行困難に至った患者 ………………………… 261

8 感染性心内膜炎
- 1週間前から床上生活となっていた高齢患者 ……………………………… 277

付 録

1 感染症の治療効果判定パラメータの例 ……………………………………… 292
2 各種抗菌薬投与量の目安 ………………………………………………………… 294

一般索引 …………………………………………………………………………………… 307
薬剤索引 …………………………………………………………………………………… 314

第1章

知っておきたい基本のキホン！

1 徹底理解！グラム染色

　「グラム染色」という言葉は，感染症治療や感染対策に関わったことがある人なら一度は「耳」にしたことがある基本的検査であるが，実際に所見を「目」にして日常の治療に活かしているのは細菌検査室が院内にある病院か大病院など一部のスタッフである．細菌検査を外部委託している中小病院では「グラム陽性球菌」などの報告書に記載された文字列の羅列しか「目」にすることができなく，何よりその迅速性のメリットを感じにくいのが現状と思われる．ここではグラム染色を身近なようで遠い存在と感じている薬剤師を対象に解説したい．

グラム染色法の種類[1]

　グラム染色は種々の変法が用いられており，代表的なHuckerの変法をはじめ，石炭酸フクシン法，Kopeloffの方法，バーミー法とよばれるBartholomew&Mittwerの変法，フェイバー法とよばれる西岡の方法がある．どの方法でも，染色して赤く見えるのがグラム陰性菌，青く見えるのがグラム陽性菌と区別する．

グラム染色の原理

　以前はグラム陽性菌の細胞壁にグラム陽性物質とよばれるリボ核酸マグネシウム結合物の有無によって染め分けられると考えられていたが，*Bacillus*属，*Clostridium*属などにも陰性に染まる菌があることなどから，最近では細胞壁の構造の違いによると考えられている．単純には細胞壁の厚さが決め手であると考えられており，厚い菌は陽性に，薄い菌は陰性に染まるとされる[2]．

細菌の形態とグラム染色の「鏡検」

　一般に細菌はグラム染色で青くみえるグラム陽性菌，赤くみえるグラム陰性菌に分けられる．また，菌の形態からそれぞれについて球菌，桿菌に分類されるため，大きく分けて4つに区別され，黄色ブドウ球菌であればグラム陽性球菌のように表現する（図）．知識としてはここまでで十分だが，実臨床では鏡検の解釈がグラム染色の"キモ"となる．例えば，グラム陰性桿菌に加え，小型・中型・大型，細い・太い，短い・長い，染色性が弱い・強い，莢膜の有無など，基本となる染色形態にさらに菌の特徴を表す形容詞がつくことで推定に有用な情報となる．初心者と経験者では，所見から起因菌の推定や解釈に違いが出るため，初心者は熟練した経験者の指導のもとで経験を積むことが大切である．

1 徹底理解！グラム染色

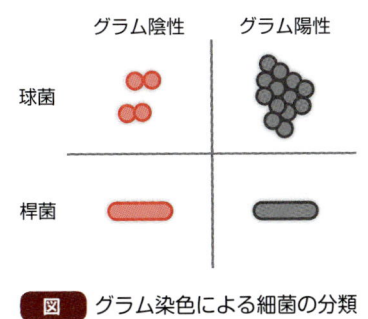

図 グラム染色による細菌の分類

利用法〜グラム染色で「できること」「できないこと」を理解する〜

　グラム染色の利点は何と言っても結果が迅速に得られることにある．菌属，菌種の推定が可能な場合もあり，この情報をもとに抗菌薬の選択，継続するための参考情報とすることも可能となる．このように，グラム染色の利用法は，①起因菌の推定と②有効性の評価の大きく2つに分けられる．グラム染色の欠点としては菌数が少ないと検出できないことや*Mycobacterium*，*Legionella*などの染まりが悪い（難染色）菌種が認識しにくいことが挙げられる．喀痰のような非無菌検体の場合は，口腔内常在菌によるコンタミネーションにも気をつけて所見を解釈することが大切であり，その際には肉眼的および顕微鏡的質の評価方法が参考になる（**表1，2**）．

　グラム染色は，あくまで推定までであり，同定ではないことを認識しておく必要があり，耐性菌かどうかなど感受性も当然分からない．グラム染色で見えている菌は「○○（菌名）だ！」として猪突猛進するのではなく，○○（菌名）の可能性が高いから□□（抗菌薬）で同定結果が出るまで治療を進め，培養同定結果を再評価して，抗菌薬も継続・変更を検討していく姿勢がグラム染色を利用する上で健全なスタイルだと言える．その意味では，グラム染色による推定と培養による同定結果は車の両輪のような関係にあるといえるだろう．

表1 Miller & Jones分類

分類	喀痰の性状
M1	唾液，完全な粘性痰
M2	粘性痰の中に少量の膿性痰を含む
P1	膿性部分が全体の1/3以下の痰
P2	膿性部分が全体の1/3〜2/3の痰
P3	膿性部分が全体の2/3以上の痰

表2 顕微鏡的評価法（Geckler分類）

分類（群）	細胞数／1視野（100倍鏡検）	
	白血球（好中球）	扁平上皮細胞
1	<10	>25
2	10〜25	>25
3	>25	>25
4	>25	10〜25
5	>25	<10
6	<25	<25

グラム染色による代表的な細菌の分類

　表3，4に代表的なグラム陽性菌と陰性菌のグラム染色での形態を示す．

第1章　知っておきたい基本のキホン！

表3 グラム陽性菌の形態的特徴

菌種	グラム染色所見	形態的特徴	推定の可否（鏡検）	類似形態細菌	検査材料	備考
Staphylococcus sp.		グラム陽性球菌，ブドウの房状に塊形成（GPC in cluster）	推定可能	*Micrococcus*, *Enterococcus*, *Peptostreptococcus* など	呼吸器材料，皮膚，泌尿生殖器，血液，髄液など各種材料	*Enterococcus*は短い連鎖．MRSA，MSSAの有無はグラム染色からは当然わからない．表皮ブドウ球菌と黄色ブドウ球菌の違いも所見からはわからない．
Streptococcus pneumoniae（肺炎球菌）		グラム陽性双球菌，ランセット型の双球菌，莢膜があるため菌体周辺部分が抜けて見えることがある（GPDC）	推定可能	*Enterococcus*, *Streptococcus* など	呼吸器材料，髄液，血液，耳漏，眼脂など	
Streptococcus sp.		グラム陽性球菌，連鎖状，長短，ときに単在，双球菌状（GPC in chain）	推定可能	*S. pneumoniae*, *Enterococcus* など	呼吸器系材料，血液など	B群溶連菌は新生児の髄液より検出されることがある．
Corynebacterium sp.		グラム陽性桿菌，棍棒状，N，Y，V字配列（GPR）	推定可能（△）	*Listeria* など	呼吸器系材料，皮膚，泌尿生殖器などの各種材料	喀痰などの検体の場合は推定可能だが他の部位では推定が難しい．
Enterococcus sp.（腸球菌）		グラム陽性双球菌，連鎖，単在（GPDC）	推定可能（△）	*S. pneumoniae*, *Staphylococcus* など	泌尿・生殖系材料	形態は*S. pneumoniae*に類似．やや太めのぼてっとした球菌であるが，連鎖球菌との正確な区別は難しい．
Listeria monocytogenes		グラム陽性桿菌，球桿菌，または短桿菌，ときに連鎖（GPR）	推定可能（△）	*Streptococcus*, *Enterococcus*, *Corynebacterium* など	髄液，血液，羊水など	
Clostridium sp.		グラム陽性桿菌，まっすぐな桿菌（長短，太細），ときにグラム陰性に染色，芽胞の形（球形，卵円形）（GPR）	推定可能（△）	*Bacillus*, *Lactobacillus*	糞便，胆汁，腹部の膿，血液など	*C. perfringens*（芽胞認めず），*C. tetani*（菌体細く先端に芽胞形成）

GPC in cluster：グラム陽性球菌・塊形成，GPC in chain：グラム陽性球菌・連鎖，GPDC：グラム陽性双球菌，GPR：グラム陽性桿菌

表4 グラム陰性菌の形態的特徴

菌種	グラム染色所見	形態的特徴	推定の可否	類似形態細菌	検査材料	備考
Neisseria sp.		グラム陰性双球菌(GNDC)	可能(▲)	*M. catarrhalis*, *Acinetobacter*	呼吸器系,泌尿生殖器系,髄液,関節液,眼脂など	*N. meningitidis*(髄膜炎菌)と*N. gonorrhoeae*(淋菌)は好中球に貪食
Moraxella catarrhalis(カタル球菌)		グラム陰性双球菌,ソラマメ型(GNDC)	可能	*Neisseria*, *Acinetobacter*	呼吸器材料,耳漏など	
Haemophilus influenzae(インフルエンザ菌)		グラム陰性球(短)桿菌,多形性(GNCB)	可能	*Brucella*, *Prevotella*	呼吸器系材料,髄液,耳漏,眼脂など	慢性呼吸器感染症患者の喀痰では赤色の点状として無数認められる.
Fusobacterium sp.		グラム陰性桿菌,長く先端が尖った紡錘状(GNR-L)	可能	*Capnocytophaga*	口腔内,呼吸器系材料,膿など	*Capnocytophaga*は太く,*Fusobacterium*は細い.
Campylobacter sp.		グラム陰性桿菌(GNR-M,カモメ状,らせん状,S状)	可能		*C. jejuni*(糞便),*C. fetus*(髄液,血液など)	下痢患者の便に白血球と本菌が優位に認められたら*Campylobacter*腸炎の可能性が高い.
Pseudomonas aeruginosa(緑膿菌)		グラム陰性桿菌・小型,細い(GNR-S),ムコイド型は粘液質で包まれて見える	可能(▲)	*Stenotrophomonas maltophila*などブドウ糖非発酵菌	呼吸器材料,皮膚,泌尿生殖器,血液,髄液など各種材料	抗菌薬開始時に起因として緑膿菌を否定できれば抗菌薬の選択に与える影響は大きい.
Escherichia coli(大腸菌)		グラム陰性桿菌・中型,やや太く,長短(GNR-M)	腸内細菌科のGNRは,推定が難しいケースが多く,所見からはここまで(あとは培養の同定結果を待つ)	腸内細菌科のGNRは形態が類似しているため推定は難しい.しかし,大腸菌は比較的短めのことが多い.	呼吸器検体,泌尿生殖器系,膿など	腸内細菌科の細菌の中では比較的太くて短い印象
Klebsiella pneumoniae(肺炎桿菌)		グラム陰性桿菌・大型,やや太い,莢膜あり(GNR-L)				グラム染色では莢膜部分が抜けて見えることがある.
Proteus(プロテウス)		グラム陰性桿菌・中型,やや太い(GNR-M)				

GNR-S:グラム陰性桿菌・小型,GNR-M:グラム陰性桿菌・中型,GNR-L:グラム陰性桿菌・大型,GNCB:グラム陰性球(短)桿菌,GNDC:グラム陰性双球菌

グラム染色での菌形態は類似形態のものもあるが，例えば，グラム陽性桿菌が髄液で見えた場合は*Listeria*の可能性が高く，喀痰から見えた場合は，*Corynebacterium*などの可能性が高い．同様に尿検体から肺炎球菌のようなグラム陽性双球菌が見えたらそれは肺炎球菌ではなく腸球菌の可能性が高いと考えられる．このように，グラム染色を菌の推定に利用する際には，どこから採取した検査材料かも細菌を絞り込む上では有用な情報となる．主要な細菌がどの部位で感染を起こしやすいのかを把握しておくことは，グラム染色の所見を評価・理解する上でも大切となる．

引用文献
1) 小栗豊子 編：臨床微生物検査ハンドブック，第3版，三輪書店，2008．
2) 松本慶蔵 編：病原菌の今日的意味，第4版，医薬ジャーナル社，2011．

2 培養結果と薬剤感受性はこう考える！

　感染症診療に関わる検査は多岐にわたり，その中の微生物検査だけをとっても多くの検査がある．検査結果の判断ミスによる不適切な情報は，患者の予後に影響を与えるだけではなく，不要な診療上のノイズになりかねないため，各検査特性を正しく理解し解釈すること，検査結果に振り回されることなく使いこなすことが感染症診療では大切となる．

　培養検査や薬剤感受性試験の結果は，培養検査をオーダーした際に報告される情報である．これらの情報はどのように解釈しているだろうか．いまだに「培養報告で菌種ごとに感性"S"が横一列に並んでいる抗菌薬は何かな」と，治療に選択する抗菌薬を探している光景をたまに目にする．この方法で抗菌薬を選択している場合の多くは，一見感受性試験を見ているようでも，培養で同定された細菌はすべて同列に扱われ，実は理解していない読み方となる．これは「S」が横一列に並んでいる抗菌薬を上から順に探していく流れから，感受性試験の「縦読み」と呼ばれている．また，同じ感性「S」でも最小発育阻止濃度（minimum inhibitory concentration；MIC）がより小さい抗菌薬を探して"効きそうだから"という理由で選択してもいけない．本項では，培養検査と薬剤感受性結果の解釈について考えてみたい．

培養検査について

　喀痰のような非無菌検体では，抗菌薬の使用後に採取された場合，使っていた抗菌薬のスペクトルから外れた"感染症を起こしていない"細菌が，菌交代現象を起こし検出されることがある．細菌培養検査を実施するにあたっては，抗菌薬の影響が大きなものであることを認識しておく必要がある．想定される感染症と培養検体の例を**表1**に示す．どの感染症にも血液培養が入っており，血液培養の重要性が認識されるであろう．また，血液培養については，感度を上げるためにも好気ボトルと嫌気ボトルの各2本，最低2セット以上実施することが推奨されている．さらに，検出細菌についても，2セット中1セットで表皮ブドウ球菌が検出されたらコンタミネーション（汚染）の可能性が高く，黄色ブドウ球菌やカンジダが検出されれば2セット中1セットで陽性であってもコンタミネーションとは通常考えない．培養結果では，このような正しい解釈が必要となる[1]．血液培養で検出された細菌が真の起因菌かどうか，結果を解釈するには**表2**が参考になる．

　表2[1]では，血液培養からコアグラーゼ陰性ブドウ球菌（CNS）が検出された場合はコンタミネーションの確率が82％であり，2セット中1セットから検出されたCNSはコンタミネーションの可能性が高いと解釈される．ただし，複数セット採取した検体で複数セットから同一のCNSが検出された場合は真の起因菌として治療にあたる．このように，コンタミネーションかどうかを判断す

表1　想定される感染症と培養検体の例

感染症	培養検査
髄膜炎	髄液グラム染色・培養，血液培養
肺炎	喀痰グラム染色・培養，抗酸菌染色・培養，血液培養
感染性心内膜炎	血液培養
カテーテル関連血流感染症	血液培養
肝膿瘍	膿瘍ドレナージ液のグラム染色・培養，血液培養
胆管炎	胆汁グラム染色・培養，血液培養
腎盂腎炎	尿グラム染色・培養，血液培養
化膿性関節炎	関節穿刺液グラム染色・培養，血液培養

表2　血液培養結果の解釈

細菌名	総検出数 n	真の血流感染症 n	真の血流感染症 %	コンタミネーション n	コンタミネーション %	不明 n	不明 %
Coagulase-negative staphylococci	1,005	105	10	828	82	72	7
Staphylococcus aureus	339	315	93	4	1	20	6
Streptococcus pneumoniae	26	26	100	0	0	0	0
β-hemolytic streptococci	32	31	97	0	0	1	3
Bacillus spp.	33	0	0	33	100	0	0
Escherichia coli	175	170	97	1	1	4	2
Klebsiella pneumoniae	118	112	95	1	1	5	4
Serratia marcescens	42	39	93	0	0	3	7
Proteus mirabilis	25	25	100	0	0	0	0
Pseudomonas aeruginosa	52	50	96	2	4	0	0
Stenotrophomonas maltophilia	11	8	73	0	0	3	27
Candida albicans	46	45	98	0	0	1	2
Candida glabrata	32	32	100	0	0	0	0

（文献1より引用）

る上でも複数セットの血液培養実施が必要となる．一方，黄色ブドウ球菌では1セットでも検出されたらコンタミネーションとは考えずに真の起因菌として治療にあたることが大切であることが分かる．このように，菌種によって検出された場合の解釈に違いがあることは，感染症治療を行う上で最低限身につけておきたい知識である．

薬剤感受性試験について

薬剤感受性試験は，同定された細菌に対して効果が期待できる抗菌薬を確認するために実施され

2 培養結果と薬剤感受性はこう考える！

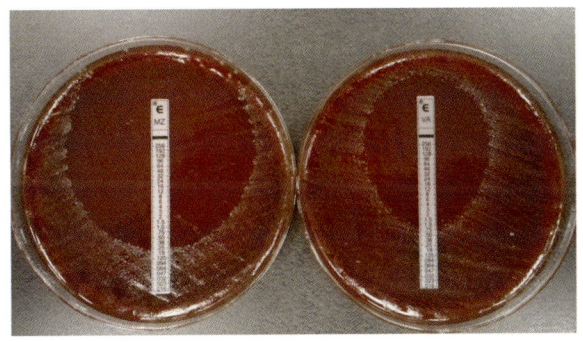

図 Eテスト(*Clostridium difficile*)
左：メトロニダゾール，右：バンコマイシン
(写真提供：西神戸医療センター 山本剛先生)

る検査である．一般細菌薬剤感受性試験には各国の学会などで測定法や解釈などの基準があり，代表的なものはClinical and Laboratory Standards Institute (CLSI)[2]，日本化学療法学会[3-6]，European Committee on Antimicrobial Chemotherapy (EUCAST)[7]の基準などがある．測定法には，希釈法として，微量液体希釈法，寒天平板希釈法，試験管希釈法があり，ディスク拡散法にはKirby-Bauer法(KB法)やEテスト(図)などがある．

"S" "I" "R"って何？
ーブレイクポイントMICの解釈ー

抗菌薬を含む希釈系列のうち，肉眼的に菌の発育が認められない最小濃度を「最小発育阻止濃度(MIC)」とし，通常"μg/mL"で表される．このほかに，一般的に測定されていないがminimum bactericidal concentration (MBC)と呼ばれる最小殺菌濃度もある．こちらはMICよりも通常高い濃度が必要である．

多くの中小病院では，細菌検査を外部委託し，実測のMICを測定することはほとんどないと思われる．では培養報告書に記載されているSやRの横に記載されている≦4や≧32は何を表わしているのだろうか．S≦4と報告される細菌の実測MICは0.5μg/mLかもしれないし，2μg/mLかもしれない．この結果は通常量の抗菌薬を投与したときに抗菌薬の効果が期待できる濃度以下をすべてS≦4と表記している意味を表している．このようなMICの値をブレイクポイントMICと呼び，実測のMICとは区別している．

CLSIのブレイクポイントは国際的な標準とされ，菌種別に設定されているが対象疾患は限定されていない．また，米国で使用可能な抗菌薬の投与量および投与法を基準として，菌種別に感性(susceptible；S)，中間(intermediate；I)，耐性(resistant；R)および非感性(NS)の基準(表3)[2]となる感受性検査結果のMICまたは阻止円直径が設定されている．EUCASTも同様である．

一方，日本化学療法学会のブレイクポイントは菌種が異なっても，MIC値が同じであれば同様の効果が得られると仮定した上で，感染症病態別にブレイクポイントMICが設定されている．感染症

表3 CLSIブレイクポイントでの結果解釈

判　定	解　釈
感性（S）	推奨される投与量で，抗菌薬が感染部位に到達し得る濃度により，発育が抑制される．
中間（I）	抗菌薬が生理学的に濃縮される部位または薬剤投与量を常用量より多くした場合に臨床的に効果が期待できる．また，技術的要因により判定の解釈に相違が生じることを防ぐため，制度管理上の緩衝ゾーンでもある．
耐性（R）	常用の投与量および投与スケジュールでは発育が抑制されない．β-ラクタマーゼなどの各種耐性機序によって，MICの上昇または阻止円直径の縮小がみられる．
非感性（NS）	感性（S）の判定基準のみが規定されている菌が対象であり，感性（S）のブレイクポイント以上のMICまたは阻止円直径が小さい場合，非感性（NS）として判定する．

（文献2より引用）

の病態は，呼吸器感染症，敗血症，および尿路感染症について想定されており，被検菌のMIC値から対象抗菌薬が80％以上の臨床的有効性が期待できるか否かを区別している．日本化学療法学会のブレイクポイントは感染部位別のため，各医療機関が実施する菌種ごとの薬剤感受性サーベイランスに使うことは残念ながらできない．

菌種による自然耐性を理解する

　薬剤感受性試験結果を正しく解釈する上での重要な情報の一つにIntrinsic Resistance（自然耐性）がある．自然耐性という用語を聞き慣れない方もいるかも知れないが，臨床の場で実はよく目にする例に緑膿菌がある．緑膿菌感染症の治療にアンピシリン（ABPC）を選択することはない．これはABPCに抗緑膿菌活性がない，つまり緑膿菌はABPCに対し自然耐性のためである．緑膿菌感染症の治療には抗緑膿菌活性のある抗菌薬を選択するが，これは裏を返すと，緑膿菌が自然耐性の抗菌薬ははじめから選択の余地がないことになる．抗菌薬の添付文書に記載されている適応菌種を丸暗記するよりも，このルールを知っていると抗菌薬治療の質の向上が期待される．自然耐性とは，ルール上，この細菌が検出されたらこの薬剤には耐性（R）と決められているため，前回は感性（S），今回は耐性（R）などといった報告はない．つまり，この細菌が検出されたらこの薬剤は耐性（R）なので使えないという判断ができる．この機会にぜひ，**表4**[2]のリストにある細菌の自然耐性を覚えていただきたい．

　抗菌薬治療にあたり菌を想定した際，何が使えないかが分かると何で治療を開始したらよいかが分かる．じゃんけんに例えると，相手が何を出しているか知った後に出す，「あとだしじゃんけん」のようなもので，治療の際に相手（細菌）より優位に立つことができる．このように，感受性試験結果を正しく判断できるようになれば，"彼を知り己を知れば百戦あやうからず"とまではいかないまでもかなり適切な抗菌薬治療に貢献できるようになるだろう．

2 培養結果と薬剤感受性はこう考える！

表4 腸内細菌科細菌の自然耐性の例

	アンピシリン	クラブラン酸・アモキシシリン	スルバクタム・アンピシリン	ピペラシリン	チカルシリン	第一世代セファロスポリン：セファゾリン
Citrobacter freundii	R	R	R			R
Citrobacter koseri	R	R	R	R	R	
Enterobacter cloacae	R	R	R			R
Escherichia coli	β-ラクタム系抗菌薬に対する自然耐性なし					
Escherichia hermannii	R				R	
Klebsiella pneumoniae	R				R	
Morganella morganii	R	R				R
Proteus mirabilis	β-ラクタム系抗菌薬に対する自然耐性なし					
Proteus vulgaris	R					R
Providencia rettgeri	R	R				R
Providencia stuartii	R	R				R
Serratia marcescens	R	R	R			

	セファマイシン系：セフォキシチン	第二世代セファロスポリン：セフロキシム	テトラサイクリン系	ニトロフラントイン	ポリミキシンB コリスチン
Citrobacter freundii	R	R			
Citrobacter koseri					
Enterobacter cloacae	R	R			
Escherichia coli	β-ラクタム系抗菌薬に対する自然耐性なし				
Escherichia hermannii					
Klebsiella pneumoniae					
Morganella morganii		R	R	R	R
Proteus mirabilis	β-ラクタム系抗菌薬に対する自然耐性なし		R	R	R
Proteus vulgaris		R	R	R	R
Providencia rettgeri			R	R	R
Providencia stuartii			R	R	R
Serratia marcescens	R	R		R	R

（文献2より引用）

薬剤感受性試験の見方（具体例）

それでは**表2**を眺めながら具体例を見ていきたい．

1 具体例①：*Klebsiella pneumoniae*（肺炎桿菌）

薬剤名	*Klebsiella pneumoniae*	
アンピシリン	≧32	R
セファゾリン	≦4	S
セフォチアム	≦8	S
セフトリアキソン	≦1	S
セフェピム	≦8	S
メロペネム	≦1	S
ゲンタマイシン	≦2	S
レボフロキサシン	≦0.5	S

　*K. pneumoniae*であればde-escalationも考慮する．ここでは，セファゾリン（CEZ）も感性であるが，通常はグラム陰性菌に強い第二世代セフェム系のセフォチアム（CTM）あたりにde-escalationすることも可能である．ABPCは自然耐性なので*K. pneumoniae*が想定される感染症のときには，エンピリックにABPCを選択すべきではない．

2 具体例②：*Escherichia.coli*（大腸菌）

薬剤名	*Escherichia coli*	
アンピシリン	≧32	R
セファゾリン	≧32	R
セフォチアム	≧32	R
セフメタゾール	≦8	S
セフトリアキソン	≧4	R
セフェピム	≧32	R
メロペネム	≦1	S
ゲンタマイシン	≦2	S
レボフロキサシン	≧8	R

　大腸菌の薬剤感受性結果が上記の場合，まずはどこに注目するだろうか．大腸菌はβ-ラクタム系抗菌薬に対し自然耐性はない．そこでまず，セフトリアキソン（CTRX）［またはセフォタキシム（CTX）］の感受性を確認する．ここが感性であればde-escalation可能な抗菌薬をABPCまで検討する．しかし，今回は耐性であり，基質特異性拡張型β-ラクタマーゼ（ESBL）産生菌などの耐性菌が疑われる．ESBL産生菌はABPCをはじめとするペニシリン系抗菌薬と第一世代，第二世代セファロスポリン系抗菌薬は耐性である．

次に，セファマイシン系のセフメタゾール(CMZ)を確認すると感性である．ESBLはセファマイシン系やオキサセフェム系抗菌薬を分解しにくいため，感性(S)であれば，ESBL産生菌として認識して，治療にあたる必要がある．臨床状態が悪ければカルバペネム系抗菌薬を第一選択とし，尿路感染などで全身状態が安定していればCMZやアミノグリコシド系の併用も治療のオプションとなるかもしれない．ESBL産生大腸菌は，キノロン系に高率に耐性を示すことが報告されているため，ESBL産生菌のような耐性菌の可能性が高いケースにはキノロン系を第一選択にしないことが大切と考えられる．

抗菌薬処方提案時の注意点

　喀痰のような非無菌検体から複数菌が同定された場合でも，誤嚥性肺炎のような複数菌感染を除き，一般的には起因菌は一種類であり，優位な菌種をターゲットにする．同定結果の"1＋"や"3＋"は参考になるものの直接菌量を反映していないため，鏡検結果と合わせて解釈が必要である．また，感受性結果には感染臓器は考慮されていない．よって臓器移行性を考慮すべき感染症(中枢神経，前立腺，眼球など)では，感受性結果のみでの判断ではダメである．以上のように，薬剤感受性試験を「正しく読む」ことが治療に対する適切な処方提案の第一歩となる．

引用文献

1) Pien BC, et al : The clinical and prognostic importance of positive blood cultures in adults. Am J Med, 123 : 819-828, 2010.
2) Clinical and Laboratory Standards Institute : Performance standards for antimicrobial susceptibility testing : twenty-second informational supplement. M100S22, 2012.
3) 日本化学療法学会抗菌薬感受性測定法検討委員会：呼吸器感染症および敗血症におけるブレイクポイント．Chemotherapy, 42：906-914, 1994.
4) 斎藤 厚ほか：呼吸器感染症および敗血症におけるブレイクポイント：新規抗菌薬および既存抗菌薬の追加(1997年：案)．日化療会誌，45：757-761, 1997.
5) 渡辺 彰ほか：抗菌薬感受性測定・臨床評価委員会報告：呼吸器感染症および敗血症におけるブレイクポイント：新規抗菌薬の追加(2005年)．日化療会誌，53：557-559, 2005.
6) 日本化学療法学会抗菌薬ブレイクポイント委員会：呼吸器感染症，敗血症および尿路感染症におけるブレイクポイント：新規抗菌薬の追加(2009年)．日化療会誌，57：343-345, 2009.
7) Leclercq R, et al : EUCAST expert rules in antimicrobial susceptibility testing. Clin Microbiol Infect, 19 : 141-160, 2013.

3 Review of Systemを使いこなそう！

薬剤師が収集する情報

感染症患者をはじめとして，病棟業務で薬剤師がカルテなどから収集する患者情報には，主訴や現病歴，年齢，性別といった基本的な情報や，既往歴，アレルギー歴，検査結果，病名などがある．これらの代表的な項目（**表1**）は薬物治療を実施する上で重要な項目であり，治療薬の選択をはじめ，用法・用量などが適正かどうか処方鑑査を行う上でも大切である．さらに一歩進んで，感染症患者に対して，これから治療を開始する段階で，薬剤師が医師と薬物治療について相談し，推奨療法などの処方提案を実践する上でも，事前にシステムレビュー（Review of System；ROS）を行うとよい．

ROSとは

ROSとは「臓器（システム）」を系統的に「確認（レビュー）」することであり，その名のとおり患者の身体各部位の異常（問題点）をもれなく抽出する作業である．医師は診察の際に臨床症状やROSを利用しながら，プロブレムリストを作成し，思いついた仮説はプロブレムごとに鑑別診断にはめ込んでいく．ここで鑑別診断から真の診断に絞り込んでいくための問診や検査が行われる．プロブレムリストを作成する上で問題となっている臓器が分かれば鑑別診断（仮説）を引き出しやすい．こ

表1 薬剤師が確認する代表的な患者情報の例

1	身元	氏名，年齢，性別，未婚，既婚，職業など
2	入院日	
3	主訴	
4	現病歴	時間的経過で過去から現在へ
5	既往歴	幼少期を含め，以前診断された病気に関していつ頃診断されたか，その治療歴など
6	家族歴	誰がどのような病気に罹患しているか〔生死を含め（心臓病，がん，糖尿病，遺伝病など）〕
7	生活歴	アルコール，タバコ，違法な薬物など
8	身体所見	バイタルサイン，全身状態や意識状態など
9	検査結果	血算，生化学，尿一般検査，X線検査，心電図など
10	Sick contact 病人への曝露	結核やその他の感染症患者との接触など

のとき利用するのがROSであり，ROSによって問題点の抽出のもれを防ぐことができる．日本ではROSはあまり行われていないが，ときに問題点と思っていない症状でもそれらが疾患，合併症の診断につながることもあるため，ROSの実施が推奨されている．基本的には患者の頭からつま先まで行う．

ROSは医師の診断において重要であるが，薬剤師が適切な抗菌薬が処方されているか，また適切な抗菌薬の使用を推奨する際にも重要なツールとなる．

ROSの一例を**表2**に示す．これらがカルテに記載されていたら，薬剤師は医師の診断過程をトレースすることができるだろうし，各項目について薬剤師が患者面談時に少し意識しながら観察することで，担当医が見逃していた問題点などを抽出することができるかもしれない．その意味では，薬剤師が患者を観察する際には，漠然と患者の様子をみるのではなく，どこがどのような状態なのかを意識することが重要と考えられる※．そこで抽出された問題点を担当医にフィードバックすることで，新たな検査が実施されたり，別の診断名が追加されたりするかもしれない．したがって，ROSを実践することで，より適切な薬物治療についての情報提供が可能になると考える．ただし，問題点を病態と結びつける作業が必要であり，そのためには解剖を含めた病態についての広い知識が必要となる．

ROSの具体例

> **症例**
> 多発性脳梗塞で入院となった高齢の患者．心原性塞栓症の診断で入院加療となったが，入院時から発熱を認め，担当医は尿路感染症の併発も疑い抗菌薬の選択について薬剤師にコンサルトとなった．

経過：薬剤師がベッドサイドで患者の様子を確認すると，結膜に点状出血がみられた．皮膚にJaneway病変やOsler結節などはみられなかった．抗菌薬開始前にまず，血液培養2セット実施を提案．感染性心内膜炎の確認のため心エコーの確認について担当医へ相談(心エコーについては心原性塞栓症と考えられ，もともと検査予定だった)．

結果：心エコー(TTE)で，僧房弁に10mm程度のVegetationが認められた．後日，血液培養2セット中2セットから連鎖球菌が同定され，感染性心内膜炎と診断．

ポイント

このケースでは，フォーカスがはっきりしていない状態，つまり「尿路感染症っぽい」段階で抗菌薬の選択を相談されている．ここで，尿路感染症として，「院内の検出菌には○○が検出されやすく，アンチバイオグラムでは感性率が高い抗菌薬は□□だから，□□をおすすめします．」と行く前に，患者の状態を一度目にしておくことで，重篤感や結膜の点状出血があるという問題点を抽出できた．感染性心内膜炎からの多発性脳梗塞であれば臨床経過も説明がつくし，何より外科的治療を検討

※：ROSの項目の中には，薬剤師が患者面談で観察できない項目も当然ある．そのような項目は，医師に病態について評価してもらうよう提案することもROSを網羅するための一つの手段と考える．

表2 システムレビュー（ROS）のチェックリストの例

全般
- □ 体重減少・増加
- □ 倦怠感
- □ 発熱　悪寒
- □ 衰弱
- □ 睡眠障害

皮膚
- □ 発疹
- □ 瘙痒
- □ 乾燥
- □ 変色
- □ 毛髪，爪の変化

頭部
- □ 頭痛
- □ 頭部外傷
- □ 頸部痛

耳
- □ 聴力低下
- □ 耳鳴り
- □ 耳痛
- □ 排出物

眼
- □ 視力の変化，失明
- □ 眼鏡，コンタクト
- □ 痛み
- □ 赤み
- □ 複視，ぼやける
- □ 緑内障
- □ 白内障
- □ 最後の眼の検査

鼻
- □ 鼻閉
- □ 鼻水
- □ 瘙痒
- □ 花粉症
- □ 鼻血
- □ 副鼻腔の痛み

喉
- □ 出血
- □ 入歯
- □ 舌痛
- □ 口渇
- □ 喉の痛み
- □ 嗄声

首
- □ 硬結
- □ 腺腫
- □ 痛み
- □ 頸部硬直

胸部
- □ 乳房のしこり
- □ 胸痛
- □ 分泌物
- □ 自己診察の有無
- □ 授乳

呼吸器
- □ 咳
- □ 痰
- □ 喀血
- □ 頻呼吸
- □ 喘鳴
- □ 胸膜炎性胸痛

心血管系
- □ 胸痛または胸部不快感
- □ 圧迫感
- □ 動悸
- □ 労作時の息切れ
- □ 起座呼吸
- □ 睡眠時無呼吸

消化管
- □ 嚥下困難
- □ 胸焼け
- □ 食欲の変化
- □ 嘔気
- □ 排便習慣の変化
- □ 直腸出血
- □ 便秘
- □ 下痢
- □ 黄疸

尿路
- □ 頻尿
- □ 尿意切迫
- □ 灼熱感や痛み
- □ 血尿
- □ 失禁
- □ 残尿感

血管系
- □ 間欠跛行
- □ 脚のけいれん

筋骨格系
- □ 筋肉痛または関節痛
- □ こわばり感
- □ 背部痛
- □ 関節の発赤
- □ 関節の腫脹
- □ 外傷

神経系
- □ めまい
- □ 失神
- □ 発作
- □ 麻痺
- □ 刺痛
- □ 振戦

血液
- □ あざの出しやすさ
- □ 易出血

内分泌
- □ 温・寒不耐症
- □ 発汗
- □ 頻尿
- □ 喉の渇き
- □ 食欲の変化

精神神経系
- □ 神経質
- □ ストレス
- □ うつ病
- □ 記憶喪失

する必要性が出てくる．治療期間も内科的に治療する場合には腎盂腎炎として治療する場合は通常，2週間程度の抗菌薬治療で終了してしまうが，感染症心内膜炎であれば6〜8週の抗菌薬治療となり，治療期間も変わってくる．特に感染性心内膜炎を中途半端に治療することで弁膜破壊が進んでしまい，1回の治療で済んだものがフォーカスをつめなかったばかりに不幸な転帰をたどることもある．われわれ医療スタッフは，治療できるものはしっかり治療することが大事であり，治療しているつもりになっている自己満足ではいけない．

薬剤師がベッドサイドに足を運ぶ重要性

　病院薬剤師にとってはカルテに記載されている情報はもれなく活かしたい．記載のないものでも，ベッドサイドに足を運び患者と直接対面してはじめて分かることもある．例えば，血液検査値で白血球やCRPの値が高値を示しているが，患者本人はケロッとして，病室でおいしく食事を摂っているかもしれない．逆に血液検査値上は明らかな異常値を示していないようにみえても，実際の患者は意識障害もあって人工呼吸器が必要な病態であるかもしれない．当たり前のことであるが，前者では血液検査値だけで患者を評価することは不可能であり，「CRPが高いからすぐに広域抗菌薬を使いましょう」とはならないのである．CRPが高値を示す疾患は多数あり，感染症以外にもCRPが高くなる疾患もある．つまり，患者の状態をみなければ病態の評価は困難である．

　ROSは医師が診察時にチェックする項目であり，そのチェックした項目を確認することで薬剤師も医師の診断過程を垣間見ることができる．場合によっては，ROSがとられていないケースに遭遇するかもしれない．そのようなケースで薬剤師が抗菌薬選択について相談されたら，まず，第一にベッドサイドで患者の様子を観察してみることをお勧めしたい．患者状態を把握する中でROSを意識して患者を観察することで新たな発見があり，担当医と良好な関係の中で治療計画について相談できれば，薬剤師が関与する薬物治療は現在よりも数段，質の高いものになるであろう．

4 薬剤耐性菌にはどう対応する!?

　通常使用する抗菌薬が効かない耐性菌を海外では"superbug"とも呼ばれ，このことからおそらく日本のメディアが「スーパー耐性菌」という言葉を使うようになったのではないかと思われる．一般市民に対して，感染症や耐性菌について煽りを含めて啓発するには興味を持ってもらえそうな響きだが，医療従事者としてはもう少し冷静に考えたい．

　ご存知のとおり，「スーパー耐性菌」なる細菌はおらず，あくまで呼称である．いわゆる"superbug"の中には，メチシリン耐性黄色ブドウ球菌（MRSA）や多剤耐性緑膿菌（MDRP）なども含まれる．薬剤耐性菌は医療関連施設のみならず，現在ではCA-MRSA（community-acquired MRSA）と呼ばれる市中で感染を起こす黄色ブドウ球菌などの細菌も存在する．

　薬剤耐性菌感染症の問題としては，①治療薬について選択肢がない，または少ない，②多くのケースは易感染宿主で発症，保菌，水平感染を起こす，③医療スタッフを介して感染が拡大する可能性がある，などが挙げられるだろう．これらのことを踏まえながら，医療関連施設で目にする代表的な薬剤耐性菌について考えてみたい．

抗菌薬耐性のメカニズム

　細菌の抗菌薬耐性のメカニズムは基本的に大きく3つに分けることができる．まず，β-ラクタマーゼやアミノグリコシド修飾酵素などの①抗菌薬不活化酵素の産生，次に肺炎球菌のペニシリン耐性などでみられる②抗菌薬の作用点の変化，そして，緑膿菌などにみられる抗菌薬を細胞質内から外に排出する（エフラックス機構）などの③抗菌薬の作用点への到達阻害である（図）．細菌はこれらの耐性機構を単独または複数有することで薬剤耐性を獲得している．

注目すべき代表的な薬剤耐性菌

　表1[1-4]に代表的な薬剤耐性菌をまとめた．ごく限られた菌種であるが，病院内で目にする感染症の起因菌に加え，検出がまれながら臨床上および感染対策上，重要な耐性菌も取り上げた．

1　グラム陽性菌

[a] MRSA

　黄色ブドウ球菌（*Staphylococcus aureus*）は院内で検出される割合が緑膿菌と1, 2位を争う，院内感染対策上，最も重要な細菌の一つである．健常人に保菌者がいることからもごくありふれた細

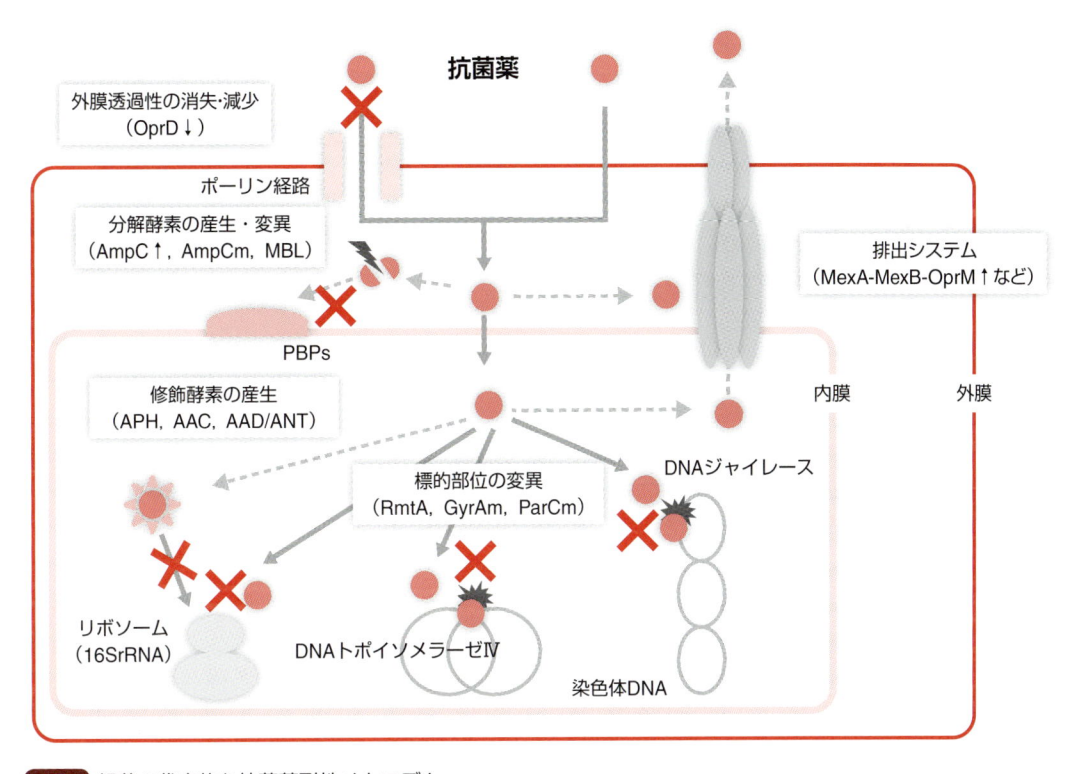

図 細菌の代表的な抗菌薬耐性メカニズム

菌だが，入院中の易感染宿主にとってはあらゆる部位に感染症を引き起こす極めて厄介な細菌でもある．また，病院内で問題となるのは，メチシリンに耐性を獲得したMRSAと呼ばれる多剤耐性菌である．近年，市中で感染するMRSA (CA-MRSA) が問題となっており，その病原性の高さから健常人でも感染すると致死的な転帰をたどることもあり，本菌の感染が疑われた場合には注意深い経過観察が必要である．

　抗MRSA薬以外のST合剤とリファンピシン (RFP) のMIC$_{90}$は≦0.06μg/mLであり[5]，治療のオプションとなり得るが，RFPは単剤では容易に耐性を獲得してしまうため併用療法が基本となる．また，併用も治療効果の経過次第では必ずしも必須ではなく，早急に投与するものでもない．

　バンコマイシン (VCM) に耐性を獲得した株はダプトマイシン (DAP) にも耐性を示す傾向が報告されており，治療にあたっての抗菌薬の選択は慎重に行う必要がある．

　また，世界的にもMRSAに対しVCMが治療薬として使用されているが，近年，このVCMに中等度耐性のVISA (VCM低感受性黄色ブドウ球菌) や高度耐性のVRSA (VCM耐性黄色ブドウ球菌) が数は少ないものの問題となっており，これらが検出された場合には治療失敗を回避するためリネゾリド (LZD) などの抗菌薬を選択する必要がある．これらはグリコペプチド系抗菌薬に耐性を示すことからglycopeptide-resistant *Staphylococcus aureus* (GRSA) と呼ばれることもある．幸い，2015年3月現在，VRSAの国内検出の報告はまだない．

第1章 知っておきたい基本のキホン！

表1 院内感染対策および感染症治療で重要な代表的微生物

耐性菌名称		細菌名	形態と特徴
MRSA 　HA-MRSA 　CA-MRSA VISA VRSA	メチシリン耐性黄色ブドウ球菌 　医療施設関連感染 　市中感染 VCM中等度耐性黄色ブドウ球菌 VCM高度耐性黄色ブドウ球菌	*Staphylococcus aureus* 黄色ブドウ球菌	通性嫌気性 グラム陽性球菌
PRSP	ペニシリン耐性肺炎球菌 PRSPの定義（CLSI　2008～） 髄膜炎： 　PCG：MIC ≧ 0.12μg/mL 髄膜炎以外： 　PCG：MIC ≧ 8μg/mL	*Streptococcus pneumoniae* 肺炎球菌	好気性 グラム陽性球菌
VRE	VREの定義（感染症法） VCM：MIC ≧ 16μg/mL 耐性遺伝子 　vanA, vanB, vanC など	*Enterococcus faecalis* *Enterococcus fecium* 腸球菌	通性嫌気性 グラム陽性球菌
MDRP 　MBL産生菌 　IMP-1, VIM-2 など	多剤耐性緑膿菌 以下の3剤に耐性 ①IMP/CS ②AMK ③CPFX カルバペネム耐性	*Pseudomonas aeruginosa* 緑膿菌	好気性 グラム陰性桿菌
MDRA	多剤耐性アシネトバクター 以下の3剤に耐性 ①IMP/CS ②AMK ③CPFX	*Acinetobacter* spp. アシネトバクター属菌 （*A. baumannii* が多い）	好気性 グラム陰性短桿菌

4 薬剤耐性菌にはどう対応する!?

細菌学的性状・病原性	細菌の臨床像と疫学	薬剤耐性など	感染対策など
・コアグラーゼ陽性 ・8割は莢膜を保有し定着や病原性に関与している ・産生毒素多数 　・Leukocidinなど 　・PVLはCA-MRSAに高率	・人体のいたるところで膿瘍(abscess)形成可能 ・黄色ブドウ球菌は健常人の3割に常在 ・医療機関で検出される約6割がMRSA ・病院内の非無菌検体からの検出の多くは保菌定着 ・血液培養からの検出は，コンタミネーションなしとして対応	・黄色ブドウ球菌の9割はペニシリナーゼを産生 ・SCCmec獲得によりPBP変異からほぼ全てのβラクタム系薬に耐性を示す． ・メチシリン耐性：MRSA ・バンコマイシン耐性：VRSA ・CA-MRSA（市中感染型）βラクタム系以外には感受性は比較的良いとされる	・標準予防策＋接触感染予防策 ・MRSA：定点届出 　当該医療機関（月単位で届出） ・VCM耐性黄色ブドウ球菌 ・全数報告対象（5類感染症） 　7日以内に保健所に届出
莢膜多糖体を産生	・市中肺炎の起因菌の約3割が肺炎球菌 ・ヒトの上気道の常在菌でもある ・地域や施設によりPRSPの検出にばらつきあり	・耐性機構はPBPの変異．β-ラクタマーゼによらないためβ-ラクタマーゼ阻害薬は関係ない． ・肺炎治療ではCTRXで治療可能 ・髄膜炎ではCTRXに加えVCMを併用する．	・標準予防策＋接触感染予防策 ・侵襲性肺炎球菌感染症 　（血液・髄液から検出） 　耐性の有無に関わらず届出 ・上記は全数報告対象 　（5類感染症） 　7日以内に保健所に届出 ・感染症法のPRSPの定義 　PCG：MIC≧0.125μg/mL ・PRSP：定点届出 　当該医療機関（月単位で届出）
・カタラーゼ陰性 ・60℃，30分の加熱に抵抗性 ・基本的には弱毒菌	・腸管内常在菌叢の一部形成 ・複雑性尿路感染症の3大起因菌の1つ ・易感染宿主には重症感染症 ・VRE：隔離予防も検討 ・尿道カテーテルからの検出は無症候性細菌尿も考慮．	・セフェム系には自然耐性 ・E. faecalisの検出が高ければ軽症～中等症にはABPCは妥当な選択肢となる ・VREの多くはE. faecium ・耐性遺伝子vanBを保有していてもVCM：MIC＜16μg/mLの場合あり	・標準予防策＋接触感染予防策 ・全数報告対象（5類感染症） 　7日以内に保健所に届出
・ブドウ糖非発酵性 ・毒素など 　・エンドトキシン(LPS)など	・日和見感染症の原因菌 ・易感染宿主に肺炎，敗血症，熱傷・創部感染，尿路感染症など重症感染を引き起こす．	・緑膿菌，アシネトバクターのクラスBβラクタマーゼ（メタロβラクタマーゼ）産生菌の遺伝子はプラスミド上に存在 ・標準治療薬なし ・消毒薬に抵抗性を示す．	・標準予防策＋接触感染予防策 ・多剤耐性菌(MDRP)は個室隔離が基本． ・MDRP：定点届出 　当該医療機関（月単位で届出）
・ブドウ糖非発酵性 ・カタラーゼ陽性 ・オキシダーゼ陰性	・環境菌，7割はA. baumannii ・海外ではHCAPやVAPの原因 ・ヒト-ヒト感染の他に環境からも感染を起こす． ・湿潤環境・乾燥環境いずれでも長期生育可能 ・健常者の発症はまれ，易感染宿主で発症，予後は不良	・βラクタム耐性 　MBL産生菌 　OXA型BL産生菌 ・アミノグリコシド耐性 　アミノグリコシド修飾酵素 ・キノロン耐性 　GyrA, ParCの変異など ・多剤耐性菌(MDRA)による院内感染が問題となる ・多剤耐性菌(MDRA)の対応はMDRPに準じる．	・標準予防策＋接触感染予防策 ・全数報告対象（5類感染症） 　7日以内に保健所に届出

耐性菌名称		細菌名	形態と特徴
ESBL産生菌	基質特異性拡張型β-ラクタマーゼ産生菌 ペニシリン系抗菌薬に加え第3世代，第4世代セフェム系抗菌薬を分解	腸内細菌科グラム陰性桿菌	
		Escherichia coli 大腸菌	通性嫌気性 グラム陰性桿菌
		Klebsiella pneumoniae 肺炎桿菌	通性嫌気性 グラム陰性桿菌
		Proteus mirabilis プロテウス	通性嫌気性 グラム陰性桿菌
		Serratia spp. セラチア	通性嫌気性 グラム陰性桿菌
CRE	Carbapenem-Resistant *Enterobacteriaceae* （カルバペネム耐性腸内細菌科細菌） 以下のいづれかの基準を満たす ①MEPM耐性 　（MIC≧2μg/mL） ②IMP耐性かつCMZ耐性 　（IMP：MIC≧2μg/mL） 　（CMZ：MIC≧64μg/mL）	腸内細菌科グラム陰性桿菌 *Klebsiella pneumoniae* *Eschericha coli* *Klebsiella oxytoca* *Serratia* spp. *Enterobacter* spp. *Citrobacter* spp. *Salmonella* spp. *Shigella* spp. その他の腸内細菌科細菌	

細菌学的性状・病原性	細菌の臨床像と疫学	薬剤耐性など	感染対策など
		・TEM型やSHV型，CTX-M型など多数 ・日本ではCTX-M型が多い ・CTXをスクリーニングに使用	・プラスミドを介した耐性の伝播も考えられ拡散の予防が重要 ・標準予防策＋接触感染予防策
・ヒトおよび動物の腸管常在菌 ・糞便汚染から水系にも存在	・尿路感染症の起因菌 ・易感染宿主に肺炎も起こす ・髄膜炎 　生後2～3週目の新生児 ・菌血症 　鼠径部のCVカテーテル 　尿道カテール 　腎盂腎炎	・E.coli自体は本来βラクタム系に対する感受性は良い ・ESBL産生菌ではキノロン系に対する耐性も同時に存在することが多い． ・15～20％（年次的に増加傾向）	届出義務等はないもののESBL産生菌の拡大が現在懸念されており，院内での検出例や地域での検出率について注意が必要
莢膜多糖体を産生	・主に尿路感染症の原因菌 ・高齢者や基礎疾患を有する患者に日和見感染症として肺炎，腹膜炎，敗血症，髄膜炎などの原因菌になる．	・もともと Klebsiella pneumoniae は，ペニシリンには自然耐性，第3世代セフェム系は感性	
・ウレアーゼ産生：尿アルカリ化 ・尿路結石形成に関与	・環境菌，ヒトの腸管内常在菌 ・病院感染としては上行性に腎盂腎炎を引き起こしたり，呼吸器感染症，創部感染症を起こすこともある．	・E.coli同様βラクタム系には基本，感性を示すが院内感染ではESBL産生菌の検出が問題となる．	
基本的には弱毒菌	・環境菌 ・易感染患者に対して呼吸器感染症，尿路感染症，手術部位感染症，血流感染，髄膜炎などを起こす ・酒精綿，逆性石鹸，クロルヘキシジン，手洗い時の液体石鹸が汚染源となった事例あり．	・もともと Serratia spp. は染色体上にAmpC型セファロスポリナーゼの遺伝子を有し，ABPCや第1～2世代セファロスポリンに対し，自然耐性 CTX, CTRX, PIPCは通常感性 ・消毒薬抵抗株が多い．	
	・グラム陰性菌のため，エンドトキシンを産生し，血液中に侵入して敗血症などを起こした場合，エンドトキシンショックや多臓器不全を誘発し，症状の重篤化，予後の悪化につながる．	・IMP型，VIM型，NDM型などのメタロβ-ラクタマーゼ産生 ・KPC型，OXA-48型等のカルバペネマーゼ産生	・全数報告対象（5類感染症）7日以内に保健所に届出

耐性菌名称		細菌名	形態と特徴
BLNAR	β-ラクタマーゼ非産生アンピシリン耐性菌	*Haemophilus influenzae* インフルエンザ菌	グラム陰性短桿菌
MDR-TB (多剤耐性結核)	INHおよびRFPに耐性	*Mycobacterium tuberculosis* 結核菌	抗酸菌 グラム陽性桿菌 (グラム不定)
XDR-TB (超多剤耐性結核)	INHおよびRFPに耐性 これに加え ①フルオロキノロン系 ②アミカシン(AMK) ③カナマイシン(KM) ④カプレオマイシン ①に耐性かつ②〜④のいずれか耐性		

b ペニシリン耐性肺炎球菌(PRSP)

PRSPは，肺炎球菌の細胞壁を構成するペプチドグリカンの生合成に関与するペニシリン結合タンパク(PBP1A, PBP2B)の変異や，PBP2Xと命名された変種のPBPの獲得によるものである[6]．耐性度の高い菌株では，複数のペニシリン結合タンパクの変異に集積性が認められ，MIC値が1μg/mL以上では，ペニシリンの標的である3種類のPBP(PBP1A, PBP2B, PBP2X)のすべてに何らかの変異が同時にみられることが多い[7]．

Clinical and Laboratory Standards Institute (CLSI)では，2008年に髄膜炎でのPRSPとそれ以外の感染症のPRSPの定義が変更され，髄膜炎ではベンジルペニシリン(PCG)のMICが≦0.12を感性とし，髄膜炎以外では≦2を感性と定義された．そのため，今までPRSPに分類されていた肺炎球菌も髄膜炎以外ではPSSP(ペニシリン感受性肺炎球菌)に分類されることになり，通常の感染症ではPCGで治療可能である．また，PRSPには感性の薬剤を治療に選択する．ただし，PRSPが起因菌の髄膜炎では，セフトリアキソン(CTRX)の最大量にVCMを併用する．

c VRE (バンコマイシン耐性腸球菌)

● 腸球菌（主に*Enterococcus faecalis*, *Enterococcus faecium*）

腸球菌は，病院内でよく使われるセフェム系抗菌薬に自然耐性を示し，菌種によっては治療に使用可能な抗菌薬の選択肢は多くない．基本的に弱毒菌であるが，免疫力の低下した易感染宿主に対し重症感染症を引き起こすこともあり，注意が必要である．

VREはVCMに対するMIC≧16μg/mLで耐性遺伝子(vanA, vanB, vanCなど)を保有する腸球菌

細菌学的性状・病原性	細菌の臨床像と疫学	薬剤耐性など	感染対策など
・莢膜型：a～f血清型 ・非莢膜型(NTHi)	・自然宿主はヒトのみ ・NTHiは小児の上気道に高率に定着し、中耳炎、副鼻腔炎、気管支炎、肺炎などを引き起こす． ・市中肺炎の重要な起因菌．COPDなどの慢性呼吸器疾患との関係あり． ・莢膜型は敗血症、髄膜炎を引き起こす．	・日本ではβ-ラクタマーゼを産生しないアンピシリン耐性菌(BLNAR)の検出が市中でも増加している．	・侵襲性肺炎球菌感染症(血液・髄液から検出)は耐性の有無に関わらず届出 ・上記は全数報告対象(5類感染症) 　7日以内に保健所に届出
	・初発結核患者の初回治療での多剤耐性率は1％程度 ・再発や過去の治療歴のある場合多剤耐性率は約20％ ・肺結核と肺外結核に大きく分けられる．	・もともと脂質に富んだ細胞壁を有し、消毒薬や乾燥に抵抗を示す． ・主にkatG/inhAとrpoBの遺伝子変異が関与	・患者は個室隔離(陰圧室) ・空気感染予防策 ・スタッフはN95マスク装着 ・患者はサージカルマスク装着 ・床の清掃は0.2～0.5％の両性界面活性剤で清拭消毒 ・多剤耐性結核は通常の結核と比較し、感染性の高い排菌が長期間にわたり続くため注意が必要 ・全数報告対象(2類感染症)耐性の有無に関わらずただちに保健所に届出

(文献1-4より引用，一部改変)

表2 バンコマイシン耐性遺伝子タイプ

遺伝子タイプ	VCM (μg/mL)(MIC)	TEIC (μg/mL)(MIC)	耐性遺伝子の所在	伝達性	代表的菌種
vanA	64～>500	16～>500	プラスミドまたは(染色体)	あり	E.faecalis, E.faecium, S.aureus
vanB	4～>500	0.5～2	染色体または(プラスミド)	プラスミドの場合あり	E.faecalis, E.faecium
vanC	2～32	0.5～2	染色体	なし	E.gallinarum, E.casseliflacus, E.flavescens
vanD	64～128	64～128	染色体	なし	E.faecium
vanE	16	0.5	染色体	なし	E.faecalis
vanG	12～16	0.5	染色体	なし	E.faecalis

(文献8より引用，一部改変)

である．その中でも臨床的に問題となるVREは、多くの場合、vanA, vanBを獲得した E. faecalis, E. faeciumである．しかし、vanBの場合、保有していてもVCMのMICが16μg/mL未満のこともあり注意が必要である(表2)[8]．VREが無菌検体から検出された場合および感染症の起因菌と判定された場合は、7日以内の届け出が必要となる．一方で、健常者や感染防御機構の正常な患者の腸管

内に感染または定着しても，下痢や腹痛などの症状を呈することはなく，無症状であれば届け出の必要もない．

　VREが便や尿から分離されたのみで症状を呈さない，いわゆる定着例に対しては，VREを除菌する目的での抗菌薬の投与は通常行わない．VREによる術創感染症や腹膜炎などの治療は，抗菌薬の投与とともに感染巣の洗浄やドレナージなどを適宜組み合わせて行う．抗菌薬の選択に関しては，薬剤感受性試験の結果を参考に，国内で入手が可能で有効性が期待できる抗菌薬の中から患者の症状や基礎疾患などを考慮し，適切な薬剤を選択する[9]．保険適用上の選択肢としてはLZDがあり，適応外使用としてDAPも効果が期待されている．LZD，DAP以外の選択肢としては，キヌプリスチン-ダルホプリスチン（QPR-DPR）が保険適用されるが，末梢静脈投与による静脈炎のリスクが高く，発現した場合は中心静脈投与を考慮するなど投与に際し，煩雑なため使用頻度は低い．

　また，VREと同時にMRSA，緑膿菌，大腸菌，肺炎桿菌などが分離される場合で，それらが起因菌と考えられるときには，それらの菌に対する治療を優先することも必要である．

　感染予防策としては，標準予防策に加え，接触感染予防策を実施し，排菌者からの菌の伝播を防止することが重要である．VREを排菌している患者を擁する医療施設では，「排菌者の隔離」よりも，手術などを予定しているハイリスク患者へVREを伝播させないため，「ハイリスク患者の逆隔離」も感染対策の選択肢となり得る．

2　グラム陰性菌

a MDRP（多剤耐性緑膿菌）

● 緑膿菌（*Pseudomonas aeruginosa*）

　緑膿菌は現在でも院内感染の代表的な微生物であり，多くの抗菌薬に自然耐性を示す．中でも，①イミペネム（カルバペネム系），②アミカシン（アミノグリコシド系），③ニューキノロン系，それぞれに耐性を獲得したものは多剤耐性緑膿菌（MDRP）と呼ばれ，院内感染対策上，重要な細菌の一つである．また，上記3系統の抗菌薬のうち2系統に耐性を獲得したものを2剤耐性緑膿菌と呼び，MDRP予備群として対応することが感染拡大を抑える上で重要と考えられる．

　2015年3月現在，わが国で保険適用のあるMDRP治療薬はない※．海外ではコリスチンが多剤耐性グラム陰性桿菌感染症に使用されており，日本でも一部の医療施設では個人輸入により備蓄を行っているものの，一般病院では使用不可能であり，MDRP治療は困難を極める．現実的には，使用可能な抗菌薬を併用することで相乗効果を期待して治療にあたるが，標準治療薬と位置づけられる抗菌薬は残念ながらまだなく，症例ごとに手探りで治療にあたっているのが現状である．このように，MDRPには有効な治療薬がないため，いかに院内感染，アウトブレイクを予防するために標準予防策，接触感染予防策を徹底するか，また2剤耐性菌のうちに拡散を防ぐかが重要課題であり，より一層の抗菌薬の適正使用が望まれる．

　緑膿菌感染症の治療中にイミペネムの耐性を獲得するとの報告もあり[10]，抗菌薬の使用と耐性は関連があるとされる．MDRPに限らず，耐性菌をコントロールするためにも，抗菌薬使用時には耐

※：2015年3月5日厚労省薬食審医薬品第二部会でコリスチンメタンスルホン酸ナトリムが「コリスチン感性の大腸菌，シトロバクター属，クレブシエラ属，エンテロバクター属，緑膿菌，アシネトバクター属（他の抗菌薬に耐性を示した株に限る）による各種感染症」を効能・効果とする多剤耐性グラム陰性桿菌用抗菌薬としての承認が了承された．

性菌の選択を避け，変異を助長しないためにも，患者の状態が安定しているからといって用量を減らすなどの中途半端な量の投与は厳に慎まなければならない．

b MDRA（多剤耐性アシネトバクター）

● アシネトバクター（*Acinetobacter* spp.）

アシネトバクター属菌は自然環境や院内の環境に広く存在し，医療従事者，患者および健常人も保菌している可能性があるため，院内感染やアウトブレイクの原因菌として注視していく必要がある．アシネトバクター属菌は環境中で長期生存可能であり，多くの報告で1ヵ月間乾燥した表面で生存可能であり，最大では5ヵ月間生存したとの報告もある．

他のグラム陰性桿菌と違い，ヒト–ヒト感染のみならず，環境からヒトへと感染が拡大する可能性もあるため，医療関連施設でMDRAが検出された場合のコントロールは重要である．感染防御能が低下した患者が多い病院内では，標準予防策の徹底，本菌が検出された場合は接触感染対策，環境清掃や院内環境の消毒を実施することの必要性についての提言[11]が日本感染症学会からも出されている．

MDRAは，その多くが*Acinetobacter baumannii*とされ，治療に関してはMDRPに準ずる．また，MDRPとの治療の違いとして，スルバクタム/アンピシリン（SBT/ABPC）が1日12g使用できるようになった現在では，これも治療の選択肢となるかもしれない[12-14]．

c ESBL（extended spectrum beta-lactamase：基質特異性拡張型β-ラクタマーゼ）産生菌

ESBLに分類されるβ-ラクタマーゼにはいくつかの種類があり，腸内細菌科細菌が産生するTEM（temoneira）型やSHV（sulfhydryl variable）型，CTX-M（cefotaxime-M）型などや，緑膿菌が産生するPER-1（*Pseudomonas* extended resistant-1）型，GES-1（Guiana extended spectrum-1）型，OXA（oxacillinase）型などの多くのものが報告されている．通常，これらの詳細な分析は一般に実施されないが，実臨床の場で，ESBL産生菌と認識され問題となるケースは，肺炎桿菌（*Klebsiella pneumoniae*），プロテウス・ミラビリス（*Proteus mirabilis*），大腸菌（*E. coli*）などの腸内細菌科の細菌が，通常は薬剤感受性結果が感性（S）であるセフォタキシム（CTX）やセフタジジム（CAZ），セフトリアキソン（CTRX）に耐性（R）を示すことである．まれにセラチア（*Serratia* spp.）もESBL産生菌の存在が報告されているものの，臨床で問題になるケースはプロテウスや大腸菌に比べて少ない．

CTX-M型のESBLはCTXやCTRXをCAZよりも分解しやすく，クラブラン酸よりもタゾバクタムでより阻害されることが報告されている．また，CTX-M型などプラスミド性の耐性遺伝子は同属間だけではなく，属を超えて伝播する（例：ESBL産生*E. coli*から*P. mirabilis*へ）ことから，耐性遺伝子の拡大が懸念されており，院内感染でも感染伝播に注意が必要な耐性菌となっている．

治療の第一選択薬（標準治療薬）はカルバペネム系抗菌薬である．しかし，単純性尿路感染症の治療ではセファマイシン系抗菌薬も選択肢の一つと考えられ，臨床症状および感染部位により抗菌薬を使い分ける戦略も今後は必要になるだろう．

d CRE（carbapenem-resistant Enterobacteriaceae：カルバペネム耐性腸内細菌）

カルバペネム系抗菌薬に対して耐性を示す腸内細菌科の細菌をCREと呼ぶ．感染症法では5類感染症に指定されており，これによる感染症と診断した際には，医師は7日以内の届出をしなくてはいけない．ただし，保菌・定着はこの限りではない．国内分離株では，メタロβ-ラクタマーゼであ

るIMP (imipenemase)型のCREの報告が散見される[15-17]. 一方, 海外分離株ではNDM (New Deli metallo-β-lactamase)型, KPC (*K. pneumoniae* carbapenemase)型, OXA-48型が多く, 通常, これらを検出するには別の検査を実施する必要がある.

OXA型β-ラクタマーゼはクラスDに属するセリン型のβ-ラクタマーゼである. 近年, このOXA型β-ラクタマーゼの中に, カルバペネムを分解するものが出現してきた. これらは主に多剤耐性アシネトバクター (MDRA) で問題となっていたが, トルコでこのβ-ラクタマーゼを産生する*K. pneumoniae* (肺炎桿菌) が2001年に発見されて以来, 欧州や地中海沿岸をはじめ広く拡大しつつある. 2012年に東南アジアで脳梗塞の治療を受けた患者から帰国後にOXA-48型カルバペネマーゼを産生する肺炎桿菌や大腸菌が分離された[18]. 幸い, 日本でのこれらの耐性菌の検出は海外渡航者に限られており, 日本国内では検出されていない. したがって, 海外渡航歴があり, 特に海外で医療を受けた患者については耐性菌を保菌しているリスクがあり, 感染症発症時には注意が必要である.

CLSIのM100-S22では, 腸内細菌科細菌のカルバペネム系抗菌薬のブレイクポイントが引き下げられ, 1μg/mL以下が感性(S)と規定された. しかし, IMP産生菌ではメロペネム, イミペネムのMIC≦1の場合もあり, 通常の培養報告では感性(S)で報告されている懸念もある. そこで第三世代セフェム系抗菌薬に耐性がみられた場合は, カルバペネム系抗菌薬に感性であっても耐性の可能性を考慮し, 臨床症状をみながら感性のある抗菌薬の併用療法を実施した方が安全であろう.

e BLNAR (β-ラクタマーゼ陰性アンピシリン耐性菌)

インフルエンザ菌は, 小児および基礎疾患を有する成人における呼吸器感染症の起因菌として重要な位置を占める. 近年, BLNARと呼ばれるβ-ラクタマーゼを産生しないPBP変異によるアンピシリン耐性菌が問題となっている. その名のとおり, ABPC耐性のため治療にはABPCは使用できないが, セフェム系抗菌薬には感受性であり, 治療にはCTRXなどの広域スペクトルのセフェム系を選択する.

また, β-ラクタマーゼを産生するインフルエンザ菌も存在するものの, 多くはTEM-1型のβ-ラクタマーゼであり, ペニシリン系抗菌薬や狭域スペクトルのセファロスポリン系抗菌薬を分解できても, 広域スペクトルのセファロスポリン系抗菌薬には感性のことが多く, 治療の際の抗菌薬の選択が困難になるケースは少ないと考えられる. しかし, 耐性機構を複数有する場合にはセフェム系抗菌薬のMICが高くなり, 治療薬の選択の際にも注意が必要と考えられる. いずれにしても, 感性のある抗菌薬へのde-escalationなど抗菌薬の適正使用は耐性菌拡大を抑制する上でも重要である.

3 多剤耐性結核 (MDR-TB), 超多剤耐性結核 (XDR-TB)

結核菌は, ミコール酸と呼ばれる脂質に富んだ細胞壁を有し, もともと消毒薬や乾燥に抵抗性を示す. 感染経路も空気感染のため, 空気感染予防策を実施しなければならない.

結核菌は10^{-6}〜10^{-8}個程度の割合で薬剤に対する自然耐性の菌が存在する. 活動性結核では, 空洞内に10^8個程度菌が存在するため, 1剤のみ使用すると少数ではあるもののその耐性菌が生き残り, 再度増殖して薬剤耐性結核となる可能性がある. このため, 活動性結核の治療に1剤のみの使用は禁忌となる. このことから, 結核の治療は多剤併用が必須である. ただし, 副作用も多く, 治療期間も最短で6ヵ月を要する長期戦になるため, 治療の中断や不規則な服用は薬剤耐性菌を招く原因

となり，治療にあたっては大きな障害となる．

また，結核治療に使用可能な薬剤は限られている．薬剤の安易な中止や変更は耐性菌の選択による治療効果の低下，治療期間の延長をもたらす懸念があるため，アドヒアランスの確保は治療上，重要な課題となる．一方，潜在性結核感染症の場合には体内の菌数は少ないため，1剤の使用で十分有効と考えられている．

結核の標準治療はイソニアジド（INH），RFPにエタンブトール（EB）またはストレプトマイシン（SM）を加えた3剤以上の併用が必要である．さらにピラジナミド（PZA）を加えることで薬剤耐性発現の危険性が低下するとともに，治療期間を最短に抑えることができる．しかし，MDR-TBの治療（INH，RFPいずれも使用できない場合）では標準治療が行えず，副作用が多く，抗菌力が劣る二次結核薬を長期に使用しなければならない．通常，PZA，EB，SM，エチオナミド（TH），レボフロキサシン（LVFX）の5剤を使用する．アミノグリコシド系薬は原則として6ヵ月で終了し，その他の薬剤は菌陰性化後18ヵ月または24ヵ月継続する[19]．また，XDR-TBに対する治療は現在のところ確立されておらず，いかにXDR-TBを選択させないかが治療のキーポイントとなる．

治療の詳細については割愛するが，結核治療に関しては最善の治療のため専門家の意見を聞くことも肝要である．

薬剤耐性菌対応のまとめ

本項では，医療関連施設で目にする代表的な耐性菌を挙げた．微生物の種類は多いが実際に臨床で問題となる耐性菌の種類は限られており，まずはよく目にする細菌を理解し，その治療および対策を適切に対応できる薬剤師になることが重要である．

耐性菌と言っても基本的にはもとの細菌と病原性は同じであり〔例外としては市中感染型のMRSAによるPanton-Valentine leukocidin（PVL）などの毒素産生などもあるが〕，対応も一般細菌については標準予防策と接触感染予防策であることに変わりはない．また，基本的なことであるが，最も大切なことの一つに保菌や定着は治療しないことが挙げられ，感染症治療の際に起因菌をつめながら抗菌薬治療を進めて行くことの重要性は論を俟たない．

引用文献

1) 吉田製薬文献調査チーム：病院感染起因微生物－病院感染対策と消毒の観点から，吉田製薬Y's Review. Available at：〈http://www.yoshida-pharm.com/reviews/〉
2) 松本慶蔵 編：病原菌の今日的意味，第4版，医薬ジャーナル社，2012.
3) Schlossberg D：Clinical infectious disease, Cambridge University Press, 2008.
4) Pien BC, et al：The clinical and prognostic importance of positive blood cultures in adults. Am J Med, 123：819-828, 2010.
5) 日本化学療法学会ほか：MRSA感染症の治療ガイドライン，2014. Available at：〈http://www.kansensho.or.jp/guidelines/pdf/guideline_mrsa_2014.pdf〉
6) Zapun A, et al：Penicillin-binding proteins and beta-lactam resistance. FEMS Microbiol Rev, 32：361-385, 2008.
7) Ubukata K, et al：Antibiotic susceptibility in relation to penicillin-binding protein genes and serotype distribution of *Streptococcus pneumoniae* strains responsible for meningitis in Japan, 1999 to 2002. Antimicrob Agents Chemother, 48：1488-1494, 2004.
8) Bennett JF, et al：Mandell, Douglas, and Bennett's principles and practice of infectious diseases, 8th edition, Elsevier, 2014.

9) 荒川宜親：バンコマイシン耐性腸球菌感染症. IDWR 2002年第16週号. Available at：〈http://idsc.nih.go.jp/idwr/kansen/k02_g1/k02_16/k02_16.html〉
10) Quinn JP, et al : Emergence of resistance to imipenem during therapy for *Pseudomonas aeruginosa* infections. J Infect Dis, 154 : 289-293, 1986.
11) 日本感染症学会：多剤耐性アシネトバクターおよびその感染症について，2011. Avaiable at：〈http://www.kansensho.or.jp/mrsa/pdf/110318_mdra.pdf〉
12) Maragakis LL, et al : *Acinetobacter baumannii* : epidemiology, antimicrobial resistance, and treatment options. Clin Infect Dis, 46 : 1254-1263, 2008.
13) Levin AS, et al : Severe nosocomial infections with imipenem-resistant *Acinetobacter baumannii* treated with ampicillin/sulbactam. Int J Antimicrob Agents, 21 : 58-62, 2003.
14) Higgins PG, et al : *In vitro* activities of the beta-lactamase inhibitors clavulanic acid, sulbactam, and tazobactam alone or in combination with beta-lactams against epidemiologically characterized multidrug-resistant *Acinetobacter baumannii* strains. Antimicrob Agents Chemother, 48 : 1586–1592, 2004.
15) Shigemoto N, et al : A novel metallo-beta-lactamase, IMP-34, in *Klebsiella* isolates with decreased resistance to imipenem. Diagn Microbiol Infect Dis, 76 : 119-121, 2013.
16) Sho T, et al : The mechanism of high-level carbapenem resistance in *Klebsiella pneumoniae* : underlying Ompk36-deficient strains represent a threat of emerging high-level carbapenem-resistant *K. pneumoniae* with IMP-1 β-lactamase production in Japan. Microb Drug Resist, 19 : 274-281, 2013.
17) Yano H, et al : High frequency of IMP-6 among clinical isolates of metallo-β-lactamase-producing *Escherichia coli* in Japan. Antimicrob Agents Chemother, 56 : 4554-4555, 2012.
18) 柴山恵吾ほか：海外帰国患者より新型カルバペネマーゼ(OXA-48型)産生肺炎桿菌等の分離．IASR, 33：336-337, 2012.
19) 日本結核病学会 編：結核診療ガイドライン，第2版，南江堂，2009.

第2章
抗菌薬処方支援の実践！

- 本章のポイントとなる部分には，岸田と山田のコメントを入れました．それぞれ以下のイラストで示しています．

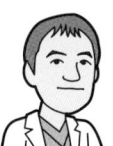

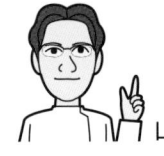

  岸田　　　山田

- 通常，カルテのプロブレムリストは病気の一覧表で，多種の病気を構造的に理解するための基本枠を意味しますが，本書では病態を理解するための陽性所見，陰性所見もリストに含めた大きな枠組みのリストをプロブレムリストとしています．

1 尿路感染症

心原性塞栓症発症後の発熱

医師からの問い合わせ

入院中の患者さん尿路感染症のようだけどおすすめの抗菌薬は？

症 例

- **患　者**　87歳　女性，ADLは自立，独居
- **現病歴**
　H病院で大動脈に2ヵ所ステント術施行，1ヵ月後退院．その後老健施設へ入所したが4ヵ月後退所し独居中であった．自宅で深夜トイレに起きた後，意識消失あり転倒し，頭部・顔面を強打した．詳細は不明だが，その後，多発性脳梗塞で当院に入院となった．
　入院時より39℃台の発熱があった．担当医は尿路感染症を疑い，尿培養を週末に依頼した．週明けにも尿のグラム染色を依頼し，再度尿培養が提出された．
- **既往歴**　高血圧（内服中），胸部大動脈瘤（H病院にてステント術施行），脳梗塞（3回：入院治療），子宮後屈（手術歴あり），胆石（手術歴あり），白内障（両目手術歴あり）
- **処方薬（現在使用中の薬剤）**
  【内服薬】
  センノシド錠12mg　　　　1回1錠　1日1回就寝前
  エチゾラム錠0.5mg　　　　1回1錠　1日1回夕食後
  パロキセチン錠10mg　　　1回1錠　1日1回夕食後
  チクロピジン錠100mg　　　1回1錠　1日1回朝食後
  ファモチジン錠10mg　　　 1回1錠　1日2回朝夕食後
  ニフェジピン徐放錠20mg　 1回1錠　1日1回朝食後
  アラセプリル錠25mg　　　 1回1錠　1日1回朝食後
  バルサルタン錠80mg　　　 1回1錠　1日2回朝夕食後
  ドキサゾシン錠2mg　　　　1回2錠　1日1回就寝前
  【注射薬】
  ①アセテートリンゲル液　500mL　24時間点滴静注
  ②ヘパリン　1万単位　①へ混注し24時間点滴静注
- **身体所見**
  身　　長：155cm，体重：45kg
  全身状態：悪くはない
  バイタルサイン：血圧150/70mmHg，脈拍70/分，呼吸数15/分，体温39.0℃，SpO₂ 98%（室内気）
  頭 頸 部：貧血・黄疸なし，咽頭発赤なし
  心　　音：不整，心雑音：記載なし
  肺　　音：湿性ラ音（cracle），喘鳴（wheeze）なし
  腹　　部：平坦軟，圧痛なし
  背　　部：CVA（肋骨脊柱角）叩打痛軽度あり，本人は「腰が重い感じがする」と訴える程度

皮　　膚：末梢塞栓症状なし
- 検査所見
　血液検査：（入院時）WBC 8,400/μL, Hb 10.5g/dL, Hct 31.6%, Plt 11.5×10⁴/μL, Na 138mEq/L, K 3.6mEq/L, Cl 102mEq/L, BUN 22.1mg/dL, Cr 1.42mg/dL, Glu 104mg/dL, CRP 5.44mg/dL
　　　　　（入院3日目）WBC 4,500/μL, Hb 9.8g/dL, Hct 29.5%, Plt 11.3×10⁴/μL, Na 138mEq/L, K 3.3mEq/L, Cl 106mEq/L, BUN 12.3mg/dL, Cr 0.97mg/dL, Glu 117mg/dL, CRP 4.94mg/dL
　胸部単純X線：浸潤影なし（図1）
　頭部MRI　拡散強調画像：両側性小脳梗塞（図2）
　尿 検 査：タンパク(1+), 潜血(2+), 赤血球4〜6/HPF, 白血球21〜30/HPF, 硝子円柱(−), 顆粒円柱(−), 菌多数
　尿グラム染色：多核白血球(1+), 矢印の菌2+（図3）

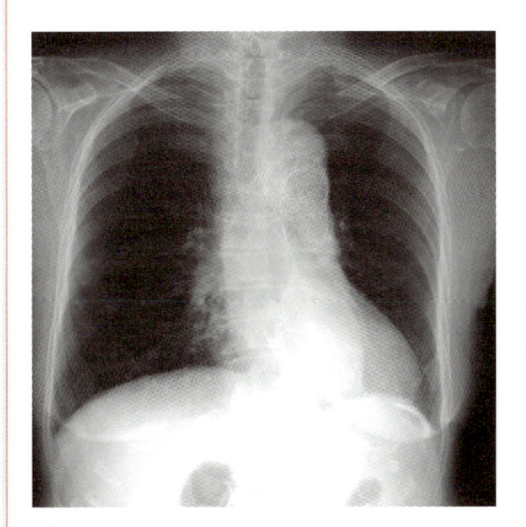

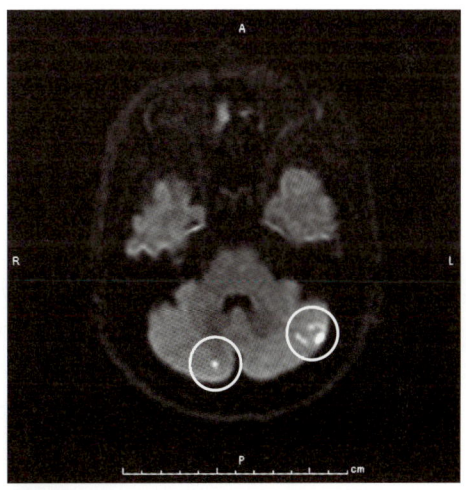

図1　胸部単純X線写真（立位）

図2　頭部MRI　拡散強調画像（DWI）

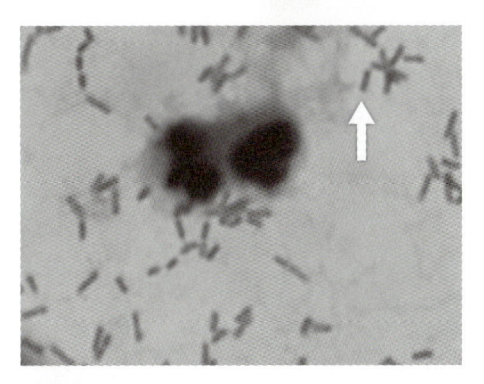

図3　尿グラム染色所見（→口絵 iii）

第2章 抗菌薬処方支援の実践！

Q1 ここまでのカルテ情報から，担当医へどんな抗菌薬をおすすめしますか？

📖 抗菌薬の提案に向けたベッドサイド・外来での情報収集

　訪室すると，患者はベッドの上で座っていた．呼吸状態は，室内気でSpO₂ 99％，呼吸回数も15回/分で頻呼吸ではない．意識消失した時の記憶はなく，入院時からの発熱は少しつらい程度，食欲はあり，吐き気はないとのことであった．入院後の尿回数は8回/日（ベースラインから多少悪化）であった．発熱は，変わらず37℃から39℃を行ったり来たりするspike feverの状態である．患者は，発熱以外主訴はなく，意識状態もよく，食事もおいしく食べていると話していた．

　Janeway病変やRoth斑，結膜の点状出血などはみられなかったが，逆に感染の病巣を示す特異的な所見がはっきりしないこと，多発性脳梗塞という点から疣贅（vegetation）が脳に飛んだ可能性を考え，「感染性心内膜炎（infective endocarditis；IE）も鑑別に入りませんか？」と担当医に伝え，血液培養2セットと経胸壁心エコーのオーダーを提案したところ実施となった．一般には薬剤師の提案がすんなり受け入れられることは少ないかもしれないが，ここは脳神経外科であり，心原性塞栓症の原因の一つにはIEの可能性も否定できるまでは絶えずどこかで考えながら治療にあたる診療科のため，提案が受け入れられやすい背景があるのかもしれない．ただし，どの診療科であってもIEを疑ったら血液培養と心エコーは必須の検査であるため可能なら薬剤師からも提案したい．

　経胸壁心エコー（TTE）の所見では，vegetationは特にみられなかった．しかし，これだけではIEは否定できない．IEの半数以上ではTTEでvegetationが確認できないからである（感度44％，特異度98％）．経食道心エコー（TEE）（感度94％，特異度100％）に比し，TTEは感度が低いことが分かっている[1]．したがって，IEを疑った時のTTEの結果の解釈は，vegetationが認められればほぼ確定であるが，陰性でも否定はできないということになる．そこで，IEも鑑別診断に挙げた状態で治療を進めてもらうことにした．

　一方，本症例では全身状態が悪くなかったため，この日まで発熱はあるものの抗菌薬は処方されておらず，起因菌をつめる上で「抗菌薬を使用していないこと」が幸いしたケースであった．なぜなら，どこの感染症か鑑別疾患に挙げないまま，ただ何となく「感

病院によってはSpO₂をモニターしていても呼吸数はモニターしていないところもあると思います．呼吸数をモニターすることの重要性はどんなところにありますか？

呼吸数はSpO₂同様に低酸素血症を来すような呼吸器感染症の治療効果の重要な指標になることは言うまでもありません．では呼吸数はいらないのでは？と思いがちです．しかし，SIRSの基準の一つであるように，呼吸器感染症以外の敗血症を来している全ての感染症の重症度や治療効果判定の指標にもなるのです．敗血症患者さんの効果判定に騙されたと思って呼吸数をみるようにしてみてください．思いのほか使えますよ．

多くの施設ではTTEは施行できてもTEEまでは難しい現状があると思います．そのような中でのIEが鑑別にあがった場合の対応（診療）としてはどのように進めていくとよいのですか？

染症っぽい」というだけで抗菌薬を使用した場合，多くの場合は何となく良くなる経過をたどるかもしれないが，感染源や起因菌を想定していないために抗菌薬の投与量・投与間隔・投与期間が中途半端となって，結果的に不十分な治療（partially treated）で感染症自体が再燃したり，さらなる悪化を招くことがあるからである．また，抗菌薬の使用後の血液培養は，その培養結果にも影響し，起因菌をつめる作業が困難になるケースもある．

> そうですね．理想は全例TEEなのかもしれません．しかしTEEはやや侵襲的で高価な検査であること，また医療機関によってはできない施設も多いでしょう．よってその適応も含めて安易に大声で提示するのではなく，周りへの配慮が必要です．海外でもガイドラインによって指針に違いがありますが，日本やヨーロッパなどでは基本的にはTTEで診断がつかない場合にTEEを選択するという流れになり，現実的なアプローチと考えます．

プロブレムリストでここまでの情報を整理！

- #1 一過性意識消失
    - 多発性脳梗塞
    - 脳梗塞の既往あり
    - ステント術後
- #2 胸部大動脈瘤
- #3 発熱（spike fever）
- #4 食欲は以前より旺盛
- #5 腰背部痛（鈍痛）
- #6 尿グラム染色有意所見
    - 白血球多数，GNR-M多数
- #7 呼吸器症状なし

Q2 医師の提示している疾患以外に注意すべき鑑別疾患はありませんか？ A2

抗菌薬の提案と経過

1 抗菌薬提案前の頭の中の鑑別疾患

抗菌薬の提案をする前に，前提となるのが本当に尿路感染症か？というスタンスである．これは医師を信用していないわけではなく，高齢者では感染症を発症していなくても細菌尿になりやすく（無症候性細菌尿），ほかに何か取りこぼしがないか十分に吟味する必要がある．間違った治療では患者の症状が悪くなることもあり得るため，抗菌薬の処方提案も責任が重大で真剣勝負である．

尿路感染症は，よくみる感染症で一見簡単な感染症のようでありながら，実は他の部位の感染症などを除外しながら診療することを求められる総合内科的疾患である．本症例で鑑別すべき疾患は，

> 薬剤師も普段から真剣勝負していると思いますが，一般的に薬剤師は病名ありきで治療に関与するため，確定診断前の状況から関与する場合は取りこぼしがないように注意しながら処方提案が必要となるでしょう．

> **A2　薬剤師が注目すべき鑑別疾患3つ**
> ①腎盂腎炎
> ②感染性心内膜炎(IE)
> ③甲状腺機能亢進症

である．プロブレムリストからは，今回の発熱性疾患はCVA叩打痛が陽性で尿のグラム染色所見から，尿路感染症，特に腎盂腎炎の可能性が高いと思われた．そのほかに，脳梗塞(心原性塞栓症)の原因がIEの可能性や甲状腺機能亢進症の高齢者は7％に心房細動を合併するとされており，食欲旺盛で今回の心原性塞栓症発症の原因として甲状腺機能亢進症もあるかと考えた．そこで担当医へ①心エコーと，②血液培養2セット，③TSH，FT4※1のチェックについて相談した．上述のように，①②が実施され，③は経過をみながら検討することになった．

2　起因菌をつめながらの抗菌薬処方提案

尿グラム染色所見ではグラム陰性桿菌・中型(GNR-M：Mはmiddleの略)が多数認められた(**図3**)．

通常，遠心分離をかけない尿検体の強拡大(1,000倍視野)で，＞1個/各視野の細菌が認められれば，培養の10^5CFU/mLに相当し[2]，有意な菌量として判断される．今回の検体は，1視野に多数みえているため，明らかに有意な菌量である．

A1 グラム陰性の太くて短い形態から大腸菌と推定し，セフォチアム(CTM) 1回1g 1日3回点滴静注を提案し処方となった．

ここでCTMを提案した理由は，女性の単純性急性腎盂腎炎の原因微生物の70～95％は大腸菌によるとされていること[3]，ローカルファクターとしても大腸菌に比較的感受性率が高く，今回のケースは，市中発症と考えられたため耐性菌のリスクも少ないと判断したためであった．また，患者の全身状態が安定していたことも一つの選択要因となった．

最近は，E.coliも基質特異性拡張型β-ラクタマーゼ(ESBL)産生菌のような薬剤耐性菌が問題となっており，市中発症でも検出されることがあるため注意も必要である．ここで大切なのは，患者の状態を把握することであり，もし循環動態が不安定でsepticな感じがあれば，カルバペネム系などの広域抗菌薬を開始することは，治療上やむを得ないと考える．

※1：甲状腺機能のチェックはTSHやFT4で十分でFT3の値はそれほど臨床上重要な意味を持たない．甲状腺機能亢進症の場合，抗甲状腺薬にて血中FT4の正常化は1～6ヵ月，平均2ヵ月で得られる．血中TSH値が基準域に回復する時期は，血中FT4の正常化よりも遅れる．

1 尿路感染症

表 泌尿器系感染症治療の指標となる代表的なパラメータ

パラメータの例	パラメータの改善	評価のポイント
頻尿	消失	治療後も細菌が持続的に検出される場合，尿路機能の評価と腎膿瘍の検索を行うこと．尿路に異常がなければ，感染性心内膜炎の検索を実施すること．
排尿時痛	消失	
腰背部痛（含叩打痛）	消失	
尿のグラム染色所見	細菌数の減少 白血球の減少	
放射線画像検査	病変範囲の縮小	

（文献4より転載）

3 モニタリング（経過観察）

尿路感染症の治療経過の推移を観察する項目は**表**[4]が参考になる．

抗菌薬開始翌日から解熱傾向となり，その後は発熱せずに経過した．治療開始3日目に外部委託先の検査部から血液培養1/2セットからグラム陰性桿菌が生えたと緊急連絡が入った．血液培養を2セット取っておいてよかったと思える瞬間である．1セットではコンタミネーション，つまり検体の汚染菌の評価にも問題であるし，起因菌の検出率の問題もあるため，現在は血液培養を実施する場合，最低2セットが標準となっている[4]．

ここでグラム陽性菌が血液培養で検出されるようであればIEの可能性もあるが，グラム陰性菌が検出されたことは大腸菌の可能性が考えられ，IEの可能性は否定できないが確率的にはぐっと下がると判断される．尿路は大腸菌による菌血症の最も一般的な感染源であり，症例全体の1/3〜1/2を占める[5]とされることから，腎盂腎炎から血流に細菌が入って菌血症を発症した可能性が示唆される．

この日の午後，尿培養の同定結果[※2]が出た．

> *E. coli*（大腸菌）（3+）
> セフォチアム（S）
> セファゾリン（CEZ）（S）

この結果を受けて，担当医へde-escalation therapyとしてCEZへの切り替えを連絡した．de-escalation therapyとは，抗菌スペクトルが広いものから起因菌に感性でスペクトルが狭いものへと治療途中に変更することである．一般的に，治療経過が良好の場合，抗菌薬を途中で変更することを臨床医は敬遠する傾向が

> non-HACEKのGNRはIEの原因のうち1.8％との報告もあり，先進国においては，人口10万人あたりIEの年間発生率が2.6〜7人程度とされることからもその人数が少ないことが分かります．また，生体弁の市中感染の7割をレンサ球菌と黄色ブドウ球菌のGPCが占めます．

※2：Sとは，米国臨床検査標準委員会（CLSI）の薬剤感受性基準で感性（susceptible）の略で，使用する抗菌薬が通常量で効果が期待できることを意味する．その他，I：中間（intermediate），R：耐性（resistant）で報告される．

ある．内科的疾患を治療する際の内服薬は，このセオリーがあてはまるが，抗菌薬治療にはこれがあてはまらない．最近は，耐性菌の問題が至る所で議論の的となり，抗菌薬の適正使用推進に向ける動きは，社会的問題でもある．そういった意味からもde-escalation therapyを実施することで，起因菌以外の細菌に対し，むやみに抗菌薬の影響を与えず，そっとしておくことが薬剤耐性菌の発現を抑制するとされている．

処方は連絡当日より変更となり，その日の2回目からはCEZ 1回1g 1日3回点滴静注の指示となった．治療期間についても週明けまできっちり使うこと，終了時に確認の採血指示についても連絡した．

治療経過は，CEZへ変更となってからも発熱はみられず，87歳の患者は元気にリハビリを実施していた．

■ 検査所見（治療開始8日目）
血液検査：WBC 6,000/μL, Hb 9.7g/dL, Hct 29.3%, Plt 23.1×10^4/μL, Na 144mEq/L, K 3.7mEq/L, Cl 108mEq/L, BUN 12.7mg/dL, Cr 0.93mg/dL, Glu 104mg/dL, CRP 0.61mg/dL
■ 尿グラム染色所見（有効性評価）：多核白血球（1＋），細菌（－）（**図4**）

週が明け，抗菌薬治療8日目，白血球数は正常値，炎症反応のマーカーであるCRPも1以下に改善していた．尿のグラム染色所見も多核白血球は少し認められたが，細菌は認めず抗菌薬の効果が得られていると判断できた．血液培養陽性となっており，2週間の抗菌薬治療とした．入院1ヵ月後，リハビリを終え，ワルファリンを服用しPT-INR 1.70でコントロール後，退院となった．

今回のケースは，むやみに抗菌薬を使用せず，感染症のフォーカスを絞り込みながら適切な治療へと進めることができたケースであった．始めに何となく抗菌薬を使用しないことで結果的に短期間の治療で治癒に導くことができ，結果的にはIEではなかったが，それも視野に入れてフォローしていたことでより迅速に対応できた．

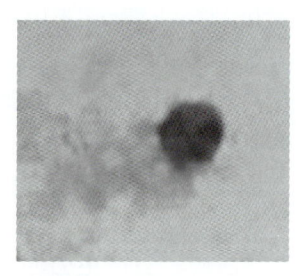

図4 抗菌薬終了時の尿グラム染色所見（→口絵 iii）

4　施設による治療へのアプローチの違い
a 院内で培養検査もグラム染色もできない場合

抗菌薬を開始する際には，起因菌を想定してempirical[※3]に抗菌薬を開始せざるを得ない．院内のアンチバイオグラムや耐性菌の地域性は抗菌薬選択の有用な情報となる．抗菌薬選択では，患者の臨床症状も重要な要因となり，どの施設でも同様に重症度が高

※3：Empiricalは「経験的」とも訳されるが，個人の経験を言っているわけではないので誤解のないよう"empirical"とした．コンセンサスの得られている一般的な治療がニュアンスとしては近い．

い場合は，始めから広域抗菌薬を選択することが適切な場合もある．軽症であれば，始めに第一，第二世代セフェム系抗菌薬を選択し，反応が悪ければescalation therapy[※4]も一つの治療選択肢となり得る．培養結果で同定菌と薬剤感受性結果を確認し，最適治療薬へ変更することが大切である．

b 培養検査は院内でできないがグラム染色はできる場合

グラム染色で，起因菌をある程度想定可能で，アンチバイオグラムをもとに適切な抗菌薬を選択する．循環動態が不安定な重症で，また耐性菌の可能性があれば広域抗菌薬の使用は適切と判断される．培養結果が判明した時点で最適抗菌薬へ変更すべきなのは a の場合と同様である．

施設によっては，アンピシリン（ABPC）が大腸菌に対し感受性がよければこれを第一選択としてもよいかもしれない．院内のアンチバイオグラムを把握しておくことは，抗菌薬を選択する上で重要な要素である．

細菌検査室と密に連携を取り，想定菌に対する抗菌薬の選択，同定結果による最適抗菌薬への変更は上記同様である．薬剤師が抗菌薬選択に対する処方支援を行う上では，細菌検査技師からの情報は欠かせない．

※4：De-escalation therapyの逆で最初は狭域のもので開始し，治療の反応が悪ければカバーできない細菌も原因と考え広域のものへ切り替える治療戦略．

> 施設によってはABPCが使いにくい場合の代替薬には何がありますか？

> CEZ 1回1g 1日3回でもよいと思います．

本症例から学んださらなる一歩

本症例では，入院後すぐの発熱時に，尿培養，血液培養，尿グラム染色を実施し，抗菌薬治療を早期に開始できればもっとよかったと反省している．入院が週末であったことからも限られたセッティングの中で治療を進める限界があった．現状は平日のみ院内の培養提出検体のグラム染色を筆者が院内で実施している．週末は，マンパワーの問題から実施していない．今後の課題としては，院内でグラム染色からその所見を解釈できるスタッフを増やし，いつでも対応可能にすることである．

治療期間は，血液培養陽性の腎盂腎炎の場合は，一般的に2週間の治療が標準治療と考えられる．基本は標準的な治療期間をしっかり守り治療するのが妥当と考える．しかし，いろいろな社会的背景を含めた要因により教科書のとおりにはいかないケースもあり，そのようなときは慎重に経過観察をすることが重要と考える．白血球の経過中の推移は，菌血症の状態にもかかわらず，正常値で推移しており，高齢者では白血球が上昇しないケースも

あることを認識しておく必要がある．すなわち，白血球が正常値だからといって感染症ではないだとか，重症ではないなどとは決して言えないことを心に留めておき，抗菌薬の処方提案の際は，必ず患者の状態を確認するためにもベッドサイドに足を運ぶことを忘れてはいけない．

プロフェッショナルな対応の極意！

- ▶▶ 抗菌薬を提案する際には必ず患者背景と患者のバイタルを確認する！
- ▶▶ パソコンの画面で検査値をチェックしただけで抗菌薬を提案しない！
- ▶▶ 「発熱＋特異的な所見なし＋多発性脳梗塞」はIEを念頭に置く！疑ったら血液培養と心エコーを提案！
- ▶▶ 感染症っぽいから何となくの抗菌薬使用は厳禁！Partially treatedで悪化・再燃するので要注意！
- ▶▶ 今回の尿のグラム染色所見のポイントは，視野一面に広がる比較的しっかり赤く染まるグラム陰性桿菌・中型（太くて短い）を認めることから緑膿菌ではなく，腸内細菌科の細菌と推定される．市中発症の尿路感染症の原因菌は9割が大腸菌！
- ▶▶ 腎盂腎炎の治療効果は，臓器特異的なパラメータと患者の全身状態を総合的に評価する！

医師から薬剤師へのアドバイス

- 病棟薬剤師さんも患者さんをサポートするチーム医療の一員です．特に抗菌薬の知識はその専門性を生かした領域かと思います．カルテのみではなく，本症例のように積極的に臨床現場に足を運んで医師とディスカッションしてみてください．
- 医師が下した診断名に対して適切な抗菌薬の提示ができるようになってください（種類・投与量・投与間隔・投与期間）．
- 医師が下した診断名が必ずしも正しいとは限りません．医師のように多くの鑑別疾患を挙げられる必要はありませんが，医師の診断名におかしいなぁと思うときはあると思います．よくある疾患・見逃してはいけない疾患を中心に3つ程度は挙げられるとよいでしょう．

引用文献

1) Shively BK, et al : Diagnostic value of transesophageal compared with transthoracic echocardiography in infective endocarditis. J Am Coll Cardiol, 18 : 391-397, 1991.
2) 藤本卓司：感染症レジデントマニュアル, 医学書院, 2004.
3) Grabe M, et al : Guidelines on urological infections, European Association of Urology, 2011. Available from : 〈http://www.uroweb.org/gls/pdf/15_Urological_Infections.pdf〉
4) 大曲貴夫 編：抗菌薬について内心疑問に思っていることQ&A, 羊土社, 2009.
5) 福井次矢ほか監訳：ハリソン内科学, 第3版, メディカル・サイエンス・インターナショナル, 2009.

1 尿路感染症

抗菌薬使用2日目にも解熱しない腎盂腎炎

医師からの問い合わせ

外来受診した腎盂腎炎の患者さんにおすすめの抗菌薬は？

症例：①尿グラム染色結果（今回は先に尿のグラム染色を実施）

■ **患者** 26歳，女性，職業：看護師
■ **尿グラム染色**
多核白血球（−），矢印の菌0〜1+（**図1**）
尿のグラム染色では，白血球はほとんど認めず，**図1**のグラム陽性桿菌（GPR）は女性という患者背景から *Lactobacillus* sp.（腟常在菌）と推定した．特に有意な細菌は認められなかった．

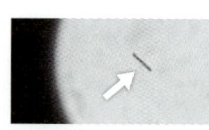

図1 尿グラム染色所見
（→口絵 iii）

Q1 ここまでのカルテ情報から薬剤師が次にとる行動は？
- 尿路感染症は否定的であると担当医へ連絡
- 「推奨抗菌薬は特にありません」と回答
- さらなる情報収集

A1

📖 抗菌薬の提案に向けたベッドサイド・外来での情報収集

　上記のようなシチュエーションは，薬剤師が感染症治療に介入するきっかけとしては多いと思われる．医師は，診察を行い，鑑別疾患を挙げながら同時に検査や治療を進めていく．薬剤師はこの途中から治療に介入する機会が多く，薬剤師ならではの視点からスタートとなる（**図2**）[1]．

A1　本症例では尿の所見だけからみれば尿路感染症は否定的である．だからといってこの時点で「抗菌薬は不要です」とはならない．他の感染源があるのか，それとも感染症以外の疾患があるのか，患者の状態についての情報収集が肝要である．そこで，まずは，外来受診した患者に話を聞くことにする．

> こういう他の病名の可能性を薬剤師が配慮した言葉で指摘してくれるとありがたいですね．薬剤師さんも適切な処方提案をするためにも，医師の診断のチェック機構となってくれることは医療安全上もよいと思います．

1 尿路感染症

感染症診療の考え方におけるアプローチの違い

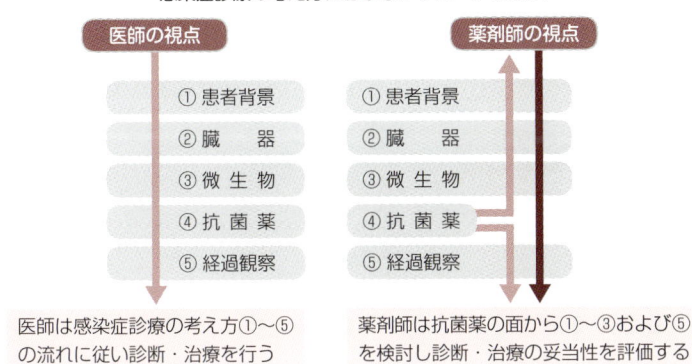

医師の視点
① 患者背景
② 臓　器
③ 微 生 物
④ 抗 菌 薬
⑤ 経過観察

医師は感染症診療の考え方①〜⑤の流れに従い診断・治療を行う

薬剤師の視点
① 患者背景
② 臓　器
③ 微 生 物
④ 抗 菌 薬
⑤ 経過観察

薬剤師は抗菌薬の面から①〜③および⑤を検討し診断・治療の妥当性を評価する

図2 医師と薬剤師の感染症治療に対する視点
（文献1より転載）

症例：②患者情報

■ **現病歴**
11/29　39.5℃の発熱，腰痛（++），嘔気（++）
11/30　泌尿器科を受診し，腎盂腎炎の診断でレボフロキサシン（LVFX）500mg　1日1回　7日間処方
　　　　解熱薬（ロキソプロフェン，アセトアミノフェン）使用で36.6℃　腰痛（++），嘔気（-）
12/2　抗菌薬服用2日目にも39℃の発熱が継続するため当院外来受診

■ **既往歴**　以前より膀胱炎は何度かあり，その時は残尿感，排尿時痛，腰痛あり．
　　　　　　仕事上，排尿を我慢することがある．

■ **処方薬**
2日前からLVFX錠500mg　1回1錠　1日1回朝食後（初日は夕服用）
発熱時，ロキソプロフェン，アセトアミノフェン頓服

■ **身体所見**
身　　長：160cm，体重：48kg
全身状態：悪くはない
バイタルサイン：血圧130/70mmHg，脈拍95/分，呼吸数19/分，体温38.8℃，SpO₂ 100%（室内気）
頭 頸 部：貧血・黄疸なし，咽頭発赤なし
心　　音：整　心雑音なし
肺　　音：湿性ラ音（cracle），喘鳴（wheeze）なし
腹　　部：平坦軟，圧痛なし
背　　部：右CVA（肋骨脊柱角）叩打痛軽度あり

■ **検査所見**
血液検査：WBC 8,200/μL，Hb 10.9g/dL，Hct 34.4%，Plt 22.6×10⁴/μL，Na 137mEq/L，K 4.3mEq/L，
　　　　　Cl 98mEq/L，BUN 9.7mg/dL，Cr 0.59mg/dL，Glu 95mg/dL，CRP 5.72mg/dL
尿 検 査：タンパク（-），潜血（-），赤血球1〜3/HPF，白血球4〜6/HPF，硝子円柱（-），顆粒円柱（-），
　　　　　細菌（+）
尿グラム染色：多核白血球（0〜1+），矢印の菌0〜1+（**図1**）

Q2　「尿のグラム染色で細菌がみえない」についてはどのように解釈しますか？
● 治療しているのであれば，治療効果が出ている（殺菌されてみえない）．
● 菌量が少なければ染色でも認めない場合もある．
● そもそも尿路感染症なのか？

A2

第2章　抗菌薬処方支援の実践！

Q3 ここまでのカルテ情報から，担当医へどんな抗菌薬をおすすめしますか？ A3

プロブレムリストでここまでの情報を整理！
- #1　3日前発症の発熱
- #2　腰痛（＋＋）
- #3　泌尿器科受診で腎盂腎炎の診断
- #4　解熱薬は服用すると反応あり
- #5　LVFX服用2日目（治療開始48時間経過）
- #6　嘔気（－）
- #7　尿グラム染色では有意な細菌（－）

Q4 医師の提示している疾患以外に注意すべき鑑別疾患はありませんか？ A4

📋 抗菌薬の提案と経過

1　抗菌薬提案前の頭の中の鑑別疾患

現病歴をみると，発症は3日前で，泌尿器科を受診し腎盂腎炎と診断された．解熱薬とLVFXが処方され，服用後48時間経過（LVFXは3回服用）している．尿のグラム染色所見では有意な細菌はみられなかった．

A2　今回の尿のグラム染色は，起因菌の推定ではなく，有効性の評価という位置づけであった．通常，尿道カテーテルなどのデバイスがなければ，尿路感染症治療で抗菌薬を使用した場合，その抗菌薬が効いていれば，尿中細菌は3日目にはほとんど認められなくなる．今回もそれと同じく細菌が認められないということは，泌尿器科で処方されたLVFXが効いていると考えられる．しかし，本人は発熱が続くため心配になって外来受診している．

ここで，担当医に連絡する上で大切なことは，グラム染色の結果と，まだ解熱していない結果の解釈である．通常，腎盂腎炎の場合，治療開始から解熱までに72時間を要するケースもあり[2]，今回のケースは治療開始から48時間しか経過していなかった．そこで，本症例で鑑別すべき疾患は，以下の4つが考えられる．

> **A4** 薬剤師が注目すべき鑑別疾患4つ
> ①腎盂腎炎(uncomplicated UTI)
> ②骨盤内炎症性疾患
> ③Fitz-Hugh-Curtis症候群(フィッツ・ヒュー・カーティス症候群)
> ④虫垂炎

> 憩室炎は鑑別疾患に挙がるでしょうか？
>
> この年齢(20代)で憩室炎は珍しいですね．

a 腎盂腎炎

　腎盂腎炎は細菌の上行性感染による腎盂・腎杯および腎実質の炎症で，起因菌として大腸菌，クレブシエラ，プロテウス，エンテロバクターなどが多い．単純性尿路感染症の最も代表的な起因菌は大腸菌であり，75〜95％とされる[3-6]．市中発症であれば耐性菌の可能性は比較的低く，処方されたLVFXに感性であれば，すでに殺菌されてグラム染色上，尿中に認められなくてもおかしくはない．しかし，近年ニューキノロン系抗菌薬の濫用により，LVFX耐性の大腸菌は多いので注意は必要である．

　また，腎盂腎炎は一般的には37.8℃以上の発熱，側腹部痛，腹痛を認める．排尿時痛，頻尿，排尿困難などの下部尿路症状を伴うこともあるが，伴わないこともある[7]．高齢者では30％でしか発熱は認めず，20％は過換気などの呼吸器症状，炎症による腹膜刺激症状に加えて嘔気・嘔吐などの消化器症状が前面に出ることもある[8]．CVA叩打痛の陽性尤度比は1.7，陰性尤度比は0.9であるため，叩打痛の有無は参考所見にとどめる[9]．

b 骨盤内炎症性疾患

　他の鑑別としては，骨盤内炎症性疾患であれば，発熱，腹痛，排尿困難などの尿路感染症と同様の症状がみられるが，膿尿はみられない．帯下の増加，子宮からの出血，性交痛，内診で子宮および子宮付属器の圧痛，直腸診でダグラス窩の圧痛があるとされる．

c Fitz-Hugh-Curtis症候群・虫垂炎

　CVA叩打痛はFitz-Hugh-Curtis症候群，虫垂炎など肝皮膜や腹腔内臓器の炎症でも認めることがある．

　Fitz-Hugh-Curtis症候群は右季肋部圧痛を呈し[10]，頸管スワブや尿のPCR，血清学的クラミジア抗体価の上昇によって診断される．確定診断は腹腔鏡による肝表面と周辺臓器との線維性癒着の観察や肝皮膜からのクラミジアの分離が必要である．治療は，ペニシリン系やセフェム系が無効のためテトラサイクリン系やマクロライド系，ニューキノロン系などを約2週間使用する．症状

が消失しない場合は，腹腔鏡により癒着切離する必要もある．

　今回のケースはCVA叩打痛があるものの右季肋部圧痛は認めないため，Fitz-Hugh-Curtis症候群の可能性は低い．また，虫垂炎は，初期は心窩部痛・嘔気など多彩な症状であるが，24時間以上経過すると体性痛として右下腹部の強い圧痛を認める．本症例は数日経過しているが右下腹部の圧痛を認めておらず，腹部のディファンスも認めないため虫垂炎の可能性も低いと考えた．

2　起因菌をつめながらの抗菌薬処方提案とモニタリング（経過観察）

　ここまでの情報から，担当医へは，①尿細菌を認めないことから泌尿器科から処方されたLVFXの効果が得られていると考えられること，②腎盂腎炎では治療開始から解熱までに72時間必要なケースもあり，自然経過でもまだ解熱するまでの時間があること，を伝え，抗菌薬をいたずらに変更せず，現在のLVFXを継続服用し飲みきるよう提案した．また，あと1〜2日経過しても解熱しないようであれば，尿路の基質的問題や膿瘍など抗菌薬が移行しにくい問題，LVFXの効果が期待できない細菌による他の部位の感染症，感染症以外の発熱疾患などの鑑別も必要であると伝えた．さらに，熱性疾患のため補液などの水分補給も提案した．結果的に新たな抗菌薬は処方されずに補液を点滴し経過観察となった．

　患者は，その日は仕事を早退し自宅療養となり，翌日，職場に復帰した．話を聞いてみると，今朝から解熱薬なしで体温が37.0℃へと下がり，体調もだいぶよくなったので仕事に来たとのことだった．

　この時点で，治療開始から72時間は経過しており，発熱に関しては腎盂腎炎の自然経過に合う経過をたどった．その後も，発熱はみられず，腰痛も日に日に改善していった．内服薬服用最終日には，体温36.5℃で腰痛なし，本人も元気になり，治療終了となった．結局，尿培養結果は陰性であった．

3　施設による治療へのアプローチの違い
a 院内で培養検査もグラム染色もできない場合

　院内でグラム染色をできない施設でも，一般尿検査はできるはずなので，今回のような治療経過中のケースでは，尿検査で白血球と細菌がいるのかどうかだけでも確認することは今後の治療の参考になる．尿検査で細菌が認められず，発熱が主訴で，循環動態

が悪くなければ，現在の抗菌薬継続も一つの選択肢となり得る．他の感染源などを否定しながら治療を継続し，経過観察することが大切である．

b 培養検査は院内でできないがグラム染色はできる場合

グラム染色で，有効性の評価は可能なので今回のケースのように有意な細菌を認めなければ，治療継続が選択肢であろう．逆に，菌量が減っている様子がなければ，薬剤耐性菌と考え，他の薬剤に変更を提案することも大切である．もし，ESBL産生菌などの耐性菌であれば感受性結果から適切な抗菌薬を選択する必要がある．

c 院内に細菌検査室がありグラム染色，培養検査ともにできる場合

院内に細菌検査室があれば同定と薬剤感受性は3〜4日目には分かるので，細菌検査技師と密に連携を取り，治療初期には想定菌に対する抗菌薬の選択，同定結果判明後は最適抗菌薬への変更も対応可能である．今回のケースは外来患者のためde-escalationは難しいが，入院患者の場合は，de-escalationが可能なケースは積極的に実施すべきである．薬剤師が抗菌薬選択に対する処方支援を行う上で，細菌検査技師からの情報を収集することが大切である．

本症例から学んだ さらなる一歩

本症例は，他院で腎盂腎炎と診断され，治療薬が処方され治療経過途中のケースであった．

患者背景が分からなければ，尿のグラム染色所見からは何の情報も得られない．担当医に対しても適切なアドバイスができないため，グラム染色の所見は，それが抗菌薬治療開始後のものなのか（治療経過の中で有効性の評価を目的としたものなのか），それとも治療開始前の検体なのか（起因菌を推定してこれから抗菌薬治療を開始するにあたりどの抗菌薬で治療するか）により，グラム染色の所見の解釈が変わることを肝に命じておきたい．前者の場合で，有意な菌が認められなければ，現在の治療経過が良好であることを示し，後者であれば，ほかに感染源もしくは発熱源があるかもしれず，それを検索してもらう必要が出てくる．また，抗菌薬開始後72時間というのは，腎盂腎炎の治療効果判定には一般的な期間であり，治療開始1日や2日で解熱しないからといってあわてて抗菌薬をころころ変えるべきではない．もし，治療に反応が悪く4，5日経過しても解熱しない場合は，腎周囲膿

瘍や尿管結石の合併など，閉塞の存在や他の感染症の可能性も否定できず，検査も含めて，さらなる感染源を探索する必要があるだろう．

尿グラム染色結果を確認した上で，72時間経過するまで「待つ」という姿勢も抗菌薬の適切な使用には欠かせないスタンスである．今回は，その「待ち」のスタンスを担当医へ連絡することで，いたずらに抗菌薬を変更せずに，初期治療薬で治療が終了したケースであった．

例外としては，全身状態が悪いケースや，時間とともにさらに悪くなるようであれば3日といわずに市中発症でも初期から画像検索を実施したり，耐性菌感染症も疑い[11]，広域抗菌薬でもれのないように治療開始するのも一つの戦略だと考えられる．

プロフェッショナルな対応の極意！

▶▶ 腎盂腎炎の治療効果判定は，一般的に治療開始72時間後の状態により判断する！72時間以上経過しても反応が悪ければ他の要因も考慮する！

▶▶ 他の要因として抗菌薬が効いていない（用量が少ない，耐性菌など），膿瘍の存在，他の部位の感染症も考慮する！

▶▶ 腎盂腎炎の治療効果は，臓器特異的なパラメータ〔頻尿，排尿時痛，腰背部痛，尿のグラム染色所見など（p 37）〕と患者の全身状態を総合的に評価する！

▶▶ グラム染色の利用法には大きく分けて2通りあり，一つは感染を起こしている起因菌の推定，もう一つは本症例のように有効性の評価としてのグラム染色である．尿路感染症では使用した抗菌薬が奏効すれば治療開始後数日経過した（早ければ1日経過した）所見で，起因菌は消失して認められないこともある！

▶▶ 何の目的でのグラム染色所見なのかをよく理解して，解釈することが重要である！

医師から薬剤師へのアドバイス

● 本症例のように主治医が「抗菌薬が効かないと思った場合」の相談はとても多いでしょう．その判断のほとんどは基本的には医師の仕事ですが，薬剤師さんもサポートしてくれるとうれしいと日々感じます．

- その際に考えることとしては，①抗菌薬の投与量・投与間隔が不十分，②抗菌薬の移行しにくい臓器の感染症(中枢，前立腺，眼球など)，③ドレナージの問題(膿瘍など)，④実は自然経過(待てないだけ)，⑤実は感染症でも診断の間違いもしくは非感染症(薬剤熱，腫瘍熱など)が考えられますが，本症例のように④のことが多いでしょう．しかし，①，②に対する医師の処方訂正に加え⑤の薬剤熱に関しても，被疑薬など一緒に考えてくれると医師としてもうれしいです．
- ⑤を的確に指摘するのは難しいとは思いますが(具体的な鑑別を提示できなくても「他疾患の可能性もご検討ください」という提示でもよいでしょう)，よくある感染症のnatural course(自然経過)を知り，少なくとも医師が提示している病名に関して良くなっているのかいないのか，natural courseでも説明できるのかは判断できるとよいと考えます．

引用文献

1) 望月敬浩ほか：医師・薬剤師それぞれの目からみた感染症診療の考え方とは？ 薬局，61：2591-2595, 2010.
2) 青木 眞：レジデントのための感染症診療マニュアル，第2版，医学書院，2008.
3) Nicolle LE：Urinary tract infection：traditional pharmacologic therapies. Dis Mon, 49：111-128, 2003.
4) Faro S, et al：Urinary tract infections. Clin Obstet Gynecol, 41：744-754, 1998.
5) Perfetto EM, et al：*Escherichia coli* resistance in uncomplicated urinary tract infection：a model for determining when to change first-line empirical antibiotic choice. Manag Care Interface, 15：35-42, 2002.
6) Hooton TM, et al：Diagnosis and treatment of uncomplicated urinary tract infection. Infect Dis Clin North Am, 11：551-581, 1997.
7) Hooton TM：Clinical manifestations；Diagnosis；and treatment of acute pyelonephritis. UpToDate ver 18.3.
8) Ramakrishnan K, et al：Diagnosis and management of acute pyelonephritis in adults. Am Fam Physician, 71：933-942, 2005.
9) Bent S, et al：Does this woman have an acute uncomplicated urinary tract infection? JAMA, 287：2701-2710, 2002.
10) Peter NG, et al：Fitz-Hugh-Curtis syndrome：a diagnosis to consider in women with right upper quadrant pain. Cleve Clin J Med, 71：233-239, 2004.
11) Rodríguez-Baño J, et al：Community infections caused by extended-spectrum beta-lactamase-producing *Escherichia coli*. Arch Intern Med, 168：1897-1902, 2008.

1 尿路感染症

尿道カテーテル留置中の尿路感染症

医師からの問い合わせ

入院中の患者さん尿路感染症でレボフロキサシン使用中なんだけどすっきりしない．おすすめの抗菌薬は？

症 例

- **患　者**　91歳　女性，脳梗塞で入院加療中
- **現病歴**
  10年前に脳梗塞の既往があるが，後遺症で右不全麻痺あるものの屋外の杖歩行も可能であった．
  ×月25日および27日に右口角下垂が出現したが，いずれも一時的なものであり，家族の判断で様子をみていた．27日の22時頃に就寝した際は，普段どおりの状態であった．28日9時頃，起床してこないのを不審に思った家族が様子を見に行ったところ，右麻痺，全失語の症状を呈していたため当院ERに救急搬送．脳MRIにて左脳梗塞の所見を認めたため，精査加療目的で当科入院となった．
- **既往歴**　高血圧，脂質異常症，脳梗塞（10年前）　右不全麻痺
- **処方薬（現在使用中の薬剤）**
  【内服薬】（NGチューブより簡易懸濁法投与：食事は経管栄養）
  シタグリプチン錠 50mg　　　　1回1錠　　1日1回朝食後
  グリメピリド錠 1mg　　　　　　1回1錠　　1日1回朝食後
  ベラパミル錠 40mg　　　　　　1回1錠　　1日2回朝夕食後
  フロセミド錠 20mg　　　　　　1回1.5錠　1日2回朝夕食後
  ブロムヘキシン錠 4mg　　　　　1回1錠　　1日3回毎食後
  ランソプラゾール錠 15mg　　　 1回1錠　　1日1回朝食後
  モサプリド錠 5mg　　　　　　　1回1錠　　1日3回毎食後
  酪酸菌製剤　　　　　　　　　　1回1錠　　1日3回毎食後
  （6日前より）
  レボフロキサシン(LVFX)錠 250mg　1回2錠　1日1回10時
  【注射薬】
  アセテートリンゲル液　500mL　24時間かけて点滴静注
- **身体所見(LVFX処方時)**
  身　　長：155cm，体重：45kg
  全身状態：臥床状態でだるそう（入院後は臥床状態）
  バイタルサイン：血圧 110/55mmHg，脈拍 100/分，呼吸数 25/分，体温 37.8℃，SpO$_2$ 98%（室内気）
  頭頸部：結膜貧血あり・黄疸なし
  心　　音：不整　雑音ははっきりしない
  肺　　音：湿性ラ音(cracle)，喘鳴(wheeze)なし
  腹　　部：平坦軟，圧痛なし

背　　部：CVA（肋骨脊柱角）叩打痛の有無がはっきりしない
■ 検査所見
　血液検査：WBC 11,100/μL, Hb 7.1g/dL, Hct 22.1%,
　　　　　　Plt 31.3×10^4/μL, Na 133mEq/L, K 4.9mEq/L,
　　　　　　Cl 92mEq/L, BUN 49.0mg/dL, Cr 0.91mg/dL,
　　　　　　Glu 203mg/dL, HbA1c（JDS）5.8%, CRP 16.06mg/dL
　胸部単純X線：両側軽度CPA[※1]がdullで胸水が疑われるが明らかな肺炎像なし（図1）
　尿 検 査：タンパク（−），潜血（±），赤血球 1〜3/HPF,
　　　　　　白血球 21〜30/HPF，硝子円柱（−），顆粒円柱（−），
　　　　　　細菌（＋）

　上記結果を受け，LVFX 500mg　1日1回，7日間が処方された.

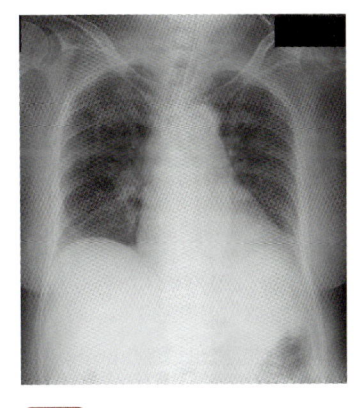

図1　胸部単純X線写真（臥位）

Q1 ここまでのカルテ情報から，担当医へどんな抗菌薬をおすすめしますか？ A1

抗菌薬の提案に向けたベッドサイド・外来での情報収集

　5日前から38℃台の発熱があり，血液検査，尿一般検査，胸部単純X線検査を実施され検査所見から腎盂腎炎を疑いLVFXが処方されていた．LVFX処方時には尿培養，血液培養は実施されていなかった．

　病棟でバイタルを確認すると体温は37.2℃と微熱，呼吸数は25回/分で頻呼吸あるものの室内気でSpO$_2$ 98%，血圧は105/80mmHgで脈拍は140/分の頻脈．患者は頻呼吸でだるそうにしている．確かに抗菌薬使用6日目にもかかわらず臨床症状の改善に乏しい感じを受ける．

※1：CPA（肋骨横隔膜角）は角張っている（sharp）のが正常だが，丸くなっている（dull）場合は胸水や胸膜の炎症・癒着が疑われる．

■ 検査所見（コンサルト時：LVFX使用6日目）
　血液検査：WBC 11,700/μL, Hb 6.2g/dL, Hct 19.6%,
　　　　　　Plt 32.8×10^4/μL, Na 139mEq/L, K 4.6mEq/L,
　　　　　　Cl 97mEq/L, BUN 49.9mg/dL, Cr 1.17mg/dL,
　　　　　　Glu 115mg/dL, CRP 10.46mg/dL
　尿 検 査：タンパク（±），潜血（−），赤血球 1〜3/HPF，白血球 多数，
　　　　　　硝子円柱（−），顆粒円柱（−），細菌（＋）
　尿グラム染色：多核白血球（2＋），矢印の菌 2＋（図2）
　尿道カテーテルの留置期間は2週間

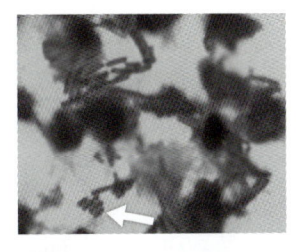

図2　尿グラム染色所見（LVFX使用6日目）（→口絵 iii）

> **プロブレムリストでここまでの情報を整理！**
> - #1 腎盂腎炎の診断
>   - 尿カテ留置あり：複雑性尿路感染症（complicated UTI）
> - #2 LVFX使用6日目
>   - 尿中白血球と細菌多数
> - #3 頻脈（脈拍140/分）
> - #4 体温37.2℃
> - #5 血圧（105/80mmHg）
> - #6 頻呼吸（呼吸数 25回/分）
> - #7 貧血

Q2 医師の提示している疾患以外に注意すべき鑑別疾患はありませんか？

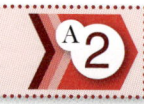

抗菌薬の提案と経過

1 抗菌薬提案前の頭の中の鑑別疾患

本症例で注意すべき鑑別疾患は，

A2

> **薬剤師が注目すべき鑑別疾患5つ**
> ① 耐性菌による腎盂腎炎の遷延
> ② 腎周囲膿瘍
> ③ 結石などによる尿路の閉塞と水腎症
> ④ 消化管出血
> ⑤ 心房細動発作

である．抗菌薬が移行しにくい腎周囲膿瘍があれば治療経過としては，症状が遷延してもおかしくない．外科的ドレナージも必要になるかもしれない．また，結石などによる尿路の閉塞で水腎症になっていたら抗菌薬を使用しても反応が悪いのは当然である．もし結石が疑われれば，単純X線やエコー，CTで確認してもらう．結石の表面に細菌が付着していれば，抗菌薬で表面は洗い流せても抗菌薬の中止とともに感染が再燃するケースもみられる．結石がみつかれば泌尿器科での破砕石術も検討してもらう．

今回は，腰部CTで腎周囲膿瘍や結石，水腎症は否定的であっ

1 尿路感染症

たため(図3)，耐性菌による腎盂腎炎が妥当と考えられた．感染症以外の病態として，Hbが6.2g/dLと貧血があり，消化管出血などの出血性疾患の可能性も考えられる．特に抗血小板薬などを服用している患者の場合は要注意である．今回のケースは抗血小板薬などの服用はなかった．また，脈拍140/分の頻脈は心房細動発作の可能性もあるが敗血症がコントロールできていない可能性も考えられた．そこで，抗菌薬が入ってしまっているが血液培養2セット実施を提案し，オーダーとなった．

図3 腹部CT所見

2 起因菌をつめながらの抗菌薬処方提案

呼吸状態は安定しているが循環動態が不安定で，収縮期血圧が100mmHg台で脈拍が140/分であることから，ショックが示唆された．いつでもノルアドレナリンを開始できるように，体重から流量を換算しておき[$0.1\gamma=1.35$mL/時，$0.2\gamma=2.7$mL/時($\gamma=\mu$g/kg/分)(ノルアドレナリン10mgを生食で混合しトータル50mLとした場合)]，病棟へ一時的にノルアドレナリンの在庫を確保し，担当医へいつでも開始できることを伝えておいた．

A1 さて，抗菌薬の選択だが，尿のグラム染色所見(図2)から，抗菌薬使用6日目にもかかわらず，単一のグラム陰性桿菌・中型(GNR-M)が多数認められたことから耐性菌感染の可能性が考えられた．院内発症の尿路感染症の起因菌は，市中発症では9割を占める大腸菌のほかに多くの腸内細菌科の細菌や緑膿菌が想定される(表1)[1]．尿道カテーテル留置期間が短期間の場合は，単一細菌の感染が多く，長期に尿道カテーテルが入った場合はpolymicrobial(複数菌感染)となることが一般的である[2]．このような理由から抗菌薬使用後のグラム染色所見の解釈は注意が必要となる．抗菌薬の影響で菌形態が変化し，菌体が膨潤したりフィラメント化やバルジを形成している場合もあり(図4)，もとの菌形態と異なるため起因菌の推定は難しくなる．ただ，今回の所見

表1 院内発症の尿路感染症の代表的な起因菌

- *Eschericha coli*
- *Pseudomonas aeruginosa*
- *Proteus mirabilis*
- *Enterobacter* sp.
- *Serratia* sp.
- *Acinetobacter* sp.
- *Klebsiella* sp.
- *Enterococcus* sp.

(文献1より引用)

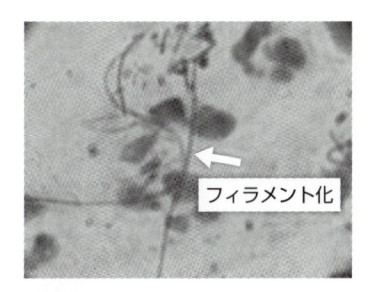

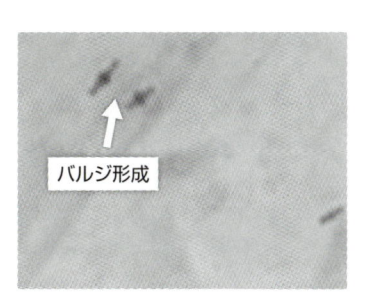

図4 フィラメント化とバルジ形成(→口絵 iii)

からは腸内細菌科の細菌と推定でき，抗菌薬使用にもかかわらずこれだけの菌量が存在するということは，LVFXに耐性の細菌の可能性が示唆された．キノロン系薬耐性の腸内細菌科の細菌は各種認められるが，最近話題のESBL産生菌もキノロン系抗菌薬に対して同時耐性を獲得している菌種が多く[3]，ESBL産生菌の可能性も想定した治療を開始してもらった方が妥当と考えた．ESBLはセファロスポリン系まで分解してしまう酵素で，一般的にカルバペネム系が第一選択とされる．しかし，ここで何でもかんでもカルバペネム系となっては広域抗菌薬の濫用につながってしまう．現在はセファマイシン系[4]，オキサセフェム系，β-ラクタマーゼ阻害薬配合抗菌薬の臨床利用も検討されている[※2]．

今回は，セフメタゾール（CMZ）を1日1g 1日3回点滴静注をベースに初日のみアミカシン（AMK）1回600mg 1日1回点滴静注を提案した．AMKを使用したのは，当院で検出されるESBL産生菌の感性率100%の結果をもとにしており，敗血症を起こしているのであれば早めに菌量を低下させたいことから考えた結果であった．また，AMKを併用することで，他の耐性機序のグラム陰性桿菌だったとしても，カルバペネムを回避する形でスペクトラムとしてははずさないレジュメともなる．上記内容を担当医へ伝えたところ，提案内容が採用され，抗菌薬が変更となった．

3 モニタリング（経過観察）

抗菌薬変更後，体温は急激な上昇などなく推移した（図5）．CMZ開始3日目に一度脈拍が150/分まで一過性に上昇したが，

※2：ESBL産生菌の中でもCTX-M型だけの耐性遺伝子だけであれば治療にセファマイシン系やオキサセフェム系抗菌薬の選択が可能かもしれない．CTX-Mに加えて，IMP-6やAmpCなどの耐性遺伝子を複合的に保持する細菌の場合は，耐性傾向が強く効果が期待しにくいと考えられる．抗菌薬の選択には当然，臨床症状，感染部位も重要なファクターとなる．

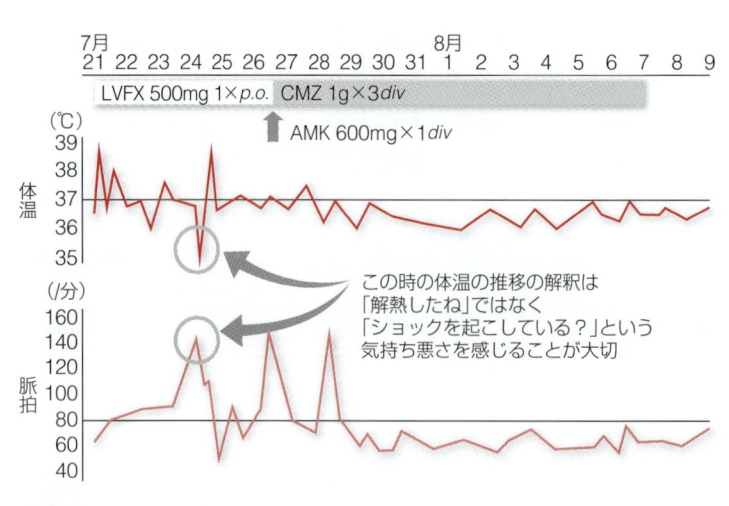

図5 体温と脈拍の推移

CMZ治療4日目から状態も安定していた．治療6日目，尿培養の結果は，案の定ESBL産生性のE. coliが同定され，薬剤感受性もキノロン系抗菌薬には耐性(R)であった．想定していた細菌であったため，推奨したどちらの抗菌薬も感性(S)であった．ESBL産生菌は院内の感染対応では個室隔離と接触予防策となっており，感染対策がしかれた．このままCMZ継続とし，軽快した．

■ 培養結果[採取日(報告日)]
7/26(7/31)　尿培養　E. coli(ESBL) 10^6CFU/mL
7/26(8/2)　血液培養　0/2
8/1(8/6)　　WBC(1＋)　No Organism　培養陰性
8/7(8/11)　 WBC(1＋)　No Organism　培養陰性
■ 検査所見(CMZ使用6日目：8/1)
血液検査：WBC 6,400/μL, Hb 7.2g/dL, Hct 20.8%,
　　　　　Plt 27.5×10^4/μL, Na 140mEq/L, K 3.3mEq/L,
　　　　　Cl 98mEq/L, BUN 20.0mg/dL, Cr 0.79mg/dL,
　　　　　Glu 129mg/dL, CRP 1.45mg/dL
尿　検　査：タンパク(±), 潜血(－), 赤血球1～3/全視野, 白血球
　　　　　1～3/毎視野, 硝子円柱(－), 顆粒円柱(－), 細菌(－)
尿グラム染色所見：白血球は認められるものの有意な細菌は認められない
　　　　　(図6)
尿　培　養：細菌(－)

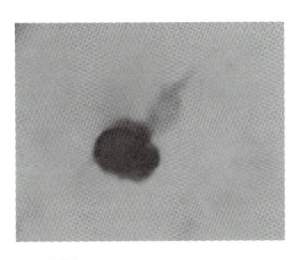

図6　尿グラム染色所見(CMZ治療6日目)(→口絵 iii)

ノルアドレナリンは結局使用せずに治療を終了した．現在は持続点滴静注する薬剤の投与量計算も薬剤師の病棟業務の一つに挙げられており，状態が悪そうな患者を見たら「先手・先手」で，薬剤と流量を事前に計算しておくとよいかもしれない．

■ 検査所見
(CMZ使用12日後：8/7)
血液検査：WBC 6,400/μL, Hb 7.2g/dL, Hct 21.4%,
　　　　　Plt 25.6×10^4/μL, Na 137mEq/L, K 3.8mEq/L,
　　　　　Cl 95mEq/L, BUN 23.5mg/dL, Cr 0.52mg/dL
尿　培　養：細菌(－)
(抗菌薬終了1週間後)
尿　培　養：細菌(－)

救急領域や急性期病棟ではカテコラミンなどの持続点滴が実施されることがあります．その際に医師がオーダーした量の検算の意味でも患者の体重から流量を計算しておきましょう．簡易的には，x mgの薬剤を輸液でy mLの溶液としたときの体重z kgの患者の1γあたりの流量(mL/hr)は以下の式で表すことができます．

$$1γあたりの流量 = \frac{3 \times y \times z}{50x}$$

4　施設による治療へのアプローチの違い
a 院内で培養検査もグラム染色もできない場合

キノロン系抗菌薬を使用していて，治療への反応が悪ければ，耐性菌を考慮して培養検査を実施し，結果が報告されるまでは，カルバペネム系などの広域抗菌薬の使用も検討してもらう．院内発症の尿路感染症はどの抗菌薬を使用するにしても開始前に培養検体を提出するよう心がけたい．

尿路に器質的な問題がある場合，泌尿器科がなければ，他院の泌尿器科コンサルトも検討してもらう．

b 培養検査は院内でできないがグラム染色はできる場合

グラム染色である程度，菌種が推定可能な場合は，院内のローカルファクターをもとに，推定された細菌に感性率の高い抗菌薬を使用するよう努める．全身状態により，広域抗菌薬で治療開始することも必要なケースもあり．培養結果でde-escalation可能ならできるだけ実施に努める．

c 院内に泌尿器科があり専門的治療が可能な場合

もし，結石があり尿路の閉塞による水腎症が発見されたら，抗菌薬治療よりも必要に応じて腎ろう形成や結石を破砕など閉塞の解除が優先されるべきである．抗菌薬を流していても一向に良くならなかったのに結石を破砕しただけで解熱し，すっきり良くなるケースも経験した．

> 尿路の器質的問題がありそうだと感じるサインにはどのようなものがありますか？ また，自施設に泌尿器科がない場合には，他院を受診前に確認しておく検査などありますか？

> 来院時からショックバイタルなど全身状態が悪い場合や，背部痛が強い場合，あと免疫不全患者さんの場合には結石などの閉塞があることが多く，早期に画像検索が必要です．状態が悪ければ緊急での泌尿器科的アプローチ（閉塞の解除など）が必要ですので，早急な泌尿器科コンサルト（自院に泌尿器科がなければ転院調整）が必要です．

本症例から学んださらなる一歩

感染症診療の基本は，やはり臓器，起因菌をつめて抗菌薬を選択することである[5]．LVFX投与前に最低，尿培養提出があれば，同定結果から抗菌薬の変更へとつながる情報を早期に入手できた．腎盂腎炎であれば，可能なら抗菌薬投与前に血液培養も最低2セット実施してもらいたい．尿道カテーテルのようなデバイス留置による感染率は，1日あたり5％といわれており[6]，1ヵ月でほぼ100％感染が成立すると考えられる．

また，尿道カテーテルを留置することによる感染症状のない細菌尿，つまり無症候性細菌尿（**表2**）[5]になっているケースが入院患者には多く存在する．これは通常，治療の対象にならないため培養結果の情報に振り回されないように注意が必要である．無症候性細菌尿は，妊娠女性か泌尿器科的手術が計画されている患者以外には，その臨床的意義（治療必要性）はあまりない[7]．

表2 無症候性細菌尿の定義

尿検体	菌量と検出状況
女性	10^5 CFU/mL以上の同じ細菌が2回連続して検出
男性	10^5 CFU/mL以上の細菌が1回以上検出
尿道カテーテルより採取	男女とも 10^2 CFU/mL以上の細菌を検出

（文献5より引用）

また，尿道カテーテル留置例で，カテーテル中の尿をみて汚い，という理由だけで抗菌薬を使用する根拠とはならない．院内発症のケースであれば，エンピリックにキノロン系抗菌薬の内服薬を何となく処方することは避けてもらいたい．キノロン系抗菌薬でお茶を濁すのは，後になってから治療による反応が悪いときに次の手を考える際のノイズになることもある．初めに手間がかかるかもしれないが基本である感染部位からの培養と血液培養を実施しておき，後から菌を絞って最適治療を実施するのが結果的には患者も楽になる治療経過である．初めに手抜き(!?)で培養も実施せず，何となく抗菌薬を入れていて，後から治療自体が辛くなるのは避けたいところである．

ESBL産生菌に対する治療は，カルバペネム系抗菌薬が第一選択とされているが，それ以外の薬剤での治療の可能性もあり[4, 8]，待てる状態であれば，escalation therapyも一つの戦略かもしれない．今回のような治療への介入時に循環動態が不安定なケースでは，ESBL産生菌の可能性も考慮し，カルバペネム系抗菌薬による治療開始も選択肢の一つと考えられる．今回は院内のESBL産生菌の動向と薬剤感受性率を把握した上で確実に治療できるであろうと考えた治療薬を推奨したケースであった．

最終的にCMZで治療期間はトータル12日間の治療で14日間ではなかったが，おおむね妥当な治療期間は確保できたと考えられた．

> 意外と病棟看護師から「尿が汚いので抗菌薬を出してください」とせがまれている医師を見かけます．看護師も良かれと思って報告しているのでしょうが……，医師もそれを真に受けて何となく抗菌薬を処方しないようにしてもらいたいですね．

> そうですね．これは抗菌薬不適正使用の典型的なシチュエーションですね．看護師さんが抗菌薬を出すように言う理由で驚いたことがあります．それは「尿道カテーテルがつまらないようにするため」でした．そうであれば，交換を検討するとか，何より「その尿道カテーテルは本当に必要か？」と抜去を検討するなどやることはもっとあると思います．しかし，ここはこのような提案は言葉を選びましょうね．正しいことを言うときは人を傷つけていることも多いですから．

プロフェッショナルな対応の極意！

▶▶ 感染症診療の基本，どこの臓器の感染か，どの細菌による感染かをつめる作業を確実に！

▶▶ 何となくで経口キノロン系抗菌薬を処方するのは，もうやめましょう！

▶▶ 入院患者の尿道カテーテル留置の尿路感染症はコモンな疾患だが，症状は熱のみくらいで非特異的なことも多く，臨床症状を注意深く観察する！

▶▶ 院内感染の尿路感染症の起因菌は緑膿菌をはじめ，耐性傾向の強い細菌も想定した治療が必要なこともある！
▶▶ 通常，使った抗菌薬が効いていれば治療開始から数日で尿中に白血球は認めても細菌はほとんど消失する！
▶▶ 抗菌薬使用にもかかわらず，尿中に白血球と有意な細菌が認められたら，耐性菌感染症も想定した治療も考慮する！
▶▶ グラム陰性桿菌・中型で比較的染まりが強い場合，腸内細菌科の細菌の可能性が高く，緑膿菌であれば，もう少し細く小さく染まりが弱くみえる！
▶▶ ESBL産生性の *E. coli* はキノロン系抗菌薬耐性も同時に獲得していることが多い！
▶▶ 治療開始時にカルバペネム系抗菌薬を使用した場合でも，de-escalation 可能であれば培養結果の薬剤感受性の情報をもとに実施！

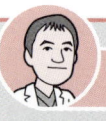

医師から薬剤師へのアドバイス

● 本症例のように，ある病名がすでにあって，抗菌薬を開始したがよくならないという相談は意外に多いと思います．本当であれば，その原因もはっきりさせるのが医師の仕事で，はっきりさせた上で薬剤師さんに相談すべきなのかもしれませんがここを一緒に考えるのも日本型の薬剤師の仕事と考えます．よろしくお願いします．

● 最初の病名が間違っているかもしれないという視点で鑑別疾患を考える必要はありません．最初の病名が正しいという前提で，よくならない時に考えることをまずは考え，それは薬剤師さんもできる必要があります．抗菌薬が効かないと思った時に考えることは以下の5つとされますが，①，②，④は薬剤師さんの業務でよいと考えます．
　①抗菌薬の投与量・投与間隔の問題
　②抗菌薬の移行しにくい部位・転移病巣の感染の存在移行性を考慮した抗菌薬か？
　　尿路感染症では腎膿瘍の有無，結石による閉塞の有無の確認
　③実は自然経過である（効かないと思っているのはあなただけ）
　④抗菌薬がカバーしていない（耐性菌，ウイルス，抗酸菌など）
　⑤病名が違う！（感染症の診断の間違い，もしくは感染症以外の疾患）

● 本症例で大切なことは，究極的にはどの抗菌薬を選択するか？ ではないと思います．みなさんがどのような抗菌薬を提示するかによらず，主治医の先生とともに患者さんを一緒になってみていくという姿勢を示すことができるかどうかだと感じます．臨床現場では薬剤師さんの提示が100％正しくうまくいくとは限りません．ぜひ，このような姿勢を大切にして積極的に患者さんの治療に参加してください．

引用文献

1) Koda-Kimble MA, et al : Applied therapeutics : the clinical use of drugs, 9th edition, Lippincott Williams & Wilkins, 2008.
2) Hooton TM, et al : Diagnosis, prevention, and treatment of catheter-associatied urinary tract infection in adults : 2009 International Clinical Practice Guidelines from the Infectious Diseases Society of America. Clin Infect Dis, 50 : 625-663, 2010.
3) Tinelli M, et al : Epidemiology and genetic characteristics of extended-spectrum β-lactamase-producing Gram-negative bacteria causing urinary tract infections in long-term care facilities. J Antimicrob Chemother, 67 : 2982-2987, 2012.
4) Doi A, et al : The efficacy of cefmetazole against pyelonephritis caused by extended-spectrum beta-lactamase-producing *Enterobacteriaceae*. Int J Infect Dis, 17 : e159-e163, 2013.
5) 青木 眞：レジデントのための感染症診療マニュアル, 第2版, 医学書院, 2008.
6) Nicolle LE : Catheter-related urinary tract infection. Drugs Aging, 22 : 627-639, 2005.
7) Nocolle LE, et al : Infectious Diseases Society of America guidelines for the diagnosis and treatment of asymptomatic bacteriuria in adults. Clin Infect Dis, 40 : 643-654, 2005.
8) Ramphal R, et al : Extended-spectrum beta-lactamases and clinical outcomes : current data. Clin Infect Dis, 42 (Suppl 4) : S164-S172, 2006.

1 尿路感染症

腎移植歴がある入院患者の発熱

医師からの問い合わせ

回復期リハビリテーション病棟に入院中の腎移植歴のある患者さんが発熱しています．おすすめの抗菌薬は？

症 例

- **患　者**　68歳　女性
- **主　訴**　発熱，腰背部痛
- **現病歴**

　6ヵ月前に左小脳脳幹梗塞を発症し，点滴加療のためA病院に入院．5ヵ月前に未破裂脳動脈瘤に対してクリッピング術を施行し，3ヵ月前にリハビリ目的で当院に入院となる．当院入院後，リハビリは順調に進んでいたが，2ヵ月前に転倒して右恥骨を骨折し，痛みのため日常動作の制限を余儀なくされていた．入院3ヵ月を経過したあたりで39.4℃の発熱を認め，尿路感染症が疑われて薬剤師に抗菌薬選択についてコンサルトが求められた．

- **既往歴**　慢性腎不全のため腎移植施行（16年前），右大腿骨骨折（人工骨頭置換：8年前），左大腿骨骨折（8年前），関節リウマチ（8年前），変形性膝関節症（両膝人工関節：8年前），左小脳脳幹梗塞（6ヵ月前），未破裂動脈瘤クリッピング術施行（5ヵ月前），右恥骨骨折（2ヵ月前）
- **アレルギー歴**　なし
- **処方薬（現在使用中の薬剤）**

【内服薬】

プレドニゾロン錠5mg	1回0.5錠	1日2回朝夕食後
アテノロール錠25mg	1回1錠	1日1回朝食後
プラバスタチン錠10mg	1回0.5錠	1日1回就寝前
アムロジピン錠5mg	1回1錠	1日1回朝食後
アルファカルシドールカプセル1μg	1回1カプセル	1日1回朝食後
アザチオプリン錠50mg	1回0.5錠	1日1回朝食後
シクロスポリンカプセル25mg	1回1カプセル	1日2回朝夕食後
プレガバリンカプセル75mg	1回1カプセル	1日2回朝夕食後
クロピドグレル錠75mg	1回1錠	1日1回朝食後
ファモチジン錠20mg	1回1錠	1日2回朝夕食後
リセドロン酸ナトリウム錠17.5mg	1回1錠	1週1回起床時（月曜）

【注射薬】

エルカトニン注射液　1回1A（20エルカトニン単位）　1週間ごとに筋注
3号輸液 500mL　24時間で点滴静注（発熱時より開始）

- **身体所見（コンサルト時）**

　身　長：144cm，体重：52.2kg

全身状態：発熱でだるそうだが意識ははっきりしておりそれほど悪くない
Japan Coma Scale：0
バイタルサイン：血圧115/60mmHg, 脈拍85/分, 呼吸数22/分, 体温39.4℃, SpO₂ 98%(室内気)
頭　頸　部：結膜貧血あり・黄疸なし, 咽頭発赤なし
胸　　　部：湿性ラ音(crackle)なし, 喘鳴(wheeze)なし
腹　　　部：軟, 圧痛なし
背　　　部：右CVA(肋骨脊柱角)叩打痛あり

■ 検査所見(コンサルト時)
血液検査：WBC 13,900/μL, Hb 8.4g/dL, Hct 25.8%, Plt 28.4×10⁴/μL, Na 136mEq/L, K 4.1mEq/L,
　　　　　Cl 104mEq/L, BUN 28.5mg/dL, Cr 1.14mg/dL, Glu 140mg/dL, AST 31U/L, ALT 19U/L,
　　　　　CRP 4.70mg/dL
胸部単純X線：明らかな浸潤影なし(**図1**)
腰部単純X線：右恥骨骨折を認める(**図2**)
尿　検　査：タンパク(±), 潜血(1+), 赤血球1〜3/HPF, 白血球21〜30/HPF, 硝子円柱(−),
　　　　　　顆粒円柱(−), 細菌(+)
尿グラム染色：白血球およびグラム陰性桿菌・中型(GNR-M)を認める(**図3, 4**)

■ その他
抗菌薬の使用歴：3ヵ月以内の抗菌薬使用歴なし
入院後, 尿道カテーテルの留置なし

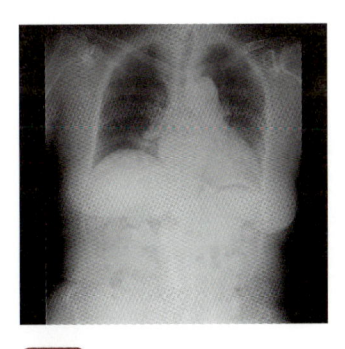

図1 胸部単純X線写真(立位)

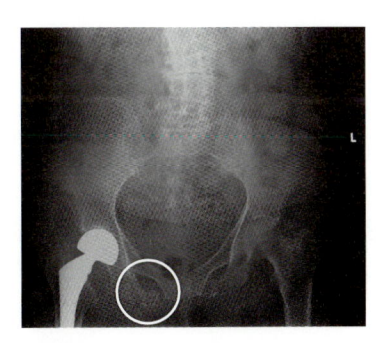

図2 腰部単純X線写真(臥位)

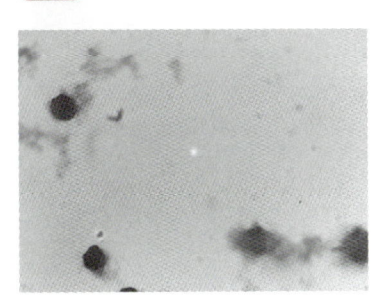

図3 尿グラム染色所見①(→口絵 iv)

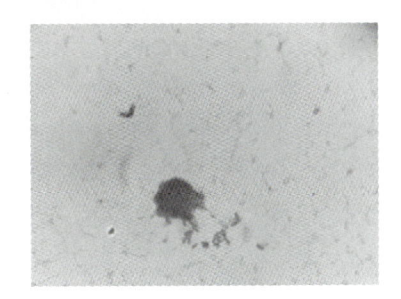

図4 尿グラム染色所見②(→口絵 iv)

Q1 ここまでのカルテ情報から，担当医へどんな抗菌薬をおすすめしますか？

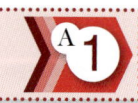

📖 抗菌薬の提案に向けたベッドサイド・外来での情報収集

　病室に足を運ぶと患者は発熱のためベッドでぐったりしていたが意識状態は良く，受け答えははっきりしていた．血圧は115/60mmHg，脈拍は85/分であり，多少頻脈であるが循環動態は問題なかった．呼吸状態は悪くなくSpO_2 98%（室内気），呼吸数は22/分，CVA叩打痛は右背部にあり鈍痛を訴えていた．尿回数は特に変化なく，尿量もそれほど変わりないと本人は話していた．腎移植歴があるため，感染症について本人は神経質になっていた．発熱時，力が入らない感じがあった．嘔気，嘔吐はなく発熱以外特に気になる症状はない．以前から人工関節の所が痛いというよりピリピリすることがあったという．

　カルテを確認すると，左小脳の脳幹梗塞後のリハビリのため当院に転院した経緯があった．日常動作はほとんど自立しており，リハビリも順調に進んでいたが，入院1ヵ月後に転倒した際に右恥骨を骨折していた．当初，右鼠径部痛があり，体幹をねじると疼痛を認めていたが，トイレ以外は安静にし，少しずつ軽快してきていた．整形外科受診では骨萎縮と骨粗鬆症も著明であるため，エルカトニン注とリセドロン酸ナトリウム錠が内服開始となっていた．疼痛に対してはロキソプロフェンで経過観察の指示であった．

　整形外科と検討した結果，リハビリはベッド周囲のみであり，トイレとベッド周囲のみで歩行器移動と運動制限がなされていた．既往歴を確認すると長期の関節リウマチ（RA）の既往があり，腎臓はIgA腎症のために腎不全となって17年前に透析を導入し，その翌年に腎移植を施行され，移植腎機能は良好に推移していた．

　免疫抑制薬はRAもあることからプレドニゾロンを1日5mg服用していた．そのほかにカルシニューリン阻害薬（CNI）としてシクロスポリン，代謝拮抗薬としてアザチオプリンの3種類の薬剤を服用しており，<u>腎移植実施当時の一般的な処方内容であった</u>．ここ数ヵ月のシクロスポリンの血中濃度（トラフ値）は44.0ng/mL（3ヵ月前），59.1ng/mL（1ヵ月前）と低めで安定していた．既往歴に大腿骨骨折があることから，長期間のシクロスポリンとステロイド薬の併用による影響で骨折のリスクが高い状態にあると考えられた．

> 腎移植における免疫抑制療法として，導入療法は抗胸腺細胞グロブリン（ATG）または，インターロイキン2受容体拮抗薬（IL2-RA）を移植直前と直後に投与します．維持免疫療法では，副腎皮質ステロイドの併用または非併用下で免疫抑制薬のカルシニューリン阻害薬と代謝拮抗薬を併用します．代謝拮抗薬の代替薬として哺乳類ラパマイシン標的タンパク質阻害薬（mTORi）のエベロリムスが，2011年12月に腎移植における拒絶反応の抑制として承認されています．

プロブレムリストでここまでの情報を整理！

- #1 発熱・炎症反応高値
- #2 尿一般検査およびグラム染色で細菌尿
    - －グラム陰性桿菌中型（GNR-M）
- #3 右CVA叩打痛あり
- #4 腎移植歴（16年前）
- #5 免疫抑制薬の服用
    - －シクロスポリン
    - －アザチオプリン
    - －プレドニゾロン
- #6 人工関節留置の既往（右大腿骨頭，両膝）
- #7 3ヵ月以内の抗菌薬使用歴なし

Q2 医師の提示している疾患も含め注意すべき鑑別疾患はありませんか？

抗菌薬の提案と経過

1 抗菌薬提案前の頭の中の鑑別疾患

本症例で鑑別すべき疾患は，以下の5つである．

A2 薬剤師が注目すべき鑑別疾患5つ

① 腎盂腎炎
② 骨感染症（人工関節感染症）
③ 感染性心内膜炎
④ 出血性膀胱炎（アデノウイルス感染症）
⑤ RAの増悪

a 腎盂腎炎

腎盂腎炎は細菌の上行性感染による腎盂・腎杯および腎実質の炎症であり，起因菌として大腸菌，クレブシエラ，プロテウス，エンテロバクターなどが多い．嘔気・嘔吐，排尿時痛，頻尿，排尿困難はなかったが，右腰背部痛と発熱，尿のグラム染色所見から腎盂腎炎の可能性が高いと考えられる．単純性尿路感染症の代表的な起因菌は大腸菌であり，今回のグラム染色所見のグラム陰

性桿菌中型からも大腸菌が推定される．腎臓移植から16年も経過しており，通常の入院患者が罹患しやすい疾患や病原体を優先的に考えるのが最も妥当であろう．

b 骨感染症（人工関節感染症）

人工関節が3ヵ所もあり，免疫抑制薬を服用していること，6ヵ月前に脳梗塞を発症し点滴加療を受けたことから，点滴ルートが表皮ブドウ球菌や黄色ブドウ球菌などの細菌の侵入門戸となり，血流に乗って細菌が骨髄に達して増殖した可能性も想定される．ただし，骨・関節症状として，本人は以前からピリピリするという訴えしかなく，両膝および右鼠径部の局所の発赤，腫脹，熱感は認められなかった．しかし，血液培養を実施し持続的な菌血症を伴っていないかを確認することは大切である．

c 感染性心内膜炎（infective endocarditis；IE）

上記と同じ理由により，一過性の菌血症が起こり，心臓弁膜にVegetationを形成しやすい黄色ブドウ球菌やレンサ球菌属がIEを起こした可能性も考えられる．IEは持続的な菌血症を起こすが，臨床症状は非特異的なために発見が遅れると不幸な転帰をたどることもあることから，基礎疾患のある高齢者では菌血症を疑ったら鑑別に挙げたい疾患の一つである．

d 出血性膀胱炎（アデノウイルス感染症）

アデノウイルス感染症は腎移植後に出血性膀胱炎として発症することがあり，尿道炎，腎盂腎炎，腎実質障害（間質性腎炎）から腎機能障害を来すこともある．発熱，肉眼的血尿，尿道痛，膀胱刺激症状などの症状で発症し，尿道痛が肉眼的血尿に先行することもある．腎移植患者のアデノウイルス感染症は腎尿路系の感染症を引き起こすことが多く，出血性膀胱炎で発症し，血清型は主に11型とされる[1]．発症時期は，移植後1〜12ヵ月以内が多いといわれているが，移植後早期や1年以上経過してから発症するものもある．今回のケースでは尿潜血1＋であったが肉眼的血尿は認められず，可能性としては低いかもしれない．

e RAの増悪

RAは原因不明の慢性多臓器疾患であり，さまざまな全身徴候が見られる．特徴的所見は，軟骨破壊および骨びらんの原因となる滑膜炎とそれに続く関節破壊である．通常，病変は末梢関節に対称に分布する．40℃近くになる発熱が見られる場合もあるが，38℃を超える発熱は感染症の併発の可能性も考慮する．

今回はRAの増悪を疑う所見として，関節所見の悪化などや間質性肺炎の出現，また血管炎を伴うRAとして皮膚潰瘍などがな

人工関節などの人工物留置例では侵入門戸が不明な一過性の菌血症から定着し膿瘍などを形成する場合が多いと思います．その意味でも菌血症の証明となるため血液培養が大切ですね．

そうですね．人工関節感染はEarly-onset infection（術後3ヵ月未満），Delayed-onset infection（3ヵ月≦術後≦12ヵ月），Late-onset infection（術後＞12ヵ月）の3つに分けられます．前2者は手術操作との関連ですが，Late-onset infectionは他部位の血流感染による血行性（CRBSI，UTI，皮膚軟部組織感染症など）とされます．

1 尿路感染症

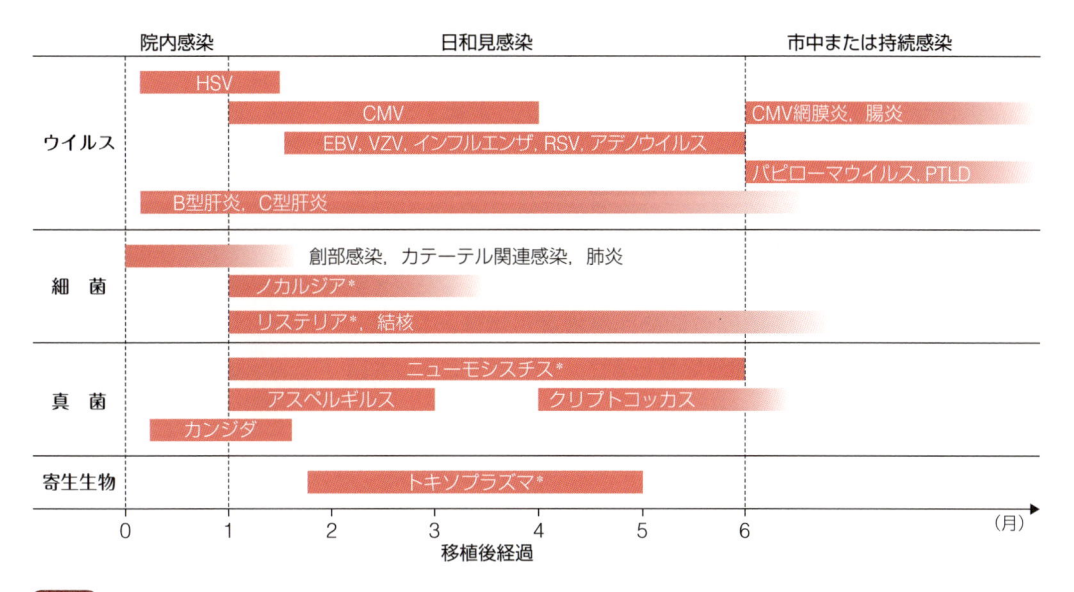

	院内感染	日和見感染	市中または持続感染
ウイルス	HSV	CMV / EBV, VZV, インフルエンザ, RSV, アデノウイルス / B型肝炎, C型肝炎	CMV網膜炎, 腸炎 / パピローマウイルス, PTLD
細菌		創部感染, カテーテル関連感染, 肺炎 / ノカルジア* / リステリア*, 結核	
真菌	カンジダ	ニューモシスチス* / アスペルギルス / クリプトコッカス	
寄生生物		トキソプラズマ*	

移植後経過（月）: 0 1 2 3 4 5 6

図5 移植後に問題となる病原体
＊：ST合剤予防内服により起因菌と考えにくくなる病原体
HSV：単純ヘルペスウイルス, CMV：サイトメガロウイルス, EBV：EBウイルス, VZV：水痘帯状疱疹ウイルス, RSV：RSウイルス, PTLD：移植後リンパ増殖性疾患（post-transplant lymphoproliferative disorder）
（文献2, 3より引用, 一部改変）

いかなどを考えた．しかし，今回は典型的な症状が当てはまらず，これも鑑別疾患としての優先順位は低いであろう．

2 起因菌をつめながらの抗菌薬処方提案

腎移植後，半年間は日和見感染などの潜伏感染の活性化が問題となり，抗菌薬の予防投与がない場合は，ニューモシスチス（PC），サイトメガロウイルス（CMV），単純ヘルペスウイルス（HSV），水痘帯状疱疹ウイルス（VZV），B型肝炎ウイルス（HBV），C型肝炎ウイルス（HCV），リステリア，ノカルジア，アスペルギルス，トキソプラズマ，BKウイルス，アデノウイルス，結核菌，クリプトコッカスなどが問題となる（図5）．今回の症例は幸い腎移植後に免疫抑制薬を服用して16年経過していることから，易感染性宿主に変わりはないが，まずは日常よく見る感染症から鑑別に挙げて対応することが大切である．

臨床所見としては，発熱および右CVA叩打痛を認め，腎盂腎炎の可能性が高いと考えられた．移植腎に尿路感染症が起きると移植腎は瘢痕化し，腎臓の予後に影響するため早期の適切な治療が望まれる．尿のグラム染色所見では，白血球が散見され菌量は多くないもののグラム陰性桿菌・中型（GNR-M）を認め，少なくとも10^5CFU/mL以上の菌量と考えられた．形態からは*E. coli*と推定さ

A1 れた.
　ここで提案する抗菌薬を考える．当院ではレボフロキサシン（LVFX）はアンチバイオグラムでは感性率が約50％と低くエンピリックには使いにくいこと，腎移植患者の尿路感染症では1回の治療や3日間のような短い治療コースの有効性が明らかにされていないこと[4]，経静脈的な抗菌薬の投与が推奨されている[5]ことから，E. coliに対する感性率が80％程度と比較的良好なセフォチアム（CTM）を1回1g 1日3回点滴静注を提案し実施となった．同時に抗菌薬治療開始前に血液培養も2セット実施を提案し実施となった．

> E. coliに自然耐性は認められていません．施設によってはABPCの感性率が高く，8割程度であればエンピリックにABPCの選択もあり得るでしょう．アンチバイオグラムは施設内で抗菌薬を選択する場合に大切な情報を提供してくれます．

3　モニタリング（経過観察）

　腎移植後の尿路感染症は比較的よく見る疾患である．今回は起因菌によるIEは否定できないものの，幸い経胸壁心エコー（TTE）では明らかなVegetationは認められなかった．CTMによる治療開始後も循環動態には著変なく，抗菌薬開始3日目には解熱した．抗菌薬投与後72時間以内に解熱が得られたことからも腎盂腎炎の治療のナチュラルコース（自然経過）と考えられた．腰背部痛は解熱後もまだ残存していた．
　今回の症例は経過良好であったが，ステロイド長期服用歴からバイタル悪化や強い倦怠感を訴える場合にはステロイドカバー※について担当医と相談してもよいかもしれない．
　治療5日目，治療開始日に実施した尿培養と血液培養の結果が報告された．

■ **尿培養（自然尿）**
E. coli（3＋）10^6CFU/mL
アンピシリン（ABPC）（R），セファゾリン（CEZ）（R），CTM（S），
セフトリアキソン（CTRX）（S），ゲンタマイシン（GM）（S），
シプロフロキサシン（CPFX）（R），LVFX（R）

血液培養は2セット中2セットとも陰性であった．

　培養結果は，院内で検出されるE. coliの特徴的な感受性を有し，キノロン系抗菌薬，ABPCおよび第一世代セフェム系であるCEZには耐性であったが，第二世代セフェム系であるCTMには感受性が良好であった．

※：ステロイドカバー：手術侵襲や麻酔，感染症などによるストレスによりコルチゾールの分泌量は増加するが，ステロイドの長期投与により視床下部－下垂体－副腎系の抑制が生じることで副腎機能の低下，副腎の萎縮が起こり，ストレスに見合うだけのコルチゾール分泌が得られなくなる．その際に生じるショックのほか，全身倦怠感や意識障害，けいれん，難治性の低血圧や低血糖などを回避するために追加でステロイドを投与する．

> **Q3** 今回の培養結果から妥当な抗菌薬治療は？
> - 血液培養陰性の腎盂腎炎と考えられ，現在の抗菌薬で経過良好のため5日間で治療終了を提案する．
> - 血液培養陰性の腎盂腎炎と考えられ，点滴から内服薬のCTM（200）を1回1錠，1日3回へのスイッチを提案する．
> - 腎移植の既往歴から血液培養は陰性であっても治療期間は14日間，現在の抗菌薬を経静脈的に継続投与する．
>
> **A3**

A3　腎盂腎炎の治療では，抗菌薬を14日間投与する．また，経過が良好で抗菌薬に感性であれば内服薬へのスイッチも治療戦略の一つであるが，腎移植の既往と免疫抑制薬を服用していることから経静脈的に抗菌薬を投与することが安全であり，ガイドライン[5]でも経静脈的に抗菌薬を投与することを推奨している．

　内服薬へのスイッチを考える場合は，バイオアベイラビリティが良好で注射薬と同等の血中濃度が得られるキノロン系抗菌薬であればオプションとして変更も可能かもしれない．ただし，今回検出された *E. coli* はCPFXやLVFXに耐性であり，スイッチは不適である．また，CTMは感性であるものの内服薬のCTMはバイオアベイラビリティが68.8%であり，さらに内服用量としては1日1,200mg程度のため，注射薬の用量にははるかに及ばない．そのため，注射薬が妥当であり，内服スイッチは控えた方が無難と考えられる．

　経過は良好で感受性結果も感性であったことからCTMを継続し，14日間の使用で抗菌薬の投与は終了となった．治療4日目以降，発熱はなく，CVA叩打痛がまだ残存していたが日数の経過とともに改善していった．その後は腎機能の低下や尿路感染の再発もなく経過された．自宅退院には不安が大きいため，一度療養型施設に転院となった．

■ **検査所見（治療7日目）**
血液検査：WBC 7,500/μL，Hb 9.3g/dL，Hct 28.2%，Plt 38.1×10⁴/μL，Na 141mEq/L，K 4.8mEq/L，Cl 111mEq/L，BUN 25.8mg/dL，Cr 1.03mg/dL，Glu 103mg/dL，AST 17U/L，ALT 15U/L，CRP 0.39mg/dL

4　施設による治療へのアプローチの違い
a 院内で培養検査もグラム染色もできない場合
　院内でグラム染色できない施設では，尿路感染症の起因菌をつめる作業は困難であり，ローカルファクターである院内で検出さ

れる細菌の種類，アンチバイオグラムも参考にしながら治療開始時には緑膿菌までカバーを広げた抗菌薬を選択することが安全と考えられる．感染症治療はギャンブルではないので無理に狭域の抗菌薬で治療開始する必要はない．しかし，培養結果で起因菌が判明した段階で最適抗菌薬にde-escalationすることは治療戦略上，妥当な判断となる．

b 院内でグラム染色をできる場合

院内に細菌検査部があり，グラム染色結果がすぐに報告される場合は，今回のケースのように治療開始時から起因菌を推定した上での抗菌薬選択が可能である．ただし，グラム染色で起因菌推定に確信が持てないときは無理に狭域抗菌薬で治療開始するのではなく，広域抗菌薬で治療開始することが妥当な判断となるであろう．培養結果で起因菌が同定されてからは上記施設と同様，薬剤感受性試験結果を評価し，最適抗菌薬へde-escalationも検討する．

本症例から学んだ さらなる一歩

本症例は結果だけ見ると大腸菌による腎盂腎炎に対しCTMによる治療で終了しておりシンプルに見える．しかし，免疫抑制がある患者背景から改善のスピードが遅かったり，別の感染のフォーカスがあるかもしれないことを念頭に慎重な対応が必要なケースであった．

腎移植後の尿路感染症では，起因菌と薬剤感受性が判明するまではカルバペネム系抗菌薬などの広域抗菌薬をエンピリックに使用することもやむを得ない．施設内でESBL産生菌の検出が多ければ当然，カルバペネム系抗菌薬が第一選択となるであろう．ただし，起因菌が同定されたら薬剤感受性結果を参考にde-escalationを考慮することは通常と同じである．耐性菌の検出率が低く*E. coli*と推定された場合では全身状態が良ければ治療開始時から今回のように第二世代セフェム系抗菌薬の経静脈投与も可能であろう．移植した腎がだめになっては元も子もないので慎重に抗菌薬を選択する必要があるのは言うまでもない．また，それほど頻度は高くないものの，注意が必要な起因菌の一つにグラム陽性桿菌の*Corynebacterium urealyticum*があり，本菌はウレアーゼ活性を有し感染するとストルバイト結石（リン酸アンモニウムマグネシウム結石）を形成する可能性が高く，尿路の閉塞など基質的な問題を

引き起こすリスクがある．本菌は多くの抗菌薬に耐性を示すため，第一選択薬はバンコマイシン（VCM）となる[6]．

その他の腎移植時の感染症と病原体として，通常の治療に反応がない腎移植後の蜂窩織炎では，まれではあるが非結核性抗酸菌症も念頭に置かないといけない病原体である．

さらに注意すべきは，免疫抑制によるウイルス感染などがあり，治療は免疫抑制薬の減量または中止である．ただし，中止することによる拒絶反応にも注意が必要であり，原因がはっきりしなければ適切な治療と真逆のことを実施する懸念があるため，原因を探索することは重要である．

肺感染症に対しては治療と同時に免疫抑制やアウトブレイクを常に考える必要がある．

最近では腎移植時の免疫抑制薬は代謝拮抗薬としてミコフェノール酸モフェチル（MMF）が第一選択薬とされており，Tリンパ球，Bリンパ球の増殖を抑制する．活性代謝物であるミコフェノール酸（MPA）のバイオアベイラビリティは患者間変動，患者内変動があること，併用薬の影響を受けやすいことからTDMの必要性が報告されている．MMFの主な副作用には白血球減少，胃腸障害などがある．感染症に携わる薬剤師は免疫抑制療法と感染症における問題点などを認識しておくことが肝要である（表）．

表 免疫抑制療法と感染リスク

免疫抑制療法	病原体，問題
ステロイド（慢性使用）	ニューモシスチス，真菌，糸状菌，B型肝炎ウイルス感染
ステロイド大量使用（拒絶反応時）	サイトメガロウイルス，PVAN
アザチオプリン	好中球減少，パピローマウイルス？
ミコフェノール酸モフェチル	早期：細菌感染症，晩期：サイトメガロウイルス？，好中球減少
カルシニューリン阻害薬（シクロスポリン，タクロリムス）	ウイルス，歯肉感染，PTLD
ラパマイシン（シロリムス）	肺臓炎（カルシニューリン阻害薬との併用で感染症増加）
Tリンパ球除去	ヘルペスウイルス再活性，PVAN，晩期：真菌，ウイルス感染，PTLD，C型肝炎
Bリンパ球除去，血漿交換	莢膜を持つ細菌感染，敗血症
アバタセプト	PTLDが増加する可能性

PVAN：BKポリオーマウイルス腎症（polyomavirus-associated nephropathy）
PTLD：移植後リンパ増殖性疾患（post-transplant lymphoproliferative disorder）

（文献7より引用，一部改変）

プロフェッショナルな対応の極意！

- ▶▶ 抗菌薬を提案する前に必ず患者背景とバイタルを確認する！
- ▶▶ 発熱患者に対して担当医と一緒にフォーカスを探す！
- ▶▶ Immunocompromised host（易感染宿主）の感染症ではあらゆる病原体が感染源となり得る！
- ▶▶ その中でもよく目にする感染症は鑑別の優先順位の上位に挙げておきたい！
- ▶▶ 免疫抑制時は日和見感染症も多く，感染症が起きても炎症は軽微か陰性なこともあり，症状も非特異的となる！
- ▶▶ 臨床症状が明らかになったときは病状がかなり進んでいることが多い！
- ▶▶ 腎移植後の尿路感染症では広域抗菌薬での治療開始もやむなし！
- ▶▶ ただし，起因菌が同定され感受性結果が判明した場合はde-escalationも検討する！
- ▶▶ 腎移植患者は腎機能のモニタリングに細心の注意を！
- ▶▶ 感染症を疑ったら移植後何日経過しているか確認する！
- ▶▶ 移植後6ヵ月経過した患者は通常の感染症の起因菌が多い！
- ▶▶ 免疫抑制薬（ステロイド，シクロスポリン）長期服用患者の骨折に要注意！

医師から薬剤師へのアドバイス

- 免疫不全患者さんでは，漠然と免疫不全と考えずに，細胞性免疫低下なのか液性免疫低下なのか好中球減少なのか，はたまた脾機能低下なのかをしっかり分類し，各免疫不全に関係した微生物を考慮する癖をつけましょう．
- しかし，本症例のように移植後10年以上経過して落ち着いている患者さんでは，基本的には通常の市中感染と変わらないことが多いでしょう．
- 免疫不全患者さんでは，感染症が起こっても臓器特異的なパラメータがはっきりしないことが多いことを知りましょう．また，改善の指標としても各パラメータの治りが遅くなりやすい傾向がありますので，安易に良くなっていないと判断し抗菌薬の変更とならないように注意しましょう．
- 免疫不全患者さんだからこそ適切な培養提出が重要です．血液培養・尿培養に加え，ウイルス・真菌などに関しては細胞診を提出するなど積極的に行いましょう．

引用文献

1) Hierholzer JC : Adenoviruses in the immunocompromised host. Clin Microbiol Rev, 5 : 262-274, 1992.
2) 後藤憲彦 編：腎移植感染症マニュアル，東京医学社，2013.
3) Fishman JA, et al : Infection in organ-transplant recipients. N Engl J Med, 338 : 1741-1751, 1998.
4) Muñoz P : Management of urinary tract infections and lymphocele in renal transplant recipients. Clin Infect Dis, 33 (Suppl 1) : S53-S57, 2001.
5) Kasiske BL, et al : KDIGO clinical practice guideline for the care of kidney tranceplant recipients. Am J Transplant, 9 (Suppl 3) : S1-S155, 2009.
6) López-Medrano F, et al : Urinary tract infection due to *Corynebacterium urealyticum* in kidney transplant recipients : an underdiagnosed etiology for obstructive uropathy and graft dysfunction—results of a prospective cohort study. Clin Infect Dis, 46 : 825-830, 2008.
7) Fishman JA, et al : Infection in organ transplantation : risk factors and evolving patterns of infection. Infect Dis Clin North Am, 24 : 273-283, 2010.

2 呼吸器感染症

発熱に伴い体の動きが悪くなった
パーキンソン病患者

> **医師からの問い合わせ**
>
> 外来から入院になった患者さん肺炎のようだけどおすすめの抗菌薬は？

症 例

- **患　者**　77歳　男性，パーキンソン病の既往
- **現病歴**
　10年前発症のパーキンソン病で通院中の患者．1週間前から調子が悪い様子であり，薬を内服しても効果の発現が遅く弱い感じであった．入院2日前の体温は37℃，入院前日に悪寒戦慄を伴う39.2℃の発熱と湿性咳嗽がみられ，自力ではほとんど動けなくなった．入院日，訪問リハビリの療法士に肺炎の可能性を指摘され当院救急受診，入院となる．
- **既往歴**　高血圧症，右腓骨骨折，第5腰椎分離症，パーキンソン病
- **アレルギー歴**　なし
- **処方薬（現在使用中の薬剤）**
　【内服薬】

レバミピド錠100mg	1回1錠	1日3回毎食後
耐性乳酸菌製剤	1回1錠	1日3回毎食後
フルスルチアミン錠25mg	1回1錠	1日3回毎食後
ドロキシドパ口腔内崩壊錠100mg	1回2錠	1日3回毎食後
モサプリド錠5mg	1回1錠	1日3回毎食後
セレギリン口腔内崩壊錠2.5mg	1回1錠	1日1回朝食後
レボドパ/カルビドパ配合錠	（朝1錠-昼1錠-夕0.5錠）	1日3回毎食前
アムロジピン口腔内崩壊錠2.5mg	1回1錠	1日1回朝食後
ロフラゼプ錠1mg	1回1錠	1日1回朝食後
プラミペキソール製剤0.5mg	1回1錠	1日2回朝昼食後
プラミペキソール製剤0.125mg	1回1錠	1日1回夕食後

　【注射薬】
　アセテートリンゲル液500mL　24時間で点滴静注
- **身体所見**
　身　　長：166cm，体重：72kg
　全身状態：それほど悪くはない
　バイタルサイン：血圧160/65mmHg，脈拍75/分，呼吸数28/分，体温38.5℃，SpO₂ 86%（室内気），
　　　　　　　　SpO₂ 94%（100% 3L 鼻カヌラ）
　頭 頸 部：貧血・黄疸なし，咽頭発赤なし
　胸　　部：胸部痛なし

心　　音：整　心雑音なし
肺　　音：右下肺にfine crackleあり，wheezeなし
腹　　部：平坦軟，圧痛なし
背　　部：CVA（肋骨脊柱角）叩打痛なし

■ 検査所見

血液検査：（入院時）WBC 6,400/μL, Hb 13.6g/dL, Hct 40.1%, Plt 14.6×10⁴/μL, Na 137mEq/L, K 3.2mEq/L, Cl 99mEq/L, BUN 23.8mg/dL, Cr 0.84mg/dL, Glu 160mg/dL, CRP 21.85mg/dL, LDH 383U/L, CPK 4,440U/L

胸部単純X線：右中肺野に軽度浸潤影を認める（**図1**）

尿検査：タンパク(2+)，潜血(3+)，赤血球7〜10/HPF，白血球1〜3/HPF，硝子円柱(−)，顆粒円柱(−)，細菌(−)

喀痰グラム染色：Miller&Jones分類 P3，Geckler分類 5，多核白血球1+，矢印の菌2+（**図2**）

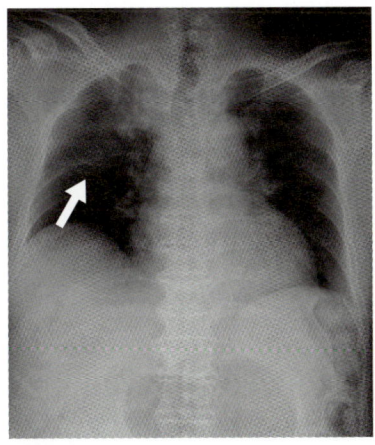

図1 胸部単純X線（入院時：臥位）
図中矢印に軽度浸潤影を認める．

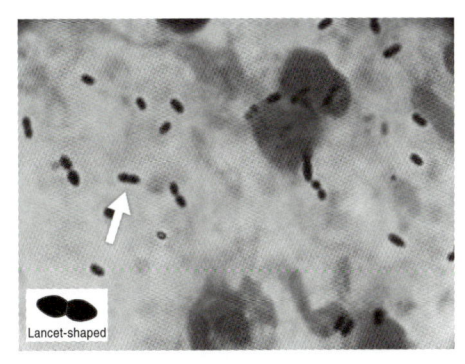

図2 喀痰グラム染色所見（起因菌推定）
（→口絵 iv）

Q1 ここまでのカルテ情報から，担当医へどんな抗菌薬をおすすめしますか？

A1

抗菌薬の提案に向けた ベッドサイド・外来での情報収集

　患者は45°にギャッジアップされたベッドにもたれていて，発熱のせいか赤ら顔で，努力呼吸で苦しそうにしているが，意識状態は良く，会話可能であった．鼻カヌラから酸素を3L/分投与されSpO₂は94%．室内気では86%まで低下する．肺炎で自宅からの入院であり，いわゆる市中肺炎である．呼吸音はfine crackleあり，痰もからんでいる．看護師から膿性の痰が吸引されていると情報を得る．呼吸数を確認すると28/分の頻呼吸で

あった．尿道カテーテルの留置なし．本人は「腰が痛い」と訴えあるがCVA叩打痛はなし．尿はいつもどおり出ていると話している．呼吸時の胸の痛みなし．頻尿なし．食べ物の飲みこみにくさの自覚症状はないとのことだった．血圧は160/65mmHg，脈拍は75/分．カルテの既往歴で慢性閉塞性肺疾患（COPD）がないこと，アレルギー歴がないことを確認した．

　肺炎の重症度と治療の場については日本呼吸器学会のA-DROP[1]やCURB-65[2]（**表1**）がスコアリングシステムとしてあるが，CURB-65は簡便なので薬剤師も実践的に活用したい．市中肺炎の重症度分類には，そのほかにPneumonia Severity Index（PSI）[3]などもあり，これらのうち死亡率についてPSIは最も感度が高く，特異度は低いとされる[4]．さらに簡略化したものにCURB-65からBUNを除いたCRB-65があるが，これは特異度が高く感度は低い[4]．これらの中間に位置するのがCURB-65とCURBである[4]．今回のケースを**表1**のスコアにあてはめると，BUNと年齢で各1ポイントの合計2ポイント．重症度は，中等症で，治療の場は一般病棟への入院となり，本ケースの対応に合致した[※1]．

表1 CURB-65システム（BTSガイドライン）

使用する指標

C-confusion	混迷
U-uremia	尿素窒素＞7mmol/L（20mg/dL）
R-respiratory rate	呼吸数＞30/分
B-blood pressure	収縮期血圧＜90mmHg，拡張期血圧＜60mmHg
65-age	年齢が65歳以上

スコア	重症度	治療の場
0〜1	軽症	外来
2	中等症	一般病棟
3	重症	ICU

BTS：British Thoracic Society（英国胸部疾患学会）

（文献2より引用）

※1：スコアリングシステムは，一つの指標であり，それが全てではないことを理解して運用することが肝要である．CURB-65では既往歴が考慮されないため，既往歴のある患者で重症なのに軽症に見積もられるケースもある．また，患者の社会的背景によっては外来治療が可能でも入院が必要であったり，中等症で入院が必要でも外来フォローといった臨機応変な対応も臨床の場では大切である．

> **プロブレムリストでここまでの情報を整理！**
> - #1 呼吸器症状あり
>   - －頻呼吸(呼吸回数28/分)
>   - －SpO₂ 86%(室内気), 96%(O₂ 100% 3L鼻カヌラ)
>   - －膿性痰
> - #2 発熱，炎症反応高値
> - #3 体の動きが悪い
>   - －パーキンソン病の既往
> - #4 CPK高値(4,440U/L)

Q2 医師の提示している疾患も含め注意すべき鑑別疾患はありませんか？

抗菌薬の提案と経過

1 抗菌薬提案前の頭の中の鑑別疾患

本症例で鑑別すべき疾患として，以下の4つが挙げられる．

A2 薬剤師が注目すべき鑑別疾患4つ
①肺炎球菌性肺炎
②誤嚥性肺炎
③パーキンソン病症状の増悪(no-on, delayed-on)
④悪性症候群

a 肺炎球菌性肺炎

肺炎球菌性肺炎の臨床像としては，①突然の発症(sudden onset)，②発熱，③悪寒・戦慄，④胸膜炎による胸痛，⑤咳嗽，⑥呼吸困難・頻呼吸，低酸素血症が代表的で，今回のケースは突然の発熱を発症と解釈すると④以外がすべてあてはまり，喀痰の鏡検像からも肺炎球菌性肺炎で矛盾はなさそうである．

b 誤嚥性肺炎

肺炎はパーキンソン病患者の死因の第一位である[5]．中でもパーキンソン病や進行性核上性麻痺のような神経変性疾患では，不顕性誤嚥(silent aspiration)のリスクが高い[6]．このような患者では日頃から誤嚥を起こしている可能性があるため，誤嚥の疑

いがあれば誤嚥性肺炎治療として抗菌薬を選択することも妥当と考えられる．今回のケースは，鏡検上，グラム陽性菌，陰性菌，球菌，桿菌が入り混じった複数菌感染症の様相を呈するpolymicrobial patternではないこと，また嚥下障害は特に認めないことから，誤嚥性肺炎の可能性は低いと考えられた．ただし，口腔内，上咽頭に定着した肺炎球菌の誤嚥の可能性は否定できない．

c パーキンソン病症状の増悪(no-on, delayed-on)

現病歴にあるように，この症例では内服薬による効果の発現が遅く弱い感じがあった．これは，薬効の持続時間の短縮によるwearing-off現象というよりも，L-dopa製剤の吸収障害などによるno-onやdelayed-on現象と考えられる．本症例では肺炎(感染症)により消化管運動が低下し，胃排出時間が遅延することで内服薬の吸収の遅れや吸収量が低下したため，薬効の発現が遅延したと考えられた．対応としては消化管運動を促進するためにドンペリドンやモサプリドを併用する[7]のも一つの選択肢かもしれないが，基礎病態の改善が大切である．

d 悪性症候群

悪性症候群は，ブチロフェノン系，フェノチアジン系などの定型抗精神病薬のほか，抗うつ薬，炭酸リチウムなどのさまざまな向精神薬によって起こるが，L-dopa製剤などの抗パーキンソン病薬では投与量の急な減量や中止の際に起こることがある．特徴としては，固縮，体温上昇，意識変容，過高熱，頻脈，血圧変動，腎不全などがあり，検査値ではCPK上昇，LDH，AST，白血球数やCRPも上昇することがある．本症例では，固縮と体温上昇，CPKおよびCRP上昇があてはまるが，今回の患者は，薬をしっかり服用していることから悪性症候群の可能性は低く，CPKの上昇は，軽度の横紋筋融解症(動けなくなっていたため筋肉が障害され上昇した)と考えられた．

2 起因菌をつめながらの抗菌薬処方提案

細菌性肺炎の際の起因菌をつめる際，喀痰や下気道からの吸引痰のグラム染色や培養は起因菌推定・同定には有効な手段である．また，検体の質の管理も重要であり，唾液を一所懸命グラム染色や培養をしても口腔内の常在菌しか見えないし生えてこない．検査に提出する検体の質の担保は起因菌をつめる上で重要である(**表2**)．

今回のケースの喀痰のグラム染色所見では，グラム陽性双球菌(GPDC)が多数認められたことから(**図2**)肺炎球菌と考えられ，

表2 喀痰の肉眼的・顕微鏡的評価法

肉眼的評価法 (Miller & Jones 分類)

分類	喀痰の性状
M1	唾液，完全な粘性痰
M2	粘性痰の中に少量の膿性痰を含む
P1	膿性部分が全体の1/3以下の痰
P2	膿性部分が全体の1/3〜2/3の痰
P3	膿性部分が全体の2/3以上の痰

顕微鏡的評価法(Geckler分類)

分類 (群)	細胞数/1視野(100倍鏡検)	
	白血球(好中球)	扁平上皮細胞
1	<10	>25
2	10〜25	>25
3	>25	>25
4	>25	10〜25
5	>25	<10
6	<25	<25

悪寒・戦慄を伴う急激な体温上昇も肺炎球菌性肺炎の臨床症状と合う．本形態はlancet shapedとも呼ばれる特徴的な形態をしており，視野一面に広がる純培養のようなGPDCを認めたら貪食の有無にかかわらず，肺炎球菌を想定して抗菌薬を選択する．肺炎球菌は2008年に米国臨床検査標準協議会(CLSI)でベンジルペニシリンのMICの定義が変更となり，髄膜炎ではMIC≦0.06 μg/mLを感性(S)，その他の検体では，MIC≦2μg/mLをSと定義された[8]．肺炎ではペニシリン系は高用量であれば感受性は比較的よく，治療上問題ない．しかし，ペニシリン耐性肺炎球菌ではセフォタキシム(CTX)やセフトリアキソン(CTRX)での治療が妥当と考えられる．今回のケースはローカルファクターとして検出される肺炎球菌はペニシリン感受性肺炎球菌が多いこと，市中発症であること，臨床症状から循環動態も安定していることからペニシリン系抗菌薬のアンピシリン(ABPC) 1回2g 1日3回点滴静注※2で治療開始を提案し実施となった．

3　モニタリング（経過観察）

肺炎の治療経過の推移を観察する項目は（**表3**）[9]が参考になる．

肺炎球菌性肺炎は，特に高齢者での治療の遅れは予後の悪化の原因ともなる．早期に適切な治療を開始すれば，肺炎球菌自体は治療により1～2日もすれば，呼吸器検体からは検出されなくなる，抗菌薬に対する反応性が早い細菌の一つである．しかし，菌体内にニューモリシンというタンパクを持っており，溶菌とともに毒素が菌体外に放出され，肺胞を障害し，胸水の漏出などのため感染がコントロールされた後も呼吸器症状の正常化に時間がかかるケースもある．

今回のケースはABPC治療2日目より解熱し，3日目より室内気でSpO$_2$ 96％，呼吸数は18/分となり，酸素投与中止となった．

治療開始5日目喀痰培養の同定結果は以下であった．

α-Streptococcus（口腔常在菌）（2＋）

※2：教科書的には，肺炎球菌に対し，感性であればベンジルペニシリン(PCG)が最適治療とされる．しかし，100万単位あたりカリウムが1.7mEq入っているPCGは，1回200万単位1日6回や1回300万単位1日4回といった投与で1日1,200万単位使用すればカリウムが20.4mEq入ることになる．また，その影響で末梢静脈炎も起こしやすく，高齢者や腎機能が低下している患者には少し使いにくいケースもある．

第2章　抗菌薬処方支援の実践！

表3 呼吸器系感染症治療の指標となる代表的なパラメータ

パラメータの例	パラメータの改善	評価のポイント
胸痛	消失	呼吸数・SpO₂などは，治療効果とパラレルに動くことが多い．グラム染色中の原因微生物の数も，治療に伴い劇的に減少する．胸部X線所見は，悪化に伴う変化は速いが，治癒傾向にあっても浸潤影の改善は穏やかで，週〜月単位で残存することもある．
呼吸苦	消失	
咳嗽	回数の減少	
呼吸数	正常範囲への回復	
呼吸音	肺雑音の消失	
喀痰量	減少	
SpO₂	上昇	
動脈血液ガス分析の結果	正常範囲への回復	
喀痰のグラム染色所見	細菌数の減少，白血球数の減少	
放射線画像検査	病変部位の縮小，胸水の減少	

（文献9より転載）

> **Q3** この細菌培養同定結果の解釈で正しいものは？
> - α-*Streptococcus*（口腔常在菌）しか検出されていないので検体はコンタミネーション（汚染）検体で培養結果は意味のある結果ではない．
> - α-*Streptococcus*が検出されているので口腔内の常在菌が気道に落ち込んだ誤嚥性肺炎の可能性が高い．
> - α-*Streptococcus*しか生えておらず，他の病原性細菌（*Klebsiella peumoniae*や*Haemophilus influenzae*など）が検出されていないことが肺炎球菌性肺炎を示唆する．

A3　上記選択肢3つの中では，入院日の喀痰のグラム染色所見と合わせて考えると，培養結果の解釈は「肺炎球菌性肺炎を示唆」が妥当と考えられる．特に，院内に細菌検査室がない施設では，培養開始までに時間がかかり，肺炎球菌が検出されないことの方が多いかもしれない．「コンタミネーション」の解釈の場合は，初めに採取した検体自体が膿性部分がなく，唾液のような検体であればそのように解釈できる．「誤嚥性肺炎」の場合は，通常，グラム染色では，polymicrobial pattern（複数菌感染の所見）を示し，培養でも複数の口腔内常在菌をはじめとした細菌が検出されることが多い．

今回は「肺炎球菌性肺炎」の解釈のもと，有効性評価のための喀痰グラム染色では白血球を認めるものの有意な細菌を認めないため（図3），抗菌薬の効果が得られていると判断し，現在使用中のABPCの継続を担当医へ提案し，抗菌薬は1週間きっちり使用した．呼吸器症状も日に日に改善し，体の動きも改善した．

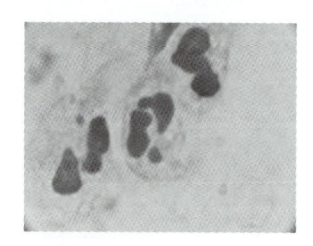

図3 喀痰グラム染色所見
（有効性評価：治療5日目）
（→口絵 iv）

■ 検査所見
（入院2日目）
　血液検査：WBC 7,500/μL，Hb 13.7g/dL，Hct 40.5％，
　　　　　　Plt 14.1×10^4/μL，Na 139mEq/L，K 3.3mEq/L，
　　　　　　Cl 101mEq/L，BUN 14.8mg/dL，Cr 0.68mg/dL，
　　　　　　Glu 139mg/dL，CRP 21.55mg/dL
（入院7日目：抗菌薬治療終了日）
　血液検査：WBC 5,500/μL，Hb 13.6g/dL，Hct 40.4％，
　　　　　　Plt 25.9×10^4/μL，Na 143mEq/L，K 3.6mEq/L，
　　　　　　Cl 107mEq/L，BUN 9.5mg/dL，Cr 0.60mg/dL，
　　　　　　Glu 134mg/dL，CRP 3.62mg/dL
（入院16日目）
　血液検査：WBC 3,500/μL，Hb 13.8g/dL，Hct 41.6％，
　　　　　　Plt 24.2×10^4/μL，Na 145mEq/L，K 4.0mEq/L，
　　　　　　Cl 108mEq/L，BUN 11.9mg/dL，Cr 0.70mg/dL，
　　　　　　Glu 119mg/dL，CRP 0.51mg/dL

　1ヵ月の入院期間中にリハビリも同時に実施し，最終的には，抗パーキンソン病薬の用法・用量などは入院時と変更なく退院となった．結局，体の動きが悪くなったのは，肺炎の影響が大きく，原疾患の改善とともに日常生活動作（ADL）の改善も得られたと考えられた．白血球数は治療期間を通して数値だけをみれば正常値で推移しており高齢者の典型的な経過と考えられた．

4　施設による治療へのアプローチの違い
a 院内で培養検査もグラム染色もできない場合

　グラム染色をできない施設であっても，治療開始前の患者背景，迅速検査などで，ある程度起因菌を絞ることができる場合がある．それぞれの検査の感度，特異度を理解しておき，どのように利用する検査なのかを把握しておくことは検査を利用する上では肝要である．重症度にもよるが，はっきりしないときは市中肺炎の原因微生物の上位（**表4**）[1]は押さえておきたい．

b 院内でグラム染色をできる場合

　院内でグラム染色できる場合は，起因菌を想定した抗菌薬の使用が開始時から可能なことがある．グラム染色で有意な細菌がみえないという情報も有用な情報となり得る．すなわち，非定型肺炎の可能性を示唆する．血清検査なども利用して，非定型肺炎も必要であればカバーする抗菌薬治療も一つの戦略と考えられる．

表4 成人市中肺炎原因微生物　TOP5

	病原微生物
1	*Streptococcus pneumoniae*（肺炎球菌）
2	*Haemophilus influenzae*（インフルエンザ菌）
3	*Mycoplasma pneumoniae*（マイコプラズマ）
4	*Chlamydophila pneumoniae*（クラミドフィラ・ニューモニエ）
5	*Moraxella catarrhalis*（モラクセラ・カタラーリス）

（文献1より引用，一部改変）

表5 肺炎球菌ワクチンの効果

エンドポイント	罹患率（1,000人年） ワクチン群 ($n=502$)	罹患率（1,000人年） プラセボ群 ($n=504$)	予防率[95%CI]	P値
肺炎球菌性肺炎	12	32	63.8 [32.1 to 80.7]	0.0015
非肺炎球菌性肺炎	43	59	29.4 [-4.3 to 52.3]	0.0805
全肺炎	55	91	44.8 [22.4 to 60.8]	0.0006

（文献11より引用，一部改変）

本症例から学んださらなる一歩

　本症例の外来受診は，肺炎を疑った訪問診療のリハビリ技師の早期受診勧奨が契機となった．開局薬局の薬剤師も訪問診療などで患者宅を訪れる機会もあるため，高齢者の肺炎については，その臨床症状を含め，把握しておきたい．薬剤師による早期受診勧奨で，症状が悪くなる前に治療するという流れを少しでも多くの患者に対して実施できれば，その貢献度は大きい．

　米国疾病管理予防センター（CDC）の肺炎球菌ワクチン[※3]接種推奨者には，①65歳以上，②慢性疾患の既往，③無脾症・脾摘の既往，④免疫不全，⑤HIV感染などが挙げられており，これらに該当する場合は，積極的接種もお勧めしたい．CDCでは，インフルエンザワクチンと肺炎球菌ワクチンの対象者がオーバーラップしていることから，部位を変えて同時接種も可としている[10]．

　肺炎球菌ワクチンを接種することで肺炎球菌性肺炎への罹患率が低下し（**表5**），肺炎による死亡率も低下することが報告されている[11]ため，今回のケースも積極的なワクチンの接種勧奨を行っていれば発症を予防できたかもしれない．

※3：23価肺炎球菌ワクチンは，2014年10月から高齢者（65歳から5歳刻みの年齢が保険対象）および60歳から65歳未満の人で，心臓，腎臓，呼吸器の機能に自己の身辺の日常生活活動が極度に制限される程度の障害やヒト免疫不全ウイルスによる免疫の機能に日常生活がほとんど不可能な程度の障害がある人が定期接種の対象となった．沈降13価肺炎球菌結合型ワクチン（無毒性変異ジフテリア毒素結合体）は保険適用となっていないが，後者は先行投与することでブースト効果が得られるとの報告がある．

プロフェッショナルな対応の極意！

▶▶ 抗菌薬を提案する前に必ず患者背景と患者バイタルを確認する！
▶▶ 肺炎患者の治療に関与する際には胸部X線写真も可能なら確認する！
▶▶ 肺炎患者の重症度を評価する際には，酸素飽和度（SpO_2）および酸素投与条件，呼吸数も忘れずに！
▶▶ 肺炎の治療効果は，臓器特異的なパラメータと患者の全身状態を総合的に評価する！
▶▶ 今回の喀痰のグラム染色所見のポイントは，肺炎球菌に典型的な所見で視野一面に広がるグラム陽性双球菌（GPDC）！

▶▶ 成人市中肺炎の原因菌の3割は肺炎球菌！
▶▶ 肺炎球菌は，抗菌薬の効果が比較的早く得られ，喀痰中からも菌が早期に消失するが，胸水貯留などの肺障害をもたらすため，完治には抗菌薬を中止してからも数日を要することがある！（抗菌薬が効いてないわけではない）．
▶▶ 高齢者の感染症では，血液検査で白血球数が正常値のことがよくある！

医師から薬剤師へのアドバイス

● 最もコモンな細菌感染症である肺炎の，最もよくある微生物である肺炎球菌に関しての理想のマネジメントを本症例から学んでください．最もよくあるはずなのに，肺炎球菌はautolysinという自己融解酵素を持つために壊れやすくなかなか培養では生えてきません．

● 狭域の抗菌薬を選択する場合には，密接なフォローをお願いします．特に重症度が高いとか，細菌検査の精度に自信がない場合はエンピリック治療は上記どおりCTRXがよいでしょう．医師とともに患者さんの状態をディスカッションすることが重要です．

● ワクチン接種歴を確認するのは薬剤師さんの仕事の一つとしてお願いしたいと思います．その専門性を生かした説明ができる分野と思います．高齢者では肺炎球菌ワクチンやインフルエンザワクチンを打っていなければ医師に伝え，接種率を高めていけるようお願いします．

引用文献

1) 日本呼吸器学会 呼吸器感染症に関するガイドライン作成委員会 編：成人市中肺炎診療ガイドライン，日本呼吸器学会，2007.
2) British Thoracic Society : BTS guidelines for the management of community acquired pneumonia in adults-2004 update.
3) Mandell LA, et al : Update of practice guidelines for the management of community-acquired pneumonia in immunocompetent adults. Clin Infect Dis, 37 : 1405-1433, 2003.
4) Loke YK, et al : Value of severity scales in predicting mortality from community-acquired pneumonia : systematic review and meta-analysis. Thorax, 65 : 884-890, 2010.
5) Nakashima K, et al : Prognosis of Parkinson's disease in Japan. Tottori University Parkinson's Disease Epidemiology (TUPDE) Study Group. Eur Neurol, 38 (Suppl 2) : 60-63, 1997.
6) Mehanna R, et al : Respiratory problems in neurologic movement disorders. Parkinsonism Relat Disord, 16 : 628-638, 2010.
7) 日本神経学会 監：パーキンソン病治療ガイドライン2011，医学書院，2011．
8) Clinical and Laboratory Standards Institute : Performance standards for antimicrobial susceptibility testing : 18th informational supplement, CLSI document M100-S18, 2008.
9) 大曲貴夫 編：抗菌薬について内心疑問に思っていることQ&A，羊土社，2009．
10) Centers for Disease Control and Prevention : Epidemiology and prevention of vaccine-preventable diseases, 12th edition, Public Health Foundation, 2012.
11) Maruyama T, et al : Efficacy of 23-valent pneumococcal vaccine in preventing pneumonia and improving survival in nursing home residents : double blind, randomised and placebo controlled trial. BMJ, 340 : c1004, 2010.

2 呼吸器感染症

嚥下障害のある高齢者の発熱

医師からの問い合わせ

嚥下障害のある入院中の患者さん肺炎のようだけどおすすめの抗菌薬は？

症例

- **患　者**　75歳　男性
- **入院時の主訴**　嚥下障害，起立・歩行障害
- **現病歴**
　9年前に左脳幹梗塞を発症して右片麻痺となった．その後，徐々に左の手足が使いづらくなり，5年前頃から転びやすくなった．また，だんだん喋りづらくなり，左手が無意識のうちに動くようになったり，食事でむせるようになった．3年前から大脳皮質基底核変性症の診断で当院に通院していた．最近，嚥下障害や歩行障害が増悪し，薬剤調整とリハビリ目的で入院となった．
- **既往歴**　糖尿病，左脳幹梗塞（9年前），大脳皮質基底核変性症（3年前），腰痛（3ヵ月前から）
- **アレルギー歴**　なし
- **処方薬（現在使用中の薬剤）**
  【内服薬】
レボドパ/カルビドパ配合錠	1回0.5錠	1日3回毎食後
セレギリン口腔内崩壊錠2.5mg	1回1錠	1日2回朝昼食後
シロスタゾール口腔内崩壊錠100mg	1回1錠	1日2回朝夕食後
シタグリプチン錠50mg	1回1錠	1日1回朝食後
ボグリボース錠0.2mg	1回1錠	1日3回毎食直前
フドステイン錠200mg	1回1錠	1日3回毎食後
テプレノンカプセル50mg	1回1カプセル	1日3回毎食後
センノシド錠12mg	1回2錠	1日1回就寝前

- **身体所見（コンサルト時）**
  　身　　長：165cm，体重：49kg
  　全身状態：元気がなくつらそう
  　Japan Coma Scale：Ⅰ-3
  　バイタルサイン：血圧140/60mmHg，脈拍90/分，呼吸数29/分，体温39.2℃，SpO$_2$ 89%（室内気）
  　頭頸部：貧血・黄疸なし，咽頭発赤なし
  　胸　　部：湿性ラ音（crackle），喘鳴（wheeze）なし
  　腹　　部：平坦軟，圧痛なし
  　背　　部：CVA（肋骨脊柱角）叩打痛なし
- **検査所見**
  　血液検査：WBC 21,200/μL，Hb 11.4g/dL，Hct 33.0%，Plt 15.0×10^4/μL，Na 140mEq/L，
  　　　　　　K 3.8mEq/L，Cl 104mEq/L，BUN 12.1mg/dL，Cr 0.66mg/dL，Glu 101mg/dL，

HbA1c 6.5%，AST 18U/L，ALT 22U/L，
CRP 7.76mg/dL
胸部単純X線：右下肺野に浸潤影あり（図1）
胸部CT：右側肺下葉の浸潤影を認める（図2）
尿検査：タンパク（±），潜血（－），赤血球1〜3/HPF，
白血球1〜3/HPF，硝子円柱（－），顆粒円柱
（－），細菌（＋）
喀痰グラム染色：Miller&Jones分類 P3，Geckler分類 4，
多核白血球2＋，細菌2＋（polymicrobial
pattern）（図3）

■ その他
抗菌薬の使用歴：3ヵ月以内の使用歴なし
尿道カテーテルの留置なし

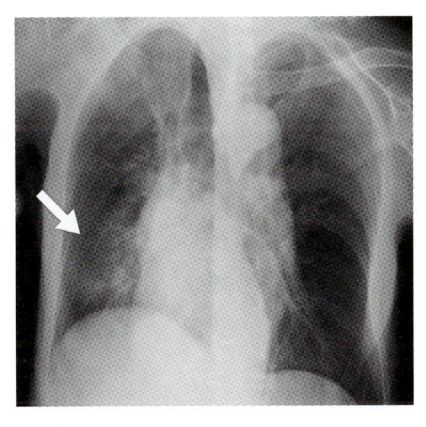

図1 胸部単純X線写真（臥位）
矢印：右下肺野の浸潤影

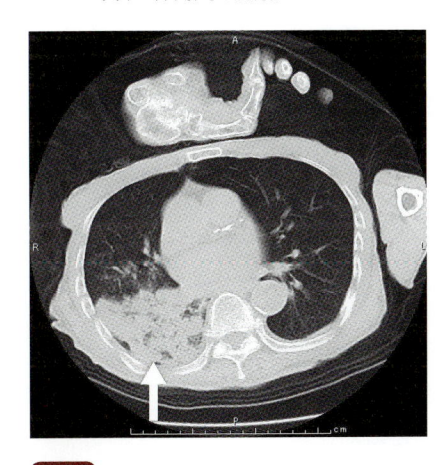

図2 胸部CT
（上に拘縮のある手が写りこんでいる）

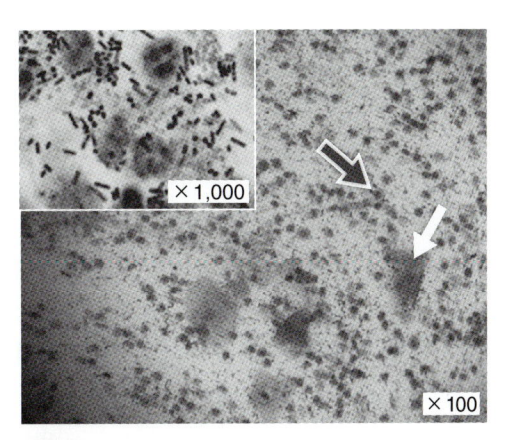

図3 喀痰グラム染色所見（→口絵 iv）
⇨ 上皮細胞　　➡ 白血球

Q1 ここまでのカルテ情報から，担当医へどんな抗菌薬をおすすめしますか？ A1

抗菌薬の提案に向けたベッドサイド・外来での情報収集

　患者は，入院中，体温は36℃台で推移し落ち着いていたが，昨日夜間に39.2℃の発熱と酸素飽和度の低下[SpO₂ 89%（室内気）]を認め酸素投与開始となっていた．現在の体温は38.0℃で，血圧は120/50mmHg，脈拍90/分，頻脈あるものの循環動態は問題なさそうである．SpO₂ 95%（40% 3Lマスク），呼吸回数は

29回/分. 痰がらみが聴取され, 右肺のエアの入りはあまりよくない. 定期的にサクションを施行されている. 発語は聞きとれないがうなずきはあり, 「うーうー」と苦しそうに唸っている.

カルテの病歴から糖尿病の既往と大脳皮質基底核変性症(corticobasal degeneration ; CBD)のため嚥下障害があること, アレルギー歴がないことを確認した. 検査値からは肝機能, 腎機能は特に問題はない.

嚥下障害があることから担当の言語聴覚士のカルテ記載情報を調べる.

言語聴覚士のカルテ情報(入院時の早期評価)

初回評価時, 頸部は後屈し, 開口していたため口腔内の乾燥は強く, 口蓋には痰も多量にこびりついていた. 発語器官には右麻痺が強くあり, 全体的に運動速度や筋力低下, 運動範囲の低下が顕著にみられていた. 発声は痙性が強く, 絞扼的努力声. 開鼻声も認める. 発話明瞭度も悪く, 会話はほとんど聞きとれない. 嚥下に関してフードテスト(ゼリー)は口腔内に保持できずにすぐに咽頭へ落ち, 口にゼリーを入れた直後に嚥下反射がみられた. 2口目にはむせこみあり, 唾液貯留による湿性嗄声も嚥下評価前から観察される. 言語聴覚士介入時にすでに摂食嚥下認定看護師の指導のもと, 食事は嚥下食(全粥・軟菜食キザミ, トロミあり)を3食, 車椅子に乗車し摂取していた. 誤嚥・窒息の危険を伴うため常に吸引器を横にセットし, 食事前後には毎回, 食事中も必要に応じサクションしている. 食事は介助方法を統一し, 絶対に無理せず, 危険があればすぐに中止, 食事形態もレベルダウンとするということで看護師と連携を取りながら進めている. また, 主治医からも経口摂取の危険性について家族に説明済みである.

大脳皮質基底核変性症や進行性核上性麻痺(progressive supranuclear palsy ; PSP), パーキンソン病などの神経変性疾患で病状が進行し, 呂律が回らなくなったり(構音障害), 飲み込みの障害(嚥下障害)などの仮性球麻痺症状が発現している患者では, 誤嚥性肺炎のリスクが高い[1]. 胸部写真と胸部CTを確認すると, 右下葉に浸潤影が認められた(図1, 2). 誤嚥性肺炎は重力に従い肺の中で最も低位の部分に生じるとされ, 患者が立位の場合には, ほとんどの場合, 下葉が低位となり, 臥位の場合には,

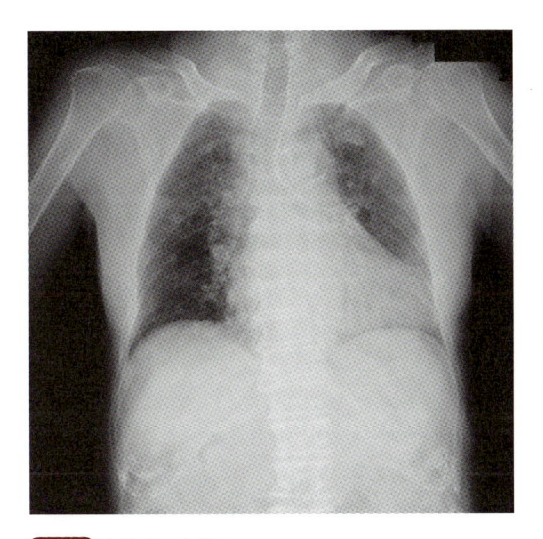

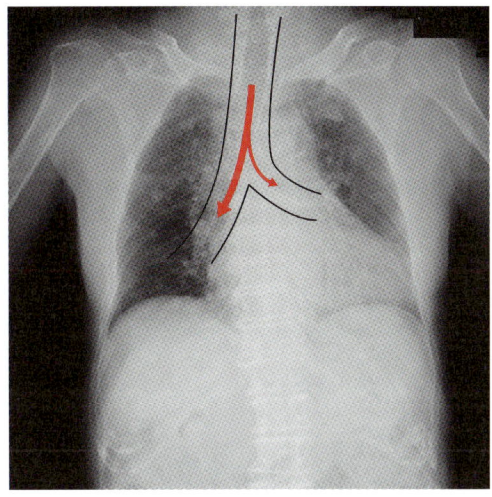

図4 気管支の解剖
本症例とは別の患者の胸部単純X線写真.
主気管支の走行が見やすく，誤嚥したときに右側に落ち込みやすいのが分かる．

下葉の上区，上葉の背側部分に生じる．また，右主気管支が左側よりも直線的で径が太いため，右側の方が左側よりも誤嚥性肺炎の病巣となりやすい（**図4**）．

> **プロブレムリストでここまでの情報を整理！**
> - #1　呼吸器症状あり
>   - －頻呼吸（呼吸回数29/分）
>   - －SpO₂ 89％（室内気），SpO₂ 95％（O₂ 40％ 3Lマスク）
>   - －膿性痰
>   - －右下肺野に浸潤影あり
> - #2　発熱，炎症反応高値
> - #3　嚥下障害
>   - －大脳皮質基底核変性症（CBD）
> - #4　糖尿病の既往
> - #5　細菌尿

Q2 医師の提示している疾患も含め注意すべき鑑別疾患はありませんか？　　**A2**

抗菌薬の提案と経過

1 抗菌薬提案前の頭の中の鑑別疾患

本症例で鑑別すべき疾患は，以下の5つである．

> **A2**
>
> **薬剤師が注目すべき鑑別疾患5つ**
> ① 誤嚥性肺炎（aspiration pneumonia）
> ② 一般細菌性肺炎（*Klebsiella*肺炎など）
> ③ 化学性肺臓炎（Mendelson症候群）
> ④ 肺膿瘍
> ⑤ 尿路感染症（腎盂腎炎）

a 誤嚥性肺炎（aspiration pneumonia）

誤嚥性肺炎は，数時間というより数日，または数週間の期間をおいて緩徐に起こる．口腔内容物（嫌気性菌優位の好気性菌を含む種々雑多な細菌）を大量に誤嚥し，混合感染を引き起こす．遷延すると肺膿瘍，膿胸に至る場合がある．CT像から肺の後方部（右 S^2, S^6, S^{10}）に浸潤影を認めることからも誤嚥性肺炎の可能性が高いと考えられた．

b 一般細菌性肺炎（*Klebsiella*肺炎など）

*Klebsiella pneumoniae*は*Escherichia coli*と並ぶ代表的な腸内細菌科の好気性菌であり，単純性尿路感染症の主要な起因菌の一つである．糖尿病，肝硬変，アルコール多飲患者と関連が強い起因菌とされ，これらの患者に重症肺炎や敗血症を引き起こす．本症例も糖尿病の既往があるため可能性は否定できない．右上葉に多く著明な浸潤影となる大葉性パターンを呈することが多い．*E. coli*とは異なりアンピシリン（ABPC）に対し自然耐性である[2]．第一，二世代セフェム系抗菌薬が比較的感受性良好であるが最近はESBL産生菌も散見される．

c 化学性肺臓炎（Mendelson症候群）

Mendelson症候群は，胃内容物の逆流，酸性の胃液などの化学物質の誤嚥が原因となる．肺胞の内面の破壊と肺胞腔への液体の滲出を伴って，肺の炎症が急速に進むのが特徴である．典型的には，この症候群は数時間以内に生じ，呼吸数は増加して低酸素状態となり発熱がみられる．白血球数は増加し，胸部X線写真では8〜24時間以内に正常から完全な両側性の非透過性浸潤像へと進展する．はじめ喀痰は多くないが，数日後に増加を来すよう

になるのが一般的である．対症療法により肺の多角的所見と自覚症状が急速に治まるか，あるいは数日間に細菌感染を起こし呼吸不全に陥るかのどちらかである．もし細菌性感染が付随して起きなければ抗菌薬は適応とならない[3]．

d 肺膿瘍

肺膿瘍は亜急性の嫌気性菌などによる感染症で，数週間にわたり全身倦怠感，体重減少，発熱，寝汗，悪臭のある喀痰などの症状を呈することが多い．歯科感染，歯周炎を起こしていることが多いが，総義歯患者でも肺膿瘍に進展する場合がある．膿瘍腔は単発性もしくは多発性で，通常は独立した区域内にみられることが多い．膿瘍は結核性病変や悪性腫瘍などの病巣との鑑別が必要である．60〜80％の症例から口腔内に常在する嫌気性菌が分離される．*Streptococcus milleri*群のような微好気性レンサ球菌も起因菌となり得る．*Staphylococcus aureus*や腸内グラム陰性桿菌も分離されることがある．

本症例の経過は，典型的症状とは合わず，症状が急性発症のため肺膿瘍の可能性は低いと考えられるものの，現在の肺炎が遷延したときの肺膿瘍への移行も念頭に置き，嫌気性菌を含めた適切な治療が必要と考えられた．

e 尿路感染症（腎盂腎炎）

入院中の高齢者の発熱の原因として尿路感染症は常に想定したい．今回の症例は，尿一般検査で細菌を認めたが菌量は少なく白血球をほとんど認めていないこと，また，循環動態が安定していて明らかな呼吸器症状があること，などから，尿路感染症の可能性は低いと考えられた．

上記の鑑別疾患 a, c, d は，スナップショットでみた時に各病態にあてはまるかもしれないが，経過を考慮してアセスメントすると化学性肺臓炎（Mendelson症候群）→誤嚥性肺炎→肺膿瘍のように各病態がオーバーラップして経過しているかもしれない．経過も考慮することが病態の理解には大切である．

2 起因菌をつめながらの抗菌薬処方提案

嚥下障害と呼吸器症状がある患者から良質な下気道検体が採取され，そのグラム染色所見で上皮細胞を多数認め，polymicrobial pattern（複数菌がみえる所見）であれば誤嚥性肺炎の可能性が高い．

肺から分離される細菌は咽頭の細菌叢を反映しており，*Prevotella*属，*Peptostreptococcus*属，*Bacteroides*属，*Fusobacterium*

属が最も高頻度に検出され，入院中に誤嚥を起こした患者は，腸内細菌科の細菌を含む複数菌感染も起こす．入院中の高齢者の重症誤嚥性肺炎では，49％にグラム陰性桿菌が分離されており（グラム陰性桿菌分離例の14％に嫌気性菌も同時分離），16％に嫌気性菌，12％に *S. aureus* が分離されている[3]．

A1 今回の症例もグラム染色所見では上皮細胞を多数認め，polymicrobial patternで誤嚥に典型的な所見である．GNR-M[※1]は腸内細菌科の細菌と推定された．誤嚥性肺炎の抗菌薬治療は，口腔内常在菌，嫌気性菌の関与が強くなるため，これらに有効な薬剤が優先的に選択される．しかし，原因菌を同定する努力は，他の一般細菌性肺炎と変わらない．

以上の患者背景と検査所見からスルバクタム/アンピシリン（SBT/ABPC）1回3g 1日3回点滴静注を提案したところ早速開始となった．SBT/ABPC使用で治療への反応が悪いようであればSPACE[※2]が起因菌として想定され，タゾバクタム/ピペラシリン（TAZ/PIPC）1回4.5g 1日4回点滴静注への変更も同時に提案した．抗菌薬の処方支援の際，大切なことは選択肢を一つに絞り込むことではなく，患者の状態を把握した上でいくつかの選択肢を提示し，臨機応変に対応することである．症状が悪化するようなら無理に狭域抗菌薬の使用にこだわらず，広域抗菌薬の使用もためらってはいけない．

3　モニタリング（経過観察）

抗菌薬治療開始とともに嚥下食が中止となり末梢静脈栄養が開始となった．同時にボグリボース，シタグリプチンも一時中止となり，その他の内服薬はNGチューブから投与継続となった．SBT/ABPC治療2日目より解熱が得られ，治療5日目はSpO$_2$ 96％（40％ 3Lマスク），呼吸数15/分，血圧116/73mmHg，脈拍71/分であった．

治療開始5日目に喀痰培養の同定結果が報告される．

> *K. pneumoniae*（肺炎桿菌）（2＋）
> α-*Streptococcus*（口腔内常在菌）（2＋）
> *Corynebacterium* sp.（口腔内常在菌）（1＋）
> *Candida glabrata*（2＋）

※1：細菌のグラム染色所見を表すとき，グラム陽性（Gram Positive：GP）かグラム陰性（Gram Negative：GN）で表現し，球菌はCoccus，桿菌はRodでそれぞれの頭文字を取って，グラム陽性球菌はGPC，グラム陰性桿菌はGNRと表現する．グラム陰性桿菌は，さらに大型（Large），中型（Middle），小型（Small）と分けて，菌の推定の際の参考とする．具体的には，緑膿菌のようなグラム陰性桿菌・小型をGNR-S，大腸菌のような腸内細菌科の細菌はグラム陰性桿菌・中型でGNR-Mと表現する．*Haemophilus influenzae*（インフルエンザ菌）のようなグラム陰性・球（短）桿菌はGNCB（Gram Negative Coccobacilli）と表現する．

※2：院内感染で問題となる耐性傾向の強いグラム陰性桿菌類の次の頭文字をとって「スペース」と呼ばれる：*Serratia* sp., *Pseudomonas aeruginosa*, *Acinetobacter* sp., *Citrobacter* sp., *Enterobacter* sp.

Q3 この喀痰培養で同定されたCandida glabrataの解釈と対応で妥当なものは？
- カンジダ肺炎の可能性があり，すぐに抗真菌薬の追加を担当医へ連絡する．
- 検体採取の際のコンタミネーションの可能性が高く，経過観察する．
- 播種性カンジダ症の可能性も考慮し，血液培養採取と眼科コンサルトを早期に検討してもらう．

A3

痰，口腔，腟，尿，便または皮膚由来のカンジダは必ずしも侵襲性，進行性感染症を意味しない．高齢者や義歯，口腔環境が不衛生な場合はカンジダが口腔内に定着することも多く，検体採取の際のコンタミネーション（汚染）として培養で検出されることがある．好中球減少のような免疫不全や中心静脈ラインのような皮膚バリアの破綻などがある場合は，カンジダ感染症も想定する必要があるが，通常の呼吸器感染症での起因菌としては他の起因菌が否定的であるときや下気道検体のグラム染色で明らかに酵母様真菌が多数認められない限りは起因菌としては考えにくい．血液培養でカンジダが検出された場合は，真の起因菌の可能性が高く，眼科コンサルトは必須であり，感染源の探索と並行して抗真菌薬による治療開始が妥当と考えられる．

*K. pneumoniae*の薬剤感受性は以下の通り耐性傾向が強い細菌ではなかった．

```
スルバクタム/アンピシリン(S)
セファゾリン(S)
セフォチアム(S)
レボフロキサシン(S)
```

今回は，治療経過が良好だったため有効性評価の喀痰のグラム染色は実施せず，治療5日目に抗菌薬中止もそろそろ検討してもらうよう担当医へ連絡した．その後，治療7日目に抗菌薬中止となり，治療9日目酸素投与も中止となった［SpO$_2$ 95％（室内気）］．発語も少し聞きとれるようになり，「調子はどう？」の問いかけに「いいよ」と返答された．

治療終了時，嚥下アセスメントを実施したところ経口摂取は困難との評価で経管栄養開始となった．治療期間中は，血糖値が150～250mg/dLで推移していたが，経管栄養開始と同時にボグリボース，シタグリプチンも再開となり，血糖値は110mg/dL前後でコントロールがついた．今後の対応として看護師へ口腔内を清潔に保つことが大切なためオーラルケアに重点を置き，経管栄養を流す際にはある程度ベッドを起こして注入することを確認した．

カンジダ感染症のうち，カンジダ肺炎はまれとされますが，その他の部位の感染症にはどんなものがあり，患者の典型的なバックグラウンドや既往歴にはどういったものがありますか？

カンジダ感染症の中でも血流感染症に関しては，そのほとんどがCRBSIです．そのCRBSIの背景で多いのはやはり，消化器系の癌や術後などで腸管を使えていない中心静脈栄養をしている患者さんですね．カンジダによる胆管炎や尿路感染症もなくはないのですが，とっても珍しいです．術後の腹膜炎でもカンジダが出てくることがありますが，単一菌で出てくるとかでなければ最初から治療適応としなくてもよいとされます．口腔カンジダなんかは，感染症などで抵抗力が落ちた高齢者や免疫抑制薬投与者ではよくみかけますね．しかし，特に基礎疾患のない食道カンジダをみたらHIVを考える必要があります．

■ 検査所見
（治療開始5日目）
　血液検査：WBC 6,600/μL，Hb 12.1g/dL，Hct 34.4%，
　　　　　Plt 17.6×10⁴/μL，Na 140mEq/L，K 4.2mEq/L，
　　　　　Cl 104mEq/L，BUN 10.2mg/dL，Cr 0.54mg/dL，
　　　　　Glu 130mg/dL，AST 31U/L，ALT 30U/L，
　　　　　CRP 2.23mg/dL
（治療終了6日目：発症から13日目）
　血液検査：WBC 5,600/μL，Hb 10.7g/dL，Hct 30.5%，
　　　　　Plt 15.0×10⁴/μL，Na 143mEq/L，K 3.7mEq/L，
　　　　　Cl 107mEq/L，BUN 8.9mg/dL，Cr 0.66mg/dL，
　　　　　Glu 109mg/dL，AST 25U/L，ALT 34U/L，
　　　　　CRP 0.26mg/dL

　その後は発熱もなく順調に経過していたが3週間後，38.2℃の発熱あり，喀痰培養提出となった．患者状態をみにベッドサイドに足を運ぶと，発熱はあるものの，SpO₂ 97%（室内気），呼吸数10回/分で，すやすやと寝ていた．血圧170/70mmHg，脈拍85/分と血圧が少し高めだが，全身症状は落ち着いており，胸部X線写真上も目立った肺炎像はなさそうであった．喀痰のグラム染色所見はpolymicrobial patternだが白血球数は少ないため，1日抗菌薬なしで経過観察することを担当医へ提案した．特に補液もせず，翌日解熱したため，この時は化学性肺臓炎だったのであろう．その後は，目立った発熱もなく3ヵ月後，療養型施設へ転院となった．

4　施設による治療へのアプローチの違い
a 院内で培養検査もグラム染色もできない場合
　誤嚥の直接観察や嚥下障害などの患者背景，画像所見などの情報を総合的に勘案して誤嚥性肺炎を疑うことは可能であり，その場合は口腔内に常在している嫌気性菌や定着している細菌をターゲットにした抗菌薬選択を推奨したい．当然，患者の臨床状態を評価した上で，無理な狭域スペクトルの抗菌薬にこだわらず，広域抗菌薬で治療開始することも一つの選択肢と考えられる．その場合でも，培養結果を参考にし，緑膿菌カバーが不要であればSBT/ABPCなどにde-escalationも検討する．

b 院内でグラム染色をできる場合
　患者背景などの情報は上記同様で，さらに喀痰のグラム染色ができる場合は，検体の質の評価を行い，白血球，上皮細胞ともに多数でpolymicrobial pattern（複数菌感染）の所見であれば誤嚥性肺炎としての抗菌薬選択を推奨する．この際，グラム陰性桿菌小型の細く小さい緑膿菌と推定される細菌が否定できれば，臨床

発熱にCRP高値が合わさるとフォーカスがよく分からないにもかかわらず，何となく抗菌薬が処方されることがありがちですが，逆に発熱にCRP低値だと抗菌薬が処方されずに様子見になることが多いかもしれません．＋αの情報で何か良いアプローチ方法はあるでしょうか？

そうですね．やはりよくある疾患はよくあるわけで，頻度順で疑いの目でみると見つかることが多いでしょう．本症例のように"入院患者さんの発熱"と考えると，肺炎・尿路感染症（CAUTI）・CRBSI・CDI（術後であればSSI）などが感染症としては頻度が高いですので，そこを入念にチェックしましょう．ただし，CAUTIやCRBSIなんかは熱しかないことが多く，＋αはなくてもいいのです．そこで血液培養をとっておくと，これらの早期発見につながり医療安全上も推奨されます．血液培養が陰性でも，血流感染症や菌血症を来すような重篤な病態の一つはなさそうと解釈できます．

症状を勘案しながら，治療開始時に抗緑膿菌活性を持たない抗菌薬を選択することも一つの治療戦略と考えられる．逆に，緑膿菌感染を否定できなければ，TAZ/PIPCやカルバペネム系抗菌薬の選択も妥当と考えられる．

本症例から学んださらなる一歩

　本症例は口腔内常在菌のほかに K. pneumoniae も検出された誤嚥性肺炎で抗菌薬はSBT/ABPCが選択された．これは，臨床症状，検査値を総合的に判断しての対応であり，起因菌の可能性もあるが口腔内もしくは上気道へ定着していた可能性も考えられた．重症度が高ければ糖尿病の既往と喀痰のグラム染色情報を考慮し，治療初期からSPACEをカバーするためTAZ/PIPCも選択肢の一つだったかもしれない．

　誤嚥性肺炎はある程度，予防可能な肺炎であり，**表**[4]に示す危険因子のうち，対応できるところは実施したい．口腔内の衛生保持は嚥下障害がある今回の症例のような患者では特に重要となる[5]．

　嚥下反射または咳反射を正常に保つように働いているサブスタンスPが少ないと，本人が気がつかないうちに口腔内の雑菌混じりの唾液を気管に誤嚥する（不顕性誤嚥：silent aspiration）．これを繰り返すことにより，肺炎を発症するようになる．このサブスタンスPの濃度を上昇させる物質として，アンジオテンシン変換酵素阻害薬（ACEI）や抗血小板薬のシロスタゾール※3，アマンタジンがあり，誤嚥性肺炎の発症を減少させる効果があるとされる．また，誤嚥性肺炎といっても口腔内の嫌気性菌だけが原因ではなく，口腔内でコロニーを形成しているインフルエンザ菌や肺炎球菌などを誤嚥して肺炎を発症することもある[6]．肺炎球菌性肺炎の予防と同様，肺炎球菌ワクチン（PPV）接種が医療・介護関連肺炎（nursing and healthcare-associated pneumonia；NHCAP）に対し有効性を示したとするわが国のエビデンス[7]もあり，NHCAPの中の誤嚥性肺炎の予防の立場からもPPV接種が推奨されている．

表 誤嚥を来しやすい病態

1	神経疾患 　脳血管障害（急性期，慢性期） 　中枢性変性疾患 　パーキンソン病 　認知症（脳血管性，アルツハイマー型）
2	寝たきり状態（原因疾患問わず）
3	口腔の異常 　歯の噛み合わせ障害（義歯不適合を含む） 　口内乾燥 　口腔内悪性腫瘍
4	胃食道疾患 　食道憩室 　食道運動異常（アカラシア，強皮症） 　悪性腫瘍 　胃-食道逆流（食道裂孔ヘルニアを含む） 　胃切除（全摘，亜全摘）
5	医原性 　鎮静薬，睡眠薬 　抗コリン薬など口内乾燥をきたす薬剤 　経管栄養

（文献4より転載）

※3：シロスタゾールが肺炎を予防する機序として，大脳基底核の脳血管障害の予防による機序のほか，サブスタンスP合成量の増加による機序も示唆されている．

プロフェッショナルな対応の極意！

▶▶ 抗菌薬を提案する前に必ず患者背景とバイタルを確認する！
▶▶ 肺炎患者の治療に関与する際には胸部X線写真も可能なら確認する！
▶▶ 既往歴にパーキンソン病，大脳皮質基底核変性症，進行性核上性麻痺をみたら嚥下機能の確認を！
▶▶ 上記疾患に嚥下障害などの仮性球麻痺症状を伴い，呼吸器症状があれば誤嚥性肺炎も想定せよ！
▶▶ 誤嚥性肺炎は解剖学的に右側に起こりやすい！
▶▶ 今回の喀痰のグラム染色所見のポイントは，誤嚥性肺炎に典型的なpolymicrobial pattern！
▶▶ 誤嚥性肺炎であっても緑膿菌関与の有無など起因菌をつめる作業は大切である！
▶▶ 誤嚥性肺炎は繰り返すこともあり，対応可能な予防策の実施を検討する！
▶▶ 嚥下機能の確認に看護師や言語聴覚士の情報があれば有効活用を！（チーム医療の実践）

医師から薬剤師へのアドバイス

- 高齢者の誤嚥に伴う発熱は多いですが，それが化学性の肺臓炎として収束し得るか，それとも誤嚥性肺炎（細菌性）として治療が必要かを患者さんの全身状態とともに主治医と判断できるようになりましょう．
- 熱を認めても微熱程度であるとか，軽度の低酸素血症であれば48時間くらいは，化学性肺臓炎としての収束を期待するのも一つの選択肢です．悪化時に迅速に抗菌薬開始でよいかは主治医と相談しましょう．この勇気ある待ちが，不必要な治療を減らし，耐性菌発生も減らすことは間違いありません．
- 誤嚥性肺炎として抗菌薬を開始する場合でもNHCAPのガイドラインにあるように，全身状態が良ければ本症例のようにSBT/ABPCからの治療開始がよいでしょう．
- 高齢者の喀痰培養では，起因菌ではなくてもMRSAや緑膿菌などは生えてきてしまいます．しかし，それが感染に関与していたかどうかは治療しないで良くなったのをみる以外には判断は困難です．喀痰培養の結果に振り回されないようにしましょう．
- 全身状態が悪い場合は，上記通りSPACEカバーも含めたエンピリック治療がよいでしょう．

引用文献

1) Marik PE, et al : Aspiration pneumonia and dysphagia in the elderly. Chest, 124 : 328-336, 2003.
2) Leclercq R, et al : EUCAST expert rules in antimicrobial susceptibility testing. Clin Microbiol Infect, 19 : 141-160, 2013.
3) 福井次矢ほか監訳：ハリソン内科学，第3版，メディカル・サイエンス・インターナショナル，2009.
4) 日本呼吸器学会 医療・介護関連肺炎(NHCAP)診療ガイドライン作成委員会 編：医療・介護関連肺炎診療ガイドライン，2011.
5) Ueda K : Preventing aspiration pneumonia by oral health care. JMAJ, 54 : 39-43, 2011.
6) Tuomanen EI, et al : Pathogenesis of pneumococcal infection. N Engl J Med, 332 : 1280-1284, 1995.
7) Maruyama T, et al : Efficacy of 23-valent pneumococcal vaccine in preventing pneumonia and improving survival in nursing home residents : double blind, randomised and placebo controlled trial. BMJ, 340 : c1004, 2010.

2 呼吸器感染症

急な意識障害と発熱，循環動態不全に陥った入院患者

> **医師からの問い合わせ**
>
> 入院中の患者さん誤嚥性肺炎のようだけどおすすめの抗菌薬は？

症 例

- **患　者**　88歳　男性，意識障害
- **病　歴**
  3ヵ月前に外傷性くも膜下出血，両側急性硬膜下血腫，右側頭骨骨折のため当院に入院．入院後，外傷性くも膜下出血が原因と考えられる両側脳梗塞を併発．誤嚥性肺炎などもみられたが，加療により状態は安定した．覚醒度も改善したが認知機能は低下，食事摂取量も低下し，脱水・低栄養が進行したため，1ヵ月前にA病院へ転院し胃ろう造設術を施行．リハビリ継続のため当院へ再入院となった．
- **既往歴**　前立腺肥大，高血圧症，メニエール病
- **アレルギー歴**　なし
- **処方薬（現在使用中の薬剤）**
  【内服薬】
  ケトチフェンドライシロップ　　　　1回1mg　　1日2回朝夕食後
  ロラタジン口腔内速溶錠10mg　　　 1回1錠　　1日1回就寝前
  イミダプリル錠2.5mg　　　　　　　1回1錠　　1日1回朝食後
  耐性乳酸菌製剤　　　　　　　　　　1回2g　　 1日3回毎食後
  溶性ピロリン酸第二鉄シロップ　　　1回10mL　 1日1回朝食後
  シロドシン錠4mg　　　　　　　　　1回1錠　　1日1回夕食後
  エスタゾラム錠2mg　　　　　　　　1回1錠　　1日1回就寝前
  ブロムヘキシン錠4mg　　　　　　　1回1錠　　1日2回朝夕食後
  【注射薬】
  アセテートリンゲル液500mL　　24時間点滴静注
  3号輸液500mL　　　　　　　　24時間点滴静注
  スルバクタム/アンピシリン（SBT/ABPC）　1回1.5g1日4回点滴静注の指示で1回目投与中
- **身体所見（コンサルト時）**
  身　長：170cm，体重：50kg
  全身状態：かなり悪い
  バイタルサイン：血圧75/40mmHg，脈拍95/分，呼吸35/分，体温38.2℃，SpO$_2$ 70%（室内気）
  　　　　　　　SpO$_2$ 90%（FiO$_2$ 0.7, PEEP 4cmH$_2$O, Mode：SIMV）
  意　識：Japan Coma Scale（JCS）：Ⅱ-30, Glasgow Coma Scale（GCS）：8（E2, V2, M4）
  頭頸部：貧血あり・黄疸なし，咽頭発赤なし
  心　音：整　雑音なし

2 呼吸器感染症

　肺　　音：右肺に湿性ラ音（crackle）あり，喘鳴（wheeze）なし
　腹　　部：平坦軟，圧痛なし
　背　　部：CVA（肋骨脊柱角）叩打痛不明
■ 検査所見
　血液検査：（コンサルト2日前）WBC 19,860/μL（Neutr 76.2%, Baso 0.1%, Eosino 3.5%, → コメント（p 96）
　　　　　　Lympho 16.8%, Mono 3.4%），Hb 8.5g/dL, Hct 28.7%, Plt 22.1×10⁴/μL,
　　　　　　Na 145mEq/L, K 4.7mEq/L, Cl 107mEq/L, BUN 29.9mg/dL, Cr 0.81mg/dL,
　　　　　　Glu 160mg/dL, CRP 9.09mg/dL, AST 23U/L, ALT 19U/L, γ-GTP 13U/L
　胸部単純X線：右中肺野・下肺野および左肺野に浸潤影を認める（図1）
　尿　検　査：タンパク（−），潜血（−），赤血球1〜3/HPF，白血球1〜3/HPF，硝子円柱（−），顆粒円柱（−），
　　　　　　細菌（−）
　喀痰グラム染色：Miller&Jones分類 P3, Geckler分類 5，多核白血球2+，矢印の菌2+，矢頭の菌2+（図2）

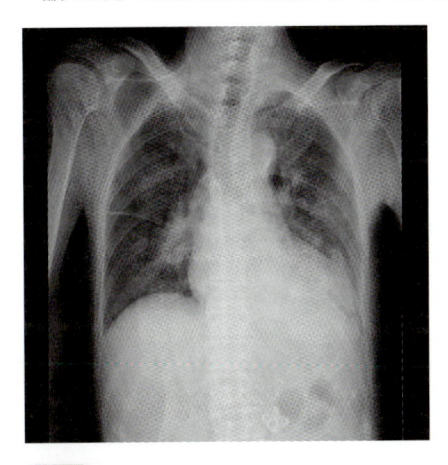

図1　胸部単純X線写真
　　　（コンサルト時：臥位）

図2　喀痰グラム染色所見（起因菌推定）（→口絵 iv）

Q1 ここまでのカルテ情報から，担当医へどんな抗菌薬をおすすめしますか？

抗菌薬の提案に向けた ベッドサイド・外来での情報収集

　情報収集のためベッドサイドに足を運ぶと患者は人工呼吸器を装着され，意識状態もJCS Ⅱ-30で状態はかなり悪そうであった．担当医と看護師に状況を確認すると，午前中はいつもどおりリハビリで廊下を介助歩行していたが，正午頃から呼吸状態の悪化（SpO₂ 70%：室内気，呼吸回数は35/分で頻呼吸），血圧75/40mmHg，脈拍95/分とショック[※1]を呈し，ドパミン3γ（γ＝μg/kg/分）が投与された．病歴から，1ヵ月以内に胃ろう造設の

※1：ショックは通常，血行動態の指標（平均動脈圧＜60mmHg，収縮期血圧＜90mmHg），臨床所見（意識の変容，尿量の低下），そして検査異常所見（血清乳酸値上昇，代謝性アシドーシス）の組み合わせで定義される．

ため他院で抗菌薬処方歴あり，その後も誤嚥性肺炎を発症し，抗菌薬治療（薬剤名不明）を受けていたこと，さらにアレルギー歴がないことを確認した．2日前は血液検査値上，肝機能，腎機能は問題なし．挿管前の動脈血液ガス分析（ABG）の結果はpH 7.383, $PaCO_2$ 48.3Torr, PaO_2 50.3Torr（FiO_2 0.35）であり，これを受け人工呼吸器管理となっていた．また，患者は全身性炎症反応症候群（SIRS）の診断基準（**表1**）[1)]の項目を全て満たしていた．敗血症の重症度を示す指標の一つにSOFA（sepsis-related organ failure assesment）スコア（**表2**）[2)]があり，本症例はP/F ratio（PaO_2/FiO_2比）＝144で3点，心血管系はドパミンが3γで2点，GCS（E2, V2, M4）＝8で3点，尿量が500mL/日以下のため3点で合計11点[※2]であった．初期スコアが11点以上では死亡率が90％と報告されており[3,4)]，かなりシビアな状態ということが分かる．

表1 全身性炎症反応症候群（SIRS）の診断基準

1	体温＞38℃，または＜36℃
2	心拍数＞90/分
3	呼吸数＞20回/分，または$PaCO_2$＜32mmHg
4	白血球＞12,000/mm³，または＜4,000/mm³または桿状核球＞10％

※上記項目のうち2つ以上を満たせばSIRSと診断

（文献1より引用）

前ページ：白血球分画

絶対必要な項目ではないですが，感染症かどうか評価する上でも白血球数だけではなく左方移動の有無をみるために分画も評価したほうがよいと思います．一般的には左方移動とは好中球数が80％以上か，もしくは桿状核球が10％程度以上の場合を指します．

プロブレムリストでここまでの情報を整理！

■ #1 呼吸器症状
  - 頻呼吸，低酸素血症で人工呼吸器装着
  - 膿性痰

表2 SOFAスコア

パラメータの例	スコア 0	1	2	3	4
肺 PaO_2/FiO_2（mmHg）	＞400	＜400	＜300	＜200	＜100
				←補助呼吸→	
凝固系 血小板数（万/μL）	＞15	＜15	＜10	＜5	＜2
肝 ビリルビン（mg/dL）	＜1.2	1.2〜1.9	2.0〜5.9	6.0〜11.9	＞12
心血管系 低血圧	血圧低下なし	MAP＜70mmHg	ドパミン≦5*またはDOB（＋）	ドパミン＞5*またはエピネフリン≦0.1*またはノルエピネフリン≦0.1*	ドパミン＞15*またはエピネフリン＞0.1*またはノルエピネフリン＞0.1*
中枢神経系 GCS	15	13〜14	10〜12	6〜9	＜6
腎 クレアチニン（mg/dL）または尿量	＜1.2	1.2〜1.9	2.0〜3.4	3.4〜4.9 ＜500mL/日	＞5.0 ＜200mL/日

GCS：Glasgow Coma Scale
MAP：平均動脈圧
DOB：ドブタミン
＊：カテコラミンは少なくとも1時間以上投与（＊のついた数字は投与量＝μg/kg/分）

（文献2より引用，一部改変）

- #2 発熱，炎症反応高値
- #3 意識障害
- #4 ショックバイタル
- #5 嚥下障害あり
- #6 1ヵ月以内に胃ろう造設
- #7 1ヵ月以内に誤嚥性肺炎の治療歴あり
- #8 貧血

※2：本症例ではP/F ratio算出の吸入酸素濃度（FiO₂）はマスク換気だったため正確な酸素濃度は出せないが，簡易的に35％として計算してある［＝50.3Torr（mmHg）/0.35＝143.7Torr（mmHg）］．また，ショック時の採血がなかったため，血小板数，ビリルビン値も2日前の採血結果を利用している．

Q2 医師の提示している疾患も含め注意すべき鑑別疾患はありませんか？

A2

抗菌薬の提案と経過

1 抗菌薬提案前の頭の中の鑑別疾患

本症例で鑑別すべき疾患には，以下の4つが考えられる．

A2

薬剤師が注目すべき鑑別疾患4つ
①誤嚥性肺炎
②*Haemophilus influenzae*（インフルエンザ菌）肺炎
③*Staphylococcus aureus*（黄色ブドウ球菌）肺炎
④腎盂腎炎による敗血症

「敗血症」は病名ではありません．鑑別疾患として挙げる場合は「〇〇（病名）による敗血症」というようにしましょう．

a 誤嚥性肺炎

既往に脳梗塞があり，嚥下障害と栄養障害のため胃ろうが造設されていること，他院にて誤嚥性肺炎の既往があることからも誤嚥性肺炎のリスクが高い患者であることは間違いない．しかし，病勢は急でショックに陥るほどの病態であること，良質喀痰のグラム染色所見からpolymicrobial pattern（種々雑多な細菌による感染所見）でもないところが誤嚥性肺炎にしっくりこない印象を受ける．

b インフルエンザ菌（*Haemophilus influenzae*）肺炎

*H. influenzae*は，市中肺炎の起因菌としてもTOP3に入る細菌であり，院内肺炎の起因菌として検出されることも少なくない．特に，呼吸器系に基礎疾患が存在すると起因菌になりやすい．気管支肺炎が多いが大葉性肺炎も生じ得る．他の細菌に比較して培

養されにくく，肺炎球菌（Streptococcus pneumoniae）と同様にグラム染色による培養前の起因菌推定が重要である．現在は，BLNAR[※3]が市中でも増えて問題となっている．耐性機序はペニシリン結合タンパクの親和性低下によるため，β-ラクタマーゼ阻害薬配合ペニシリンであっても耐性は変わらない．治療には第三世代セフェム系薬が用いられる．

c 黄色ブドウ球菌肺炎（MRSA肺炎）

図2の喀痰のグラム染色から貪食されているグラム陽性球菌・塊形成（GPC in cluster）は黄色ブドウ球菌の可能性が考えられた．病院内では喀痰からの分離が緑膿菌に次いで多い菌種であるが，多くの場合は定着菌である．病院内で本菌による院内肺炎を引き起こした場合はMRSAの可能性も高く，抗菌薬選択の際は，状況によっては初めから抗MRSA薬を使用し，培養結果からMRSAを否定できればde-escalationを検討する．

d 腎盂腎炎による敗血症

本症例は感染症が濃厚であるが，SIRSの基準を満たすことから敗血症が示唆され（図3）[1]，さらにショックバイタルであることから敗血症性ショックの状態と考えられる．入院中の患者の敗血症の原因はいろいろ考えられるが，尿路感染（腎盂腎炎）や肺炎から血流感染を起こす可能性や，中心静脈カテーテル留置例であればカテーテル関連血流感染症（CRBSI）のようにデバイス関連の感染症も考えられる．今回のケースではデバイス留置がなく，尿一般検査でも白血球数が少なく，細菌を認めないことから尿路

※3：BLNARとは，β-ラクタマーゼ非産生アンピシリン耐性インフルエンザ菌（β-lactamase-nonproducing ampicillin resistant H. influenzae）の略である．一方，β-ラクタマーゼ産生アンピシリン耐性菌（β-lactamase-producing ampicillin resistant H. influenzae）はBLPARと呼ばれる．

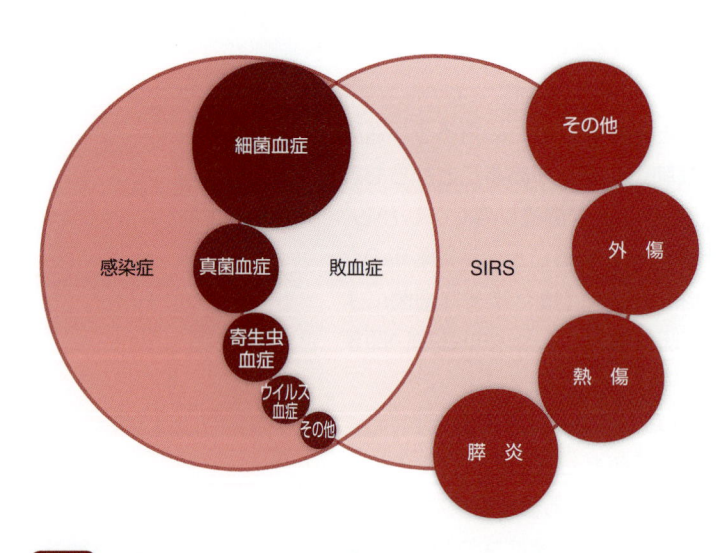

図3 感染症とSIRS，敗血症の関係

（文献1より引用，一部改変）

感染の可能性は低い．

　なお，敗血症とは病態名であり病名ではない．つまり，○○（病名）による敗血症はあるが，「敗血症」という病名はない．

2　起因菌をつめながらの抗菌薬処方提案

　本症例は全身状態が悪く，ショックバイタルであることから迅速な対応が必要なケースである．Surviving Sepsis Campaign 2012 では，抗菌薬投与前の血液培養の実施，敗血症性ショックの発現から1時間以内の広域抗菌薬の投与，昇圧薬はノルエピネフリンが第一選択に挙げられ平均動脈圧を65mmHg以上に維持するよう推奨されている[5]．血液培養は実施されていなかったが抗菌薬がすでに投与されていたため追加の血液培養の実施は提案しなかった．

▶**A1**　喀痰は良質検体でグラム染色所見は，上皮細胞をほとんど認めず，白血球多数，視野一面に広がるグラム陰性短桿菌（GNCB）と白血球に貪食されたGPC in clusterが認められた（**図2**）．米国胸部学会（ATS）/感染症学会（IDSA）院内肺炎ガイドライン[6]における多剤耐性菌の危険因子（**表3**）から今回のケースは耐性傾向が強いと考えられ，GNCBはインフルエンザ菌に特徴的な所見であり，過去の抗菌薬の使用歴も含めるとBLNARの可能性が考えられた．また，GPC in clusterはMRSAの可能性が考えられた．誤嚥性肺炎に特徴的なpolymicrobial patternではないことからも，誤嚥性肺炎よりは，インフルエンザ菌による一般細菌性肺炎の可能性が考えられた．一般的に，MRSA肺炎ではグラム染色上GPC in clusterはシート状にみえることが多く，本症例ではそこまではみえてはいない．しかし，重症度も高く，少ないながらも貪食像を認めたため，MRSAをカバーから外すことはできないと判断し，セフトリアキソン（CTRX）1回2g 1日2回点滴静注とバンコマイシン（VCM）1回1g 1日2回点滴静注の併用治療への切り替えを提案した．ここで，VCMの投与量は循環動態不全で乏尿となっているためVCMの蓄積も考えられたが，血中濃度が上昇するまでは待てない患者のため，過量投与気味ではあるが，3日目の血中濃度をもとに用量調節することを前提にしている．提案後SBT/ABPCは中止となり，CTRXとVCMが開始となった．

3　モニタリング（経過観察）

　肺炎があるため呼吸状態はもちろんのこと，敗血症性ショックを起こしている患者のモニタリングは全身管理が必要であり，循

表3 院内肺炎における多剤耐性菌の危険因子

- 90日以内の抗菌薬投与
- 5日間以上の最近の入院
- 抗菌薬耐性菌の分離頻度の高い地域や病院部門にいた
- HAP（院内肺炎）の危険因子がある
  ・90日以内に2日以上の入院歴
  ・ナーシングホームや介護施設に居住している
  ・在宅輸液療法中
  ・30日以内に慢性透析を受けた
  ・在宅創傷加療
  ・多剤耐性菌感染をしている家族がいる
- 免疫が抑制される疾患あるいは治療歴

（文献6より引用）

環動態，尿量，意識レベルも重要なモニタリング項目である．

ドパミンは3γから開始となり，ノルエピネフリンもドパミン開始から6時間後に0.05γから開始となった．第2病日にはドパミンは16γ，ノルエピネフリンは0.1γまでそれぞれ漸増となり，血圧は100/50mmHg台で推移した．初日の尿量は24時間で300mLと乏尿であったが，カテコラミンの投与に伴い第2，第3病日は24時間で1,300mL前後とプラスバランスであるものの尿量は確保された．

第3病日の投与前（4回投与後）のVCMの血中濃度は33.6μg/mLであった．乏尿期もあり予測半減期は約32時間と案の定，延長していた．そこで，トラフ濃度を20μg/mL程度で推移させるため1日半（3回分）休薬し，その後，1回0.5g 1日2回点滴静注での再開を提案し，オーダーとなった．Crの一時的な上昇は認められたものの，薬剤性の腎障害とは考えられず，用量調節後は臨床症状の改善とともに尿量も確保され，Cr値も正常化した．

原則，TDMの際の採血は定常状態で行う．しかし，敗血症性ショックを起こしているような腎機能が不安定なケースでは，有効性の確保，副作用の回避の意味でもVCMの採血を5回目投与直前にこだわらず，早める方がよい．『抗菌薬TDMガイドライン』[7]では，重篤な感染症・院内肺炎における良好な臨床効果を得るためのトラフ値は15～20μg/mLが推奨され，トラフ値20μg/mL以上は腎毒性の発現が高率となるため推奨されていない．初期投与設計では腎機能正常例において1回15～20mg/kg（実測体重）を12時間ごとに投与することが推奨され，早期に血中濃度を上げるため初回のみローディングドーズ25～30mg/kgを考慮するとされている．

第4病日のABGの結果はpH 7.399，$PaCO_2$ 58.3Torr，PaO_2 342.8Torr（FiO_2 1.0，PEEP 8cmH_2O）と酸素化が改善されてきたため，FiO_2が0.7へ減少となった．また，ドパミンのテーパリング（漸減）が開始となった．第5病日にはJCS 3まで回復，体動も上昇し，FiO_2は0.5へ設定変更となった．ノルエピネフリンのテーパリングも開始となった．血圧は100/60mmHg前後をキープしながら推移した．

第6病日に初日の喀痰培養同定結果が報告された．

S. aureus（MRSA）（1＋）
H. influenzae（Low-BLNAR）（3＋）
α-*Streptococcus*（口腔常在菌）（1＋）

初日にグラム染色で推定した細菌が同定され，当然上記2菌種にはSBT/ABPCは耐性であった．治療中のVCMはMRSAに，CTRXは H. influenzae にそれぞれ感性(S)であった．

第7病日には循環動態が安定してきたためドパミンが中止となり，FiO₂は0.4へ設定変更となった．抗菌薬の有効性評価のため喀痰のグラム染色と培養が実施された．検体は膿性の良質検体でグラム染色所見は白血球が認められるものの細菌は認められず，現在の抗菌薬が奏効していると判断した(図4)．先述のSurviving Sepsis Campaign 2012[5]では，毎日抗菌薬を評価し最適治療へ変更可能な場合はde-escalationも検討するとされている．可能であればこれらを検討するが，今回の症例では，培養結果からde-escalationは不可能で，現在の治療の継続を提案した．

第10病日，抗菌薬，およびノルエピネフリンが中止となった．Hb 6.8g/dLと貧血が進んだため放射線照射赤血球濃厚液-LR (Ir-RBC-LR) 1単位をこの日より3日間実施となった．

第12病日に第7病日に採取した喀痰培養の同定結果が報告される．

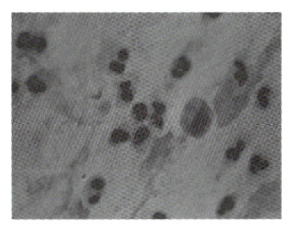

図4 喀痰グラム染色所見（有効性評価）(→口絵 iv)

P. aeruginosa (1＋)

Q3 この喀痰の細菌培養同定結果の解釈と対応で妥当なものは？
- *P. aeruginosa*（緑膿菌）が検出され菌交代で緑膿菌肺炎を起こしていると考えられ，タゾバクタム/ピペラシリン(TAZ/PIPC) 1日4.5g 1日4回点滴静注で早急に治療を再開するよう担当医へ提案する．
- 緑膿菌しか検出されておらず，治療開始前に培養で同定されたMRSAとインフルエンザ菌が検出されていないこと，循環動態，呼吸状態ともに安定してきているため，このまま経過観察を提案する．
- 人工呼吸器装着中に緑膿菌が検出されたことから，人工呼吸器関連肺炎(VAP)として嫌気性菌カバーも含めてメロペネム(MEPM) 1日1g 1日3回点滴静注の14日間投与を担当医へ提案する．

A3 上記選択肢3つの中では，治療開始時の喀痰のグラム染色所見と臨床症状の改善から培養結果の解釈は「上から2番目」が妥当と考えられる．治療経過中の培養検査では，スペクトルを外した細菌が検出されることが多く，治療のターゲットとした細菌が生えないことは治療の成功を裏付ける情報の一つとなる．呼吸器検体(喀痰や気管吸引痰など)では，常在していた細菌が減少し，菌交代を起こして緑膿菌や，MRSA，カンジダなどが検出されるこ

とがよくある．この時の培養結果の解釈は，多くの場合は，起因菌の可能性は低く，それらしか同定できないくらい抗菌薬で一通り起因菌を含めた細菌を叩いた後の状況をみていることを認識しておく必要がある．決して「検出される＝起因菌＝治療対象」と短絡的に考えないことが，抗菌薬の適正使用には大切なことである．ただし，易感染宿主で好中球減少状態などの場合は，内因性感染の懸念もあるため予防的に抗菌薬投与が必要なケースもある．

第14病日ABGではpH 7.484，$PaCO_2$ 52.6Torr，PaO_2 93.7Torr（FiO_2 0.3，PEEP 8cmH_2O，Hb 9.2g/dL）と呼吸状態の改善が認められ，第15病日に抜管となりSpO_2 96%（O_2 35% 5L マスク）で呼吸はやや浅い状態であったが安定しており，血圧は121/51mmHgであった．

■ 検査所見
（第3病日）
　血液検査：WBC 36,800/μL，Hb 8.6g/dL，Hct 27.7%，
　　　　　　Plt 21.3×10^4/μL，Na 152mEq/L，K 5.2mEq/L，
　　　　　　Cl 111mEq/L，BUN 45.5mg/dL，Cr 1.14mg/dL，
　　　　　　Glu 102mg/dL，CRP 26.70mg/dL，
　　　　　　β-D-グルカン 13.0pg/mL，カンジダ抗原 4倍希釈陽性[※4]
（第7病日）
　血液検査：WBC 11,100/μL，Hb 7.3g/dL，Hct 24.4%，
　　　　　　Plt 20.3×10^4/μL，Na 154mEq/L，K 5.4mEq/L，
　　　　　　Cl 113mEq/L，BUN 41.5mg/dL，Cr 0.93mg/dL，
　　　　　　Glu 113mg/dL，CRP 8.43mg/dL，AST 167U/L，
　　　　　　ALT 154U/L，γ-GTP 51U/L
（第10病日）
　血液検査：WBC 11,200/μL，Hb 6.8g/dL，Hct 21.6%，
　　　　　　Plt 40.4×10^4/μL，Na 149mEq/L，K 4.9mEq/L，
　　　　　　Cl 109mEq/L，BUN 32.4mg/dL，Cr 0.73mg/dL，
　　　　　　Glu 100mg/dL，CRP 2.77mg/dL，AST 59U/L，
　　　　　　ALT 100U/L，γ-GTP 51U/L
（第16病日）
　血液検査：WBC 10,380/μL，Hb 10.5g/dL，Hct 37.7%，
　　　　　　Plt 50.6×10^4/μL，Na 143mEq/L，K 5.4mEq/L，
　　　　　　Cl 102mEq/L，BUN 20.0mg/dL，Cr 0.79mg/dL，
　　　　　　Glu 100mg/dL，CRP 0.69mg/dL，AST 21U/L，
　　　　　　ALT 26U/L，γ-GTP 40U/L

※4：カンジダ抗原は，侵襲性カンジダ症（カンジダ血症，肝脾カンジダ，カンジダ肺炎，中枢神経系カンジダ症など）の確認に利用される．偽陽性にカンジダの腸管内定着，他の深在性真菌症（アスペルギルス症，クリプトコッカス症など），リウマチ因子強陽性，腎機能不全（Cr高値）で陽性の可能性があるため，確定診断のためには真菌検査が不可欠である．判定基準値を好中球減少患者では低く（2～4倍），非減少患者では高めに（4～8倍）に設定する．

第19病日よりリハビリが開始となり，第26病日には酸素投与も中止となった．

胸部写真は，治療2週間後は図5で両側肺野に浸潤影が認められ，1ヵ月間は胸水と考えられる陰影も認められ，なかなか画像上の改善は認められなかったが，5週間後の写真では改善が認め

図5 胸部単純X線（治療2週間後：臥位）

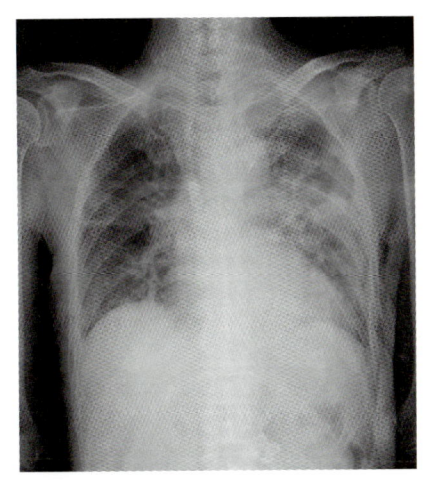

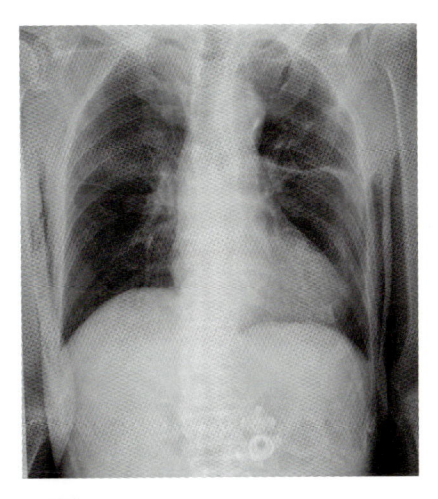

図6 胸部単純X線（治療5週間後：臥位）

られた（**図6**）．重症肺炎の場合は画像所見上，改善が認められるまでに時間がかかることもあると再認識させられた症例であった．患者は治療後，リハビリを継続し療養型の施設へ転院となった．治療1ヵ月間の臨床経過は**図7**参照．

4　施設による治療へのアプローチの違い

a 院内で培養検査もグラム染色もできない場合

　敗血症性ショックを起こしている患者への対応は，起因菌を絞って抗菌薬投与というよりは，考え得る起因菌を漏らさず叩くというスタンスにウエイトが移る．グラム染色をできない施設であっても，治療初期に適切な検体採取の後，広域抗菌薬の開始を提案し，後日de-escalationが可能であれば最適抗菌薬へ変更を提案する．そういう意味では院内でグラム染色できる・できないにかかわらず初期治療を迅速に開始することが重要となる．

b 院内でグラム染色をできる場合

　今回の症例のように，敗血症性ショックを起こしている患者に対し，抗緑膿菌活性を外した抗菌薬の投与はなかなか難しいかもしれないが，可能な限り起因菌を絞る努力は，感染症診療の原則で重要である．治療開始時に広域抗菌薬で開始した後，最適治療薬への変更が可能であればそちらに変更することは上記施設と同様である．

図7 臨床経過

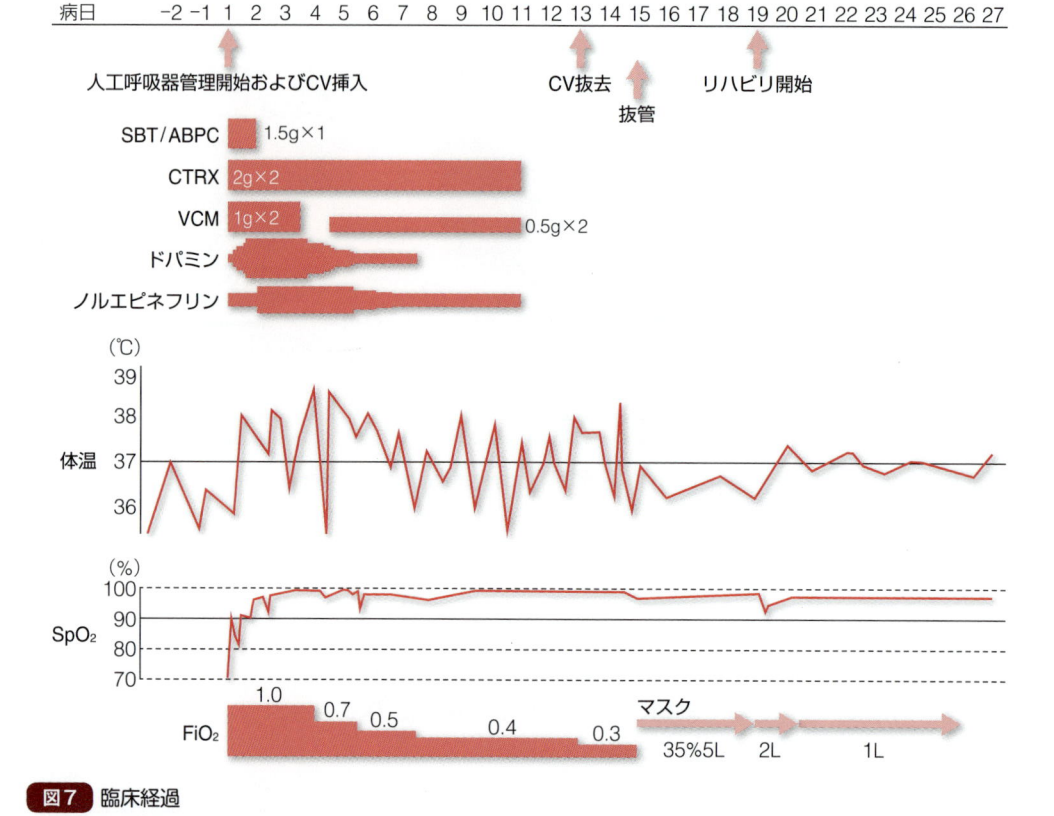

本症例から学んださらなる一歩

　本症例のショックに陥る2日前の採血結果では，炎症反応が高値で何かしらの感染症の徴候があったのかもしれない．いつもと違う症状を早期に発見し，治療を開始していたらショックに陥らずに済んだかもしれない．高齢者の感染症は，臨床症状がはっきりしないことも多く，症状が出るのはかなり病状が悪くなってからのことが多いので要注意である．免疫抑制患者も同様と考えられる．

　また，VCM投与については，投与翌日にトラフ値が早期に20μg/mLに到達したのを確認してから，維持投与量を設計した方がもっとスマートだったかもしれない．結果として治療は成功したが，抗菌薬投与後であっても，起因菌をつめるために血液培養実施を提案してもよかったかもしれない．

　人工呼吸器管理開始の際，PEEP※5に関しては脳圧上昇や血圧低下など難しいケースもあるが，PEEPをもう少しかけて，ABG

> 「いつもと違う」この感覚を薬剤師も大切にしたいですね．多くのケースでは看護師が気付くかもしれませんが，薬剤師も早期に患者の異常を察知できるようになりたいものです．

※5：呼気終末陽圧(positive end-expiratory pressure；PEEP)とは，人工呼吸時に呼気時の気道内圧を平圧に戻さず，陽圧を維持することをいう．気道内圧を常に陽圧に保っておくと，機能的残気量(FRC)が増加して，肺胞虚脱や気道の閉塞を起こしにくくなり，

のモニタリング下で早期のFiO₂の低下について担当医とコミュニケーションを図れれば，より質の高い肺炎治療を実践できるであろう．肺胞がしぼんだ状態で一所懸命広域抗菌薬を使用して，「呼吸状態が良くならないね」とはならないように抗菌薬の効果を最大限に発揮し，臓器の状態も改善させるようなアプローチが大切と考える．

吸気相において肺の膨張を容易にする効果がある．PEEPをかけることによる欠点（副作用）としては，心拍出量の減少，低血圧，低酸素の悪化，圧外傷（気胸），頭蓋内圧の上昇，尿量の低下などがある．

プロフェッショナルな対応の極意！

▶▶ 抗菌薬を提案する前に必ず患者背景と患者バイタルを確認する！
▶▶ 「待てる状態」「待てない状態」の正しい判断を！（同時にDNAR[※6]の有無の確認！）
▶▶ 待てない状態では，一刻も早く循環動態の改善を図りつつ広域抗菌薬を投与する！
▶▶ 肺炎の治療効果は，臓器特異的なパラメータと全身状態を総合的に評価する！
▶▶ 今回の喀痰のグラム染色所見のポイントは，視野一面に広がるグラム陰性短桿菌（GNCB）と白血球に貪食されたグラム陽性球菌・塊形成（GPC in cluster）！
▶▶ 重症肺炎の完治には，抗菌薬を中止してからも数日を要することがある！（抗菌薬が効いてないわけではない）
▶▶ 高齢者の感染症では，発症初期には非特異的な所見（食欲低下，調子が悪いなど）しかない場合があり，特異的所見（呼吸器症状等）が出た時には相当悪いケースもある！
▶▶ 感染症の初期症状を見逃さない努力を！見逃してもすぐに軌道修正できる対応を！

※6：DNAR (do not attempt resuscitation)とは，患者本人または患者の利益に関わる代理者の意思決定を受けて心肺蘇生法を行わないことである．ただし，患者ないし代理者へのインフォームド・コンセントと社会的な患者の医療拒否権の保障が前提となる．

医師から薬剤師へのアドバイス

- 本症例は最初の喀痰グラム染色でグラム陰性桿菌がみえているため，重症度の軸からもインフルエンザ菌のみに絞った抗菌薬の選択にするかの判断は難しいかもしれません．薬剤師のみの判断の場合は抗緑膿菌作用の抗菌薬併用はやむなしかもしれません．
- しかし，重症度が高くない場合には主治医との相談の上決めるとよいでしょう．喀痰培養から検出された菌は必ずしも感染を起こしているとは限りません．喀痰からMRSAが出ても，緑膿菌が出ても起因菌とは限りません．

- 喀痰培養から出たMRSAや緑膿菌が起因菌ではないと言えるのは，それを治療しないレジュメで患者が良くなるのをみる以外に最終的にはありません．本症例も途中の緑膿菌を治療対象としていたら起因菌ではないかなどは判断不能です．
- 院内肺炎なので耐性菌のリスクがあるからという理由のみで「抗MRSA薬＋抗緑膿菌作用の抗菌薬」で開始するのはたやすいですが，それで治療完遂する覚悟があることが前提になります．
- 本症例のように臓器特異的なパラメータに注意しながら主治医と一緒に判断することが重要と感じます．

引用文献

1) Bone RC, et al : Definitions for sepsis and organ failure and guidelines for the use of innovative therapies in sepsis. The ACCP/SCCM Consensus Conference Committee. American College of Chest Physicians/Society of Critical Care Medicine. 1992. Chest, 136 (5 Suppl) : e28, 2009.
2) Vincent JL, et al : The SOFA (sepsis-related organ failure assessment) score to describe organ dysfunction/failure. On behalf of the Working Group on Sepsis-Related Problems of the European Society of Intensive Care Medicine. Intensive Care Med, 22 : 707-710, 1996.
3) Ferreira FL, et al : Serial evaluation of the SOFA score to predict outcome in critically ill patients. JAMA, 286 : 1754-1758, 2001.
4) Acharya SP, et al : Application of "the Sequential Organ Failure Assessment (SOFA) score" in predicting outcome in ICU patients with SIRS. Kathmandu Univ Med J (KUMJ), 5 : 475-483, 2007.
5) Dellinger RP, et al : Surviving Sepsis Campaign : international guidelines for management of severe sepsis and septic shock, 2012. Intensive Care Med, 39 : 165-228, 2013.
6) American Thoracic Society, et al : Guidelines for the management of adults with hospital-acquired, ventilator-associated, and healthcare-associated pneumonia. Am J Respir Crit Care Med, 171 : 388-416, 2005.
7) 日本化学療法学会 抗菌薬TDMガイドライン作成委員会ほか編：抗菌薬TDMガイドライン，日本化学療法学会，2012.

2 呼吸器感染症

入院中息苦しさと倦怠感を訴えた患者

医師からの問い合わせ

入院中の患者さん肺炎のようだけどおすすめの抗菌薬は？

症例

- **患　者**　88歳　男性，パーキンソン病の既往
- **現病歴**
　9年前発症のパーキンソン病でA病院へ通院．徐々に日常生活動作（ADL）が低下し，A病院への通院困難となってきたこと，転倒頻回で，救急病院にかかったりしているため，3ヵ月前に当院外来初診．投薬調節とリハビリ目的で，2ヵ月前に入院となっていた．2日前より発熱および気道症状を認め，かぜの診断で総合感冒薬を処方されたが，解熱せず気道症状も改善しないため，各種検査を実施後，肺炎と診断された．
- **既往歴**　腰椎圧迫骨折（4年前手術），前立腺癌（5年前B病院で手術），膀胱癌（5年前B病院で手術），パーキンソン病（9年前）
- **アレルギー歴**　なし
- **社会歴**　喫煙歴：なし　飲酒：ほとんど飲まない
- **処方薬（現在使用中の薬剤）**

【内服薬】

テプレノンカプセル50mg	1回1カプセル	1日3回毎食後
グルコン酸カリウム製剤(2.5mEq/1錠)	1回2錠	1日3回毎食後
ゾニサミド錠25mg	1回1錠	1日1回朝食後
ドロキシドパ口腔内崩壊錠100mg	1回1錠	1日2回朝夕食後
アマンタジン製剤50mg	1回1錠	1日2回朝夕食後
ロピニロール錠1mg	1回1錠	1日2回朝夕食後
レボドパ・ベンセラジド製剤	（朝2錠-昼2錠-夕1錠）	1日3回毎食後
トラセミド錠4mg	1回1錠	1日1回朝食後
フルタミド錠125mg	1回1錠	1日2回朝夕食後
2日前より非ピリン系総合感冒薬顆粒	1回1g	1日3回毎食後

- **身体所見**
　身　　長：147cm，体重：46kg
　全身状態：それほど悪くはない
　バイタルサイン：血圧110/70mmHg，脈拍80/分，呼吸数28/分，体温37.5℃，SpO₂ 91%（室内気）
　頭 頸 部：貧血・黄疸なし，咽頭発赤なし
　心　　音：整　雑音なし
　肺　　音：湿性ラ音（crackle）あり，喘鳴（wheeze）なし
　腹　　部：平坦軟，圧痛なし
　背　　部：CVA（肋骨脊柱角）叩打痛なし

■ 検査所見
血液検査：（治療開始時）WBC 7,000/μL, Hb 11.1g/dL, Hct 33.2%, Plt 21.5×10⁴/μL, Na 136mEq/L, K 3.9mEq/L, Cl 100mEq/L, BUN 27.5mg/dL, Cr 0.66mg/dL, Glu 153mg/dL, CRP 17.36mg/dL
前立腺特異抗原(PSA)：0.163ng/mL（1年前），0.855ng/mL（9ヵ月前），2.536ng/mL（6ヵ月前），9.493ng/mL（4ヵ月前）
胸部単純X線：右下肺に浸潤影あり(図1)
尿検査：タンパク(−)，潜血(−)，赤血球1〜3/HPF，白血球6〜20/HPF，硝子円柱(−)，顆粒円柱(−)，細菌(−)
喀痰グラム染色：Miller&Jones分類 P1, Geckler分類 4, 多核白血球1＋，矢印の菌2＋(図2, 3)

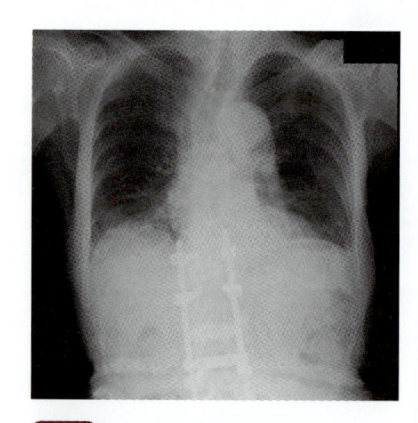

図1　胸部単純X線写真(臥位)

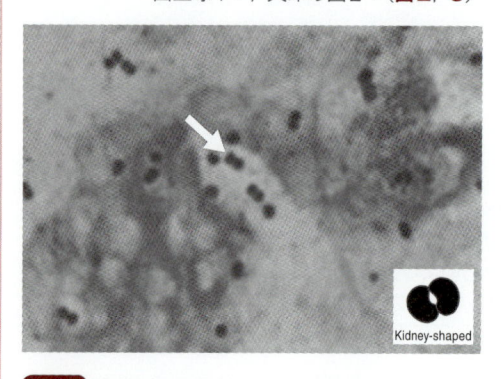

図2　喀痰グラム染色所見(起因菌推定)　(→口絵 v)

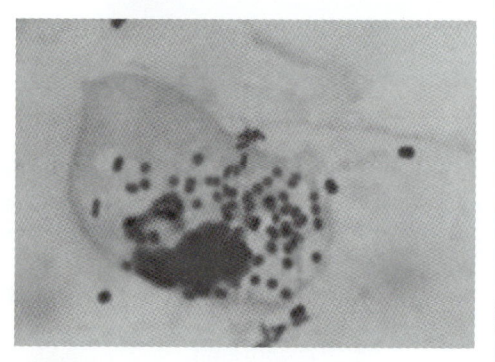

図3　喀痰グラム染色所見(起因菌推定)　(→口絵 v)

Q1 ここまでのカルテ情報から，担当医へどんな抗菌薬をおすすめしますか？

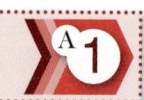

抗菌薬の提案に向けたベッドサイド・外来での情報収集

患者は，ベッドに横になり，努力呼吸で少し苦しそうにしているが，意識状態は良く会話可能であった．酸素投与はされておらず，室内気でSpO₂は91％で息苦しさを訴えていた．食べ物の飲み込みにくさの自覚症状はなく，明らかな誤嚥のエピソードもない．血圧は160/65mmHg，脈拍は75/分．

カルテを確認すると，2日前から37℃台の発熱があり，昨日は最高体温が38.3℃まで上昇していた．この時，血圧や脈拍に大

きな変化は認めず，2日前より非ピリン系総合感冒薬が処方となっていたが，服用後も発熱が続くため，胸部X線写真の確認と喀痰培養が実施となっていた．幸い総合感冒薬の抗コリン作用による尿路の閉塞などはなく，尿回数も1日6〜8回でいつもどおり出ていると話されている．CVA叩打痛はなかった．既往歴から慢性閉塞性肺疾患（COPD）がないこと，アレルギー歴がないことを確認した．

　前立腺癌については，泌尿器科病院にてホルモン療法を施行していたが，PSAの上昇から再燃していることを指摘され，内服薬がビカルタミドからフルタミドへと2ヵ月前に変更となっていた．今後の治療方針は難しいが，通院できる間はホルモン療法を継続する計画となっていた．

　院内肺炎の重症度分類には，日本呼吸器学会の生命予後予測因子を利用したI-ROAD分類（図4）[1]があり，重症度によりターゲットとする細菌および推奨抗菌薬が挙げられている．本症例の重症度は，図4のフローチャートから生命予後予測因子で悪性腫瘍と年齢の2項目が該当し，肺炎重症度規定因子ではCRPは20mg/dL以下，胸部X線写真陰影の拡がりも該当せず軽症群（A群）となる．

> こういう薬剤性のものを適切に薬剤師さんが確認し指摘するのはすばらしいですね．UTIのリスクに十分なります．良くも悪くもPolypharmacy時代の処方内容のチェックを積極的によろしくお願いします．

1. 生命予後予測因子

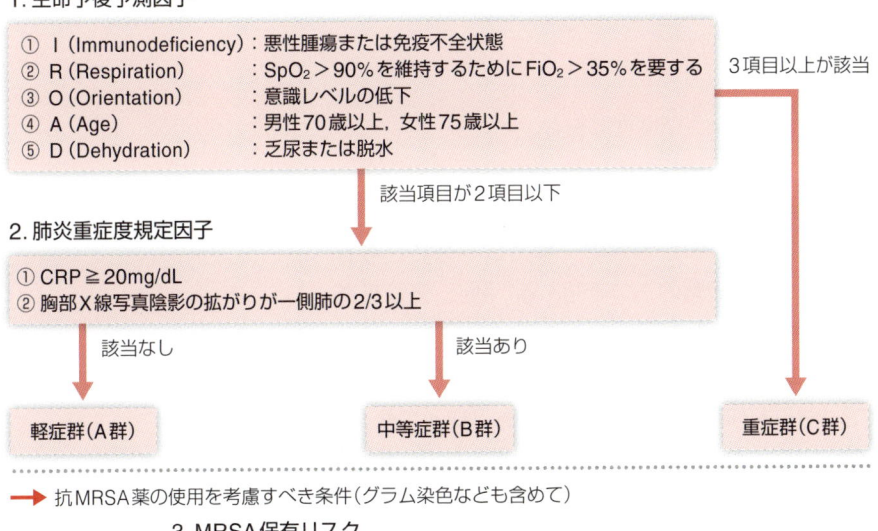

① I（Immunodeficiency）：悪性腫瘍または免疫不全状態
② R（Respiration）：SpO_2＞90％を維持するためにFiO_2＞35％を要する
③ O（Orientation）：意識レベルの低下
④ A（Age）：男性70歳以上，女性75歳以上
⑤ D（Dehydration）：乏尿または脱水

3項目以上が該当

該当項目が2項目以下

2. 肺炎重症度規定因子

① CRP≧20mg/dL
② 胸部X線写真陰影の拡がりが一側肺の2/3以上

該当なし → 軽症群（A群）
該当あり → 中等症群（B群）
重症群（C群）

→ 抗MRSA薬の使用を考慮すべき条件（グラム染色なども含めて）

3. MRSA保有リスク

① 長期（2週間程度）の抗菌薬投与
② 長期入院の既往
③ MRSA感染やコロナイゼーションの既往

図4　院内肺炎の重症度分類

（文献1より転載）

> **プロブレムリストでここまでの情報を整理！**
> - #1 呼吸器症状あり
>   - －頻呼吸（呼吸回数28/分）
>   - －SpO$_2$ 91％（室内気）
>   - －膿性痰
> - #2 発熱，炎症反応高値
> - #3 前立腺癌（PSA上昇傾向）
> - #4 膀胱癌
> - #5 パーキンソン病

Q2 医師の提示している疾患も含め注意すべき鑑別疾患はありませんか？　A2

抗菌薬の提案と経過

1 抗菌薬提案前の頭の中の鑑別疾患

本症例で鑑別すべき疾患は，以下の3つが考えられる．

A2 薬剤師が注目すべき鑑別疾患3つ
① *Moraxella catarrhalis* 肺炎
② 誤嚥性肺炎
③ 肺転移およびそれに伴う閉塞性肺炎

a *M. catarrhalis* 肺炎

M. catarrhalis は市中肺炎の起因菌の一種として有名である．COPD急性増悪時の3大起因菌の一つでもある．肺炎，気管支炎，急性中耳炎・副鼻腔炎の重要な起因菌の一つである．

黄色ブドウ球菌や多くのグラム陰性桿菌のような院内感染の起因菌ではないが，時に院内感染を起こし，アウトブレイクを引き起こすことが知られている．院内感染の危険因子として，個室ではない一般病室，冬から春にかけての季節性などが挙げられる[2,3]．

喀痰のグラム染色所見（**図2，3**）から本菌による肺炎の可能性が高いと考えられた．

b 誤嚥性肺炎

今回の症例は基礎疾患にパーキンソン病があり，嚥下障害の自覚はないものの神経変性疾患があることから不顕性誤嚥

(silent aspiration)のリスクは高い[4]．今回のケースは，鏡検上，polymicrobial pattern（複数菌感染の所見）ではないこと，嚥下障害は特に認めないことから，誤嚥性肺炎の可能性は低いと考えられた．ただし，上気道に定着したM. catarrhalisの誤嚥の可能性は否定できない．

c 前立腺癌転移（肺転移およびそれに伴う閉塞性肺炎）

前立腺癌自体では発熱が比較的少ないこと，尿回数などは特に変わらないことから，他の部位への転移による腫瘍熱の可能性も考えられた．臨床症状として気道症状があるため肺転移とそれに伴う閉塞性肺炎も考えられる．前立腺癌術後のPSA[※1]値の上昇は，原発巣の残存によるものか，転移病変によるものか，あるいは両者によるものなのかが主要な問題となる．前立腺癌は症状と患者のQOL，ADLを勘案し治療介入すべきかどうかが決定される．本症例は再燃が考えられ，内服薬が変更となっていた．

2 起因菌をつめながらの抗菌薬処方提案

『成人院内肺炎診療ガイドライン』[1]では，軽症群（A群）に対する抗菌薬として，起因菌として高率なStreptococcus pneumoniae（肺炎球菌），Haemophilus influenzae（インフルエンザ菌），Klebsiella属などを標的としたセフトリアキソン（CTRX），スルバクタム/アンピシリン（SBT/ABPC）を挙げている．また，耐性菌が検出された場合には，その結果に応じて抗菌薬を追加または変更するとしている．

今回のケースの喀痰のグラム染色所見では，形態的にはKidney-shapedと形容されるソラマメ型の球菌が2つペアになったグラム陰性双球菌（GNDC）が認められたことから（図2），M. catarrhalisと考えられた．M. catarrhalisは気管支肺炎を起こすことが知られ，単純X線では，細気管支周囲の炎症を示す細葉性陰影が初期像で，細葉性陰影，小葉性陰影や癒合影が区域性に分布するのが典型とされる．気管支内滲出物などにより容積減少，無気肺を起こすこともある．近年では，肺炎の早期抗菌薬治療により，ほぼ全ての細菌が気管支肺炎の形を取り得ると考えられている[5]．

A1 黄色ブドウ球菌同様，M. catarrhalisも9割以上がβ-ラクタマーゼ（ペニシリナーゼ）を産生する[6,7]．したがって，選択する抗菌薬としては，β-ラクタマーゼ阻害薬配合ペニシリンをはじめ，セファマイシン系や第三世代セフェム系などのβ-ラクタマーゼに安定なβ-ラクタム系，マクロライド系，テトラサイク

※1：前立腺特異抗原（PSA）は，前立腺癌の早期発見を目的にスクリーニングに利用される指標である．2013年の5月に，米国泌尿器科学会（American Urological Association）は，55〜69歳の男性は陽性の際，前立腺生検などのリスクよりもベネフィットが得られるとして，この年齢層のスクリーニングを推奨する立場を示した．逆に，この年齢層から外れるケースはルーチンでの検査は推奨していない．

リン系，アミノグリコシド系などの抗菌薬が挙げられるが，臨床症状を勘案しながら，初期治療はβ-ラクタマーゼ阻害薬配合ペニシリン抗菌薬で十分治療可能なことが多い．フルオロキノロン系抗菌薬にも感受性はよいが，濫用を避ける上でも，第一選択にはSBT/ABPCを持ってきたい．中にはショックや臓器不全を伴うほどの重症例も存在し，その場合は第三世代セフェム系抗菌薬やカルバペネム系抗菌薬の最大量を用いる．

今回のケースは全身状態がそれほど悪くないため，SBT/ABPC 1回1.5g 1日4回点滴静注※2を提案したところ，実施となった．

※2：SBT/ABPCは2012年8月に添付文書が改訂となり，用法・用量はそれまでの最大1日6gから1日12g（3g×4）となった．腎機能が悪くなければ3g×3から×4のしっかりとした用量で処方提案を実施したい．

3　モニタリング（経過観察）

肺炎の治療経過を観察する項目には，臓器特異的なパラメータである呼吸数や呼吸苦，呼吸音や咳嗽のほか，非特異的な体温や白血球数，CRPなどがある．治療経過中，これらをモニタリングしながら抗菌薬の効果を評価していく．

CRPは感染症に対する臓器非特異的なパラメータであり，感染症以外の疾患でも上昇するため本数値だけを盲信してもいけないが，一般的なCRPの経過推移を知っておくことは，自然経過を理解する上での参考となる．検査の本質を理解した上で利用できるものは何でも貪欲に利用するスタンスが健全だと考える．図5にCRPの経過推移の例を示す．日常注意すべきは初回のCRP測定のタイミングが早い場合（多くの入院患者はここにあてはま

> 薬剤師に限らず，医師の中にも治療開始時はCRPを点として捉え，効果判定には線で捉えている人もたまに目にします．この検査値自体が動的パラメータの1点をスナップショットで見ているだけという側面があることを理解できるとより患者の評価に有効に利用できると思います．

> CRPは良い悪いではなく，「臓器特異的ではないひとつのパラメータ」にすぎないということを忘れないで，丁寧な解釈をすることが重要です．特に，臓器特異的なパラメータが改善していてもCRPの数値の絶対値の威力に負けてしまうのは本末転倒かもしれません．医師とのコミュニケーションツールとして賢く使う，というのがいいかと思います．

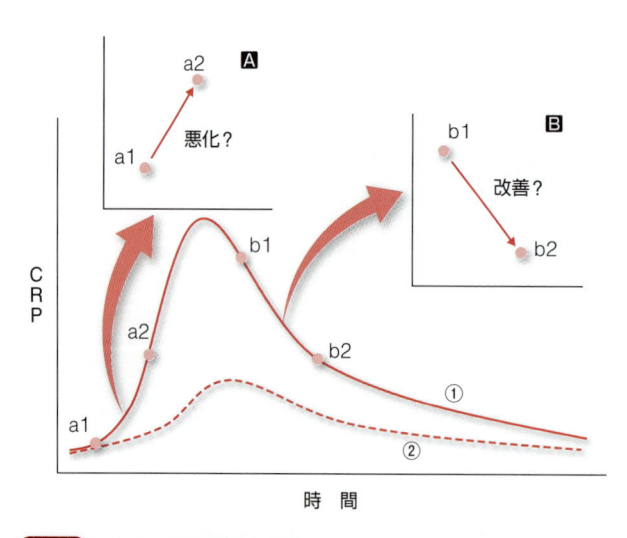

図5 CRPの時系列推移の例
高齢者などでは重症度にかかわらず②のような経過をとることもある．

る），次のCRP値が見た目で，上昇していた場合である．つまり，**図5**のa1-a2およびa1-b2などの測定点を結んだ時に臨床経過が良くなっているにもかかわらず，「CRPが上昇していて，抗菌薬が効いていないからもっと広域の抗菌薬へ変更しよう！」などという誤謬に陥らないことがCRP値をモニタリングする上では肝要である．これを理解していれば，前述の院内肺炎の重症度分類についても「CRPが項目に入っているから使えない」とは考えず，診断時のCRP値を基準にしているため，医師が診断をつけるための採血のタイミングで重症度が変わることもあるだろう程度の認識のもと，臨床症状，臓器特異的なパラメータに注意しながらモニタリングすることが重要と考える．

今回のケースでは，SBT/ABPC治療3日目より解熱し，その後，発熱はみられなくなった．

■ 検査所見（治療開始4日目）
血液検査：WBC 5,800/μL, Hb 11.0g/dL, Hct 32.2%,
Plt 25.3×10⁴/μL, Na 141mEq/L, K 4.0mEq/L,
Cl 104mEq/L, BUN 15.8mg/dL, Cr 0.6mg/dL,
Glu 142mg/dL, CRP 8.97mg/dL

治療5日目喀痰の培養結果が報告される．同定菌は

M. catarrhalis（カタル球菌）（3＋）
MRSA（1＋）
α-Streptococcus（口腔常在菌）（2＋）

であり，M. catarrhalisはSBT/ABPCに感性（S）であった．

Q3 この喀痰の細菌培養同定結果の解釈と対応で妥当なものは？
- MRSAが検出されMRSA肺炎も併発していると考えられるため，バンコマイシン（VCM）1回1g 1日2回点滴静注またはリネゾリド（LZD）1回600mg 1日2回点滴静注への早急な変更を担当医へ提案する．
- MRSAは検出されているものの菌量が少なく，現在使用中のSBT/ABPCにより臨床症状も改善してきていることから，MRSAは定着と考えられ，このまま継続治療またはそろそろ抗菌薬中止も視野に入れた検討を提案する．
- MRSAは定着と考えられ，治療の対象から外れること，培養結果の菌量からM. catarrhalisが起因菌と考えられベンジルペニシリン（PCG）にde-escalationするよう担当医へ提案する．

A3

A3 ここでM. catarrhalisの感受性は，PCG，ABPC，ピペラシリン（PIPC）に耐性（R）であり，β-ラクタマーゼ阻害薬の入った，SBT/ABPC，タゾバクタム/ピペラシリン（TAZ/PIPC）には感性

を示し，セファゾリン(CEZ)は中間(I)，その他のセフェム系抗菌薬に感性(S)を示していた．このことからも，*M. catarrhalis*の特徴を表している感受性結果で，検出される多くの*M. catarrhalis*は，ペニシリナーゼを産生するため，PCGへのde-escalationは効果が期待できないため現実的ではない．MRSAについては，最初のグラム染色結果および培養での菌量が少ないこと，臨床症状がシックな感じがそれほどないこと，SBT/ABPCで経過良好なことから，定着と判断され，培養で検出されても治療の対象とは考えにくい．喀痰培養でMRSAが検出されたら何でもVCMではなく，臨床症状を評価し，病態が悪くなければ，MRSAは治療対象にならない場合が多い．この培養結果の理解は，院内感染症治療のマネジメントをする上では大事なポイントとなる．

ただし，severe sepsis（重症敗血症）やseptic shock（敗血症性ショック）が疑われる「待てない」状態で，MRSAのカバーが必要と判断される臨床経過，所見があれば躊躇せず，治療初期からVCMなどの抗MRSA薬の使用を考慮する．

治療5日目の有効性評価の喀痰グラム染色所見は，白血球は認められるものの細菌は認められず(**図6**)現在のSBT/ABPCの効果が得られていると考えられた．

治療7日目，本人は「息切れがする」とまだ訴えられていたが，呼吸状態は呼吸数17/分，SpO$_2$ 93%（室内気）と落ち着いてきており，治療開始時よりもだいぶ楽そうにしていて，車椅子で座位を保持できていた．SBT/ABPCは7日で終了となり，その後1週間程度でSpO$_2$は室内気で98%と改善し，本人も息苦しさを訴えなくなった．本症例は，臨床経過からも*M. catarrhalis*による肺炎と考えられた．

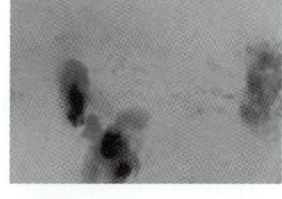

図6 喀痰グラム染色所見
(有効性評価：治療5日目)
(→口絵 v)

4 施設による治療へのアプローチの違い

a 院内で培養検査もグラム染色もできない場合

グラム染色をできない施設では*M. catarrhalis*にターゲットを絞って治療を開始することは難しい．しかし，COPDをはじめとする患者背景，季節性などから想定菌の一つとすることは可能であろう．細菌培養の同定結果が報告されるまでは第三世代セフェム系抗菌薬で治療を開始し，同定結果からde-escalationも検討する．

b 院内でグラム染色をできる場合

院内でグラム染色できる場合は，起因菌を想定した抗菌薬を開始時から選択可能なことがある．本例のように，グラム染色で

Kidney-shaped diplococcusと形容されるグラム陰性双球菌の有意な所見が認められたら*M. catarrhalis*を疑い治療開始となる．重症感染症のケースでは迷わず第三世代セフェム系抗菌薬を最高用量で投与する．

本症例から学んださらなる一歩

　本症例は入院中に発症した肺炎でいわゆる院内肺炎である．起因菌をつめる作業は，市中でも院内でも変わらない．院内肺炎という情報は，耐性菌のリスクが高いこと，院内感染特有の病原菌も想定する必要がある程度の参考情報でしかない．どこで肺炎を起こしても，この病態に対するアプローチは変わらない．起因菌をつめることで経過がナチュラルコースをたどっているかどうかの評価や抗菌薬の選択に対する情報となる．

　今回のケースは呼吸器系に基礎疾患を持たないため，治療開始時からSpO_2も90％台後半を目指して酸素投与をした方が患者も楽であったと考えられた．

　これとは逆に，COPDの既往がある場合は普段からSpO_2が低く，室内気で90％台前半あれば十分なケースもあり，下手に高濃度酸素を大量にマスクで投与すると，呼吸中枢が抑制され呼吸が止まりかねないので注意が必要である．

　*M. catarrhalis*による中耳炎などでは，治療に使える抗菌薬はクラブラン酸/アモキシシリン（CVA/AMPC），ST合剤，セファロスポリン系，アジスロマイシン（AZM），クラリスロマイシン（CAM）などのニューマクロライド，テトラサイクリン，フルオロキノロン系と選択肢は比較的広く，経口治療も可能である[8]．肺炎のような感染症に対しては第三世代セフェム系抗菌薬（CTRXやCTX）もよく使われるが，SBT/ABPCで治療可能なことが多いため，臨床症状を見極めながら適切な抗菌薬を処方提案したい．

　また，院内肺炎については米国感染症学会（IDSA）などでもガイドラインが出されているが，日本と米国での入院患者の背景が違うことを理解した上で欧米のガイドラインなどの抗菌薬選択を参考にすることが大切である．

プロフェッショナルな対応の極意！

▶▶ 抗菌薬を提案する前に必ず患者背景と患者バイタルを確認する！
▶▶ 肺炎患者の治療に関与する際には胸部X線写真も可能なら確認する！
▶▶ 肺炎の治療効果は，臓器特異的なパラメータと患者の全身状態を総合的に評価する！
▶▶ 今回の喀痰のグラム染色所見のポイントは，*M. catarrhalis*に典型的な所見で貪食を伴うグラム陰性双球菌（GNDC）！
▶▶ COPDなどの慢性呼吸器疾患が患者背景にある場合，急性増悪時には*S. pneumoniae*, *H. influenzae*, *M. catarrhalis*などの上気道に常在していた菌が下気道感染を起こすことがある[9]！
▶▶ 海外のガイドラインを参考にするときは医療環境，患者背景も考慮した上で利用する！

医師から薬剤師へのアドバイス

- CRPは悪い検査ではありませんが，その検査特性を踏まえて使用しましょう．大切なことは「指標の一つ」という位置づけであり，この値のみで方針を大きく変えるというほどのものではありません．
- CRPだけではなく，熱やWBCも同じようなもので，臓器特異的なパラメータではありません．咳，痰，呼吸数，酸素化など肺炎の臓器特異的パラメータが改善していれば，現抗菌薬のままで経過をみることが重要です．
- ただし，CRP値をひどく心配している主治医の先生の気持ちもくみ取り配慮することも大切です．そこで広域抗菌薬に変えるという配慮ではなく，しっかりとサポートしているという姿勢を主治医の先生に示すことが大切です．
- 本症例ではMRSAが検出されていますが起因菌ではありません．しかし，起因菌でないかどうかはMRSAを治療しない経過をとって改善しているのをみる以外には，本当に関係ないかは分かりません（もしVCMも開始していたら，開始したから良くなったのかもしれません）．ぜひ，主治医の先生に培養から出てきたけれど関係なかったことをしっかりと教えてあげてください．このような症例の積み重ねを医師とすることで抗菌薬適正使用につながります．

引用文献

1) 日本呼吸器学会 呼吸器感染症に関するガイドライン作成委員会 編：成人院内肺炎診療ガイドライン，日本呼吸器学会，2008.
2) Mbaki N, et al : Correlation between *Branhamella catarrhalis* adherence to oropharyngeal cells and seasonal incidence of lower respiratory tract infections. Tohoku J Exp Med, 153 : 111-121, 1987.
3) Wood GM, et al : *Moraxella catarrhalis* : pathogenic significance in respiratory tract infections treated by community practitioners. Clin Infect Dis, 22 : 632-636, 1996.
4) Mehanna R, et al : Respiratory problems in neurologic movement disorders. Parkinsonism Relat Disord, 16 : 628-638, 2010.
5) 藤田次郎 編：肺炎の画像診断と最新の診療，医薬ジャーナル社，2008.
6) Martinez G, et al : Changes in antimicrobial susceptibility to *Moraxella catarrhalis* over a ten-year period. J Infect Chemother, 4 : 139-141, 1998.
7) Nagatake T, et al : Causative organisms of acute respiratory infections in Northern Thailand. Jpn J Trop Med Hyg, 21 : 111-115, 1993.
8) Murphy TF, et al : *Moraxella catarrhalis*, a human respiratory tract pathogen. Clin Infect Dis, 49 : 124-131, 2009.
9) Mandell LA, et al : Infectious Diseases Society of America/American Thoracic Society consensus guidelines on the management of community-acquired pneumonia in adults. Clin Infect Dis, 44 (Suppl 2) : S27-S72, 2007.

2 呼吸器感染症

肺炎の治療終了1週間後に発熱と呼吸器症状が再燃した入院患者

> **医師からの問い合わせ**
>
> 入院中の患者さん肺炎がぶり返したみたいだけどおすすめの抗菌薬は？

症 例

- **患 者** 82歳 男性，多発性脳梗塞で入院中
- **現病歴**
  老健施設入所中，右半身の動きが悪く発語がないことに職員が気付き，当院搬送．心原性多発脳梗塞の診断で入院となった．入院加療2ヵ月経過後（コンサルト2週間前），38℃の発熱が認められ，当初尿路感染症が疑われたが，その後肺炎の診断で6日間点滴による抗菌薬治療実施．抗菌薬治療後は解熱し，全身状態も落ち着いていたが治療終了1週間後に再度発熱と呼吸状態の悪化がみられた．
- **既往歴** 高血圧（40年前），発作性心房細動（15年前），下肢静脈瘤（10年前），脳梗塞（4年前），慢性硬膜下血腫（3年前）
- **アレルギー歴** なし
- **社会歴** 喫煙歴：なし　飲酒：ほとんど飲まない
- **処方薬（現在使用中の薬剤）**
  【内服薬】
  ワルファリンカリウム錠1mg　　　1回1錠　1日1回朝食後
  ワルファリンカリウム錠0.5mg　　1回1錠　1日1回朝食後
  レバミピド錠100mg　　　　　　　1回1錠　1日3回毎食後
  グルコン酸カリウム錠2.5mEq　　1回2錠　1日3回毎食後
  ロサルタンカリウム錠50mg　　　　1回1錠　1日1回朝食後
  センノシド錠12mg　　　　　　　　1回1錠　1日1回夕食後
  シロドシン錠4mg　　　　　　　　1回1錠　1日1回朝食後
  フドステイン錠200mg　　　　　　1回2錠　1日3回毎食後
  カルボシステイン錠500mg　　　　1回1錠　1日3回毎食後
- **身体所見**
  身　　長：160cm，体重：60kg
  全身状態：ぐったりしている
  Japan Coma Scale：I-1
  バイタルサイン：血圧112/76mmHg，脈拍86/分，呼吸数26/分，体温38.0℃，SpO$_2$ 88%（室内気），
  　　　　　　　SpO$_2$ 92%（100% 3L マスク）
  頭 頸 部：貧血・黄疸なし，咽頭発赤なし
  胸　　部：胸部痛なし
  心　　音：整　雑音なし
  肺　　音：wheezeなし，肺雑聴取ないものの両側呼吸音減弱

腹　　部：平坦軟，圧痛なし
背　　部：CVA（肋骨脊柱角）叩打痛なし

■ 検査所見
血液検査：（コンサルト時）WBC 8,300/μL, Hb 9.5g/dL, Hct 27.5%, Plt 10.5×10^4/μL,
Na 138mEq/L, K 3.8mEq/L, Cl 99mEq/L, BUN 23.3mg/dL, Cr 0.58mg/dL,
Glu 109mg/dL, CRP 11.81mg/dL, AST 23U/L, ALT 18U/L, γ-GTP 14U/L, PT-INR 1.64
胸部単純X線：両肺野（特に右肺優位）に浸潤影を認める（図1）
尿検査：タンパク（2＋），潜血（−），赤血球 1〜3/HPF，白血球 1〜3/HPF，硝子円柱（−），顆粒円柱（−），細菌（−）
喀痰グラム染色：Miller&Jones分類 P1, Geckler分類 4, 多核白血球 1＋, 矢印の菌 2＋（図2）

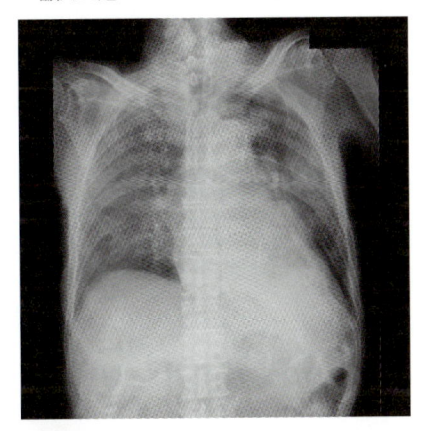

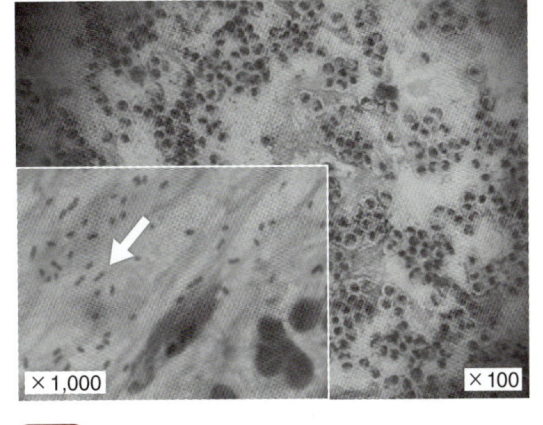

図1　胸部単純X線写真（臥位）

図2　グラム染色所見（起因菌推定）（→口絵 v）

Q1 ここまでのカルテ情報から，担当医へどんな抗菌薬をおすすめしますか？

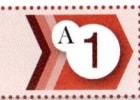

抗菌薬の提案に向けたベッドサイド・外来での情報収集

病棟では，患者がぐったりとベッドに横になり酸素マスクを装着していた．多発性脳梗塞のため発語は簡単な単語を話す程度でコミュニケーションはうまくとれない．循環動態に関しては，血圧112/76mmHg，脈拍86/分と，普段の血圧130/80mmHg台よりも多少低い状態で頻脈であった．呼吸状態については，呼吸数26/分，SpO$_2$は室内気で88％，100％ 3Lのマスクでの酸素投与下で92％と酸素化はよくない．呼吸音は肺雑聴取されないものの，両側呼吸音減弱が認められた．胸部単純X線写真でも両肺野に浸潤影を認める（図1）．アレルギー歴は特にない．看護師からの情報では，黄緑色膿性痰が最近サクションで引けている．

過去の抗菌薬使用歴と感染症の病歴については，2週間前に発熱があり，当初尿路感染症が疑われ，セフォチアム（CTM）が点滴で開始された．その後，誤嚥性肺炎の診断で翌日からスルバクタム/アンピシリン（SBT/ABPC）へ変更となり1週間の治療後，呼吸状態，臨床症状は改善して落ち着いていた．

2週間前の治療開始時，一時チアノーゼが発現し，指でのパルスオキシメーターによるSpO₂測定では78％と低値を示したためO₂投与が開始された．その後，耳で再測定するとSpO₂ 100％となり，酸素投与を中止してもSpO₂の低下はなかったとのエピソードがあった[※1]．

この時の治療開始の際，尿培養，喀痰培養，血液培養，尿中レジオネラ抗原，血清マイコプラズマ抗体迅速検査が実施され，尿培養，血液培養は陰性，喀痰培養の結果は口腔常在菌，カンジダ，MRSAが検出されており入院中の高齢者の誤嚥性肺炎ではよくみられる口腔内に定着していた菌が検出された結果といえた．レジオネラ，マイコプラズマについてはともに陰性であった．

※1：指先のパルスオキシメーターによるSpO₂の測定の注意事項：次のような場合，正しく測定できない，数値が安定しない可能性がある．血液中に異常ヘモグロビン（一酸化ヘモグロビン，メトヘモグロビンなど）が多量に存在する場合，末梢循環不全，血流阻害のある場合，圧迫その他の要因により血流が制限されている場合，指先が冷えている場合，指が汚れているまたはマニキュアを塗布している場合，震えや体動がある場合，インドシアニングリーンなどの色素が血液中に存在する場合，血液造影剤投与中の場合，血管拡張作用のある薬剤服用中の場合，などの時には，正しく測定できないことがある．詳細は使用のパルスオキシメーターの取り扱い説明書を参照されたい．

プロブレムリストでここまでの情報を整理！

■ #1　呼吸器症状あり
　　　－頻呼吸（呼吸回数26/分）
　　　－SpO₂ 88％（室内気），92％（O₂ 100％ 3L マスク）
　　　－黄緑色膿性痰
■ #2　発熱，炎症反応高値
■ #3　心原性多発脳梗塞発症後
■ #4　頻脈

Q2 医師の提示している疾患も含め注意すべき鑑別疾患はありませんか？　A2

抗菌薬の提案と経過

1　抗菌薬提案前の頭の中の鑑別疾患

本症例で鑑別すべき疾患は，以下の4つである．

A2 **薬剤師が注目すべき鑑別疾患4つ**
①インフルエンザ菌による肺炎

②誤嚥性肺炎再発
　③緑膿菌による肺炎
　④ARDS（acute respiratory distress syndrome：急性呼吸促迫症候群）

a インフルエンザ菌による肺炎

　インフルエンザ菌は，呼吸器系に慢性閉塞性肺疾患（COPD）などの基礎疾患がある場合に起因菌となりやすく，気管支肺炎の臨床像を取ることが多いとされる．グラム染色所見（**図2**）でグラム陰性短桿菌（GNCB）が視野一面に認められることからインフルエンザ菌が想定され，1週間前にSBT/ABPCを使用していることを考慮すると，アンピシリン（ABPC）に耐性のBLNARも想定される．

b 誤嚥性肺炎再発

　2週間前に誤嚥性肺炎の診断で治療されていたため，再度誤嚥性肺炎を起こした可能性も考えられる．脳梗塞の既往歴がある患者で，嚥下障害を有する場合は，その経過の中で不顕性誤嚥を含め，誤嚥性肺炎のリスクが高く，さらに誤嚥性肺炎を繰り返し起こすため注意が必要である．今回の症例も嚥下障害があり，NGチューブより経管栄養剤が投与されていた．喀痰のグラム染色所見からは誤嚥性肺炎に典型的なpolymicrobial pattern（種々雑多の細菌像）ではないことから，口腔内の細菌の誤嚥による肺炎は否定的であった．しかし，上気道に定着しているインフルエンザ菌を誤嚥した可能性は否定できない．

c 緑膿菌による肺炎

　抗菌薬使用後に感染症が再燃していることから，以前に使用した抗菌薬のスペクトルから外れている起因菌による感染症の可能性も示唆される．SBT/ABPCは比較的広域の抗菌薬であり，その適応菌種も広い．しかし，MRSAや緑膿菌には抗菌スペクトルを有さないことから，SBT/ABPC使用後に菌交代現象として上記細菌が検出されることがある．だが検出されたからといってその全てが起因菌となるわけではないため，慎重な患者の臨床症状の評価が肝要である．

　今回のケースは，発熱，呼吸器症状が再燃しており，また，グラム染色所見でグラム陰性桿菌（GNR）を認めていることから，菌交代による緑膿菌性肺炎の可能性も考えられる．緑膿菌はもともと環境に存在する菌で定着もよく認められるが，本菌が原因の

表1 ARDSの診断基準

発症時期	臨床的侵襲または呼吸器症状の出現・増悪から1週間以内
胸部画像所見	両肺野の陰影（胸水，無気肺，結節だけでは説明のつかないもの）
浮腫の原因	心不全や体液過剰だけで説明のつかない呼吸不全 リスク因子がない場合は静水圧性肺水腫を除外するために客観的評価（心エコーなど）を要する
酸素化	軽　症：200mmHg＜PaO_2/FiO_2≦300mmHg（PEEPまたはCPAP≧$5cmH_2O$） 中等症：100mmHg＜PaO_2/FiO_2≦200mmHg（PEEP≧$5cmH_2O$） 重　症：PaO_2/FiO_2≦100mmHg（PEEP≧$5cmH_2O$）

（文献1より引用）

肺炎は，その経過は比較的急激に悪くなるため，抗緑膿菌活性があり，呼吸器系へ移行性のよい抗菌薬を早期に使用することが大切である．

d ARDS

肺炎を契機に，両側性の肺の浸潤影を認め，P/F ratioの低下があればARDSの可能性もあり，診断基準に当てはまるかどうか確認をしたい．ARDSの診断基準（**表1**）[1]に該当したら早期に人工呼吸器管理とし，推奨されている呼吸器の設定（後述）で治療とモニタリングを実施する．

ARDSは自己免疫システムの調節不良が原因となり致死率も高いため，早期に肺保護戦略を実施し，感染症があれば適切な抗菌薬で感染症をコントロールすることが重要である．ここで，抗菌薬が最適なものが選択されていても予後には直接影響しないのが本疾患の難しいところである．

本ケースは，両側肺の浸潤影が認められるが呼吸器症状はそれほど悪くなく（血液ガス分析を実施していないため詳細なP/F ratioは評価していない），ARDSの診断基準にこの時点では当てはまらないと考えられた．しかし，ある時点で急激に呼吸状態が悪化することもあるため，注意深い経過観察も必要である．ARDSの主な原因を**表2**に示す．

2 起因菌をつめながらの抗菌薬処方提案

今回のケースでは，尿検査で細菌を認めていないことや，胸部写真上，明らかに浸潤影が認められること，気道症状を認めることから，尿路感染症は否定的であり，呼吸器感染症が上位に想定される．

1週間前まで肺炎の治療でSBT/ABPCを使用していたことを

表2 ARDSの主な原因

直接的原因
・肺炎 ・誤嚥 ・吸入による障害 ・鈍的胸部外傷 ・溺水

間接的原因
・敗血症 ・重症外傷性ショック ・大量の輸血 ・膵炎 ・心肺バイパス後の再灌流

考慮すると，SBT/ABPCに対して耐性の細菌による菌交代現象や感染が想定される．

A1 喀痰のグラム染色所見では，良質検体で白血球多数であり，GNCBが視野一面に認められることから（**図2**），インフルエンザ菌に特徴的な所見である．わが国では，近年，院内にとどまらず，市中で検出される菌もβ-ラクタマーゼを産生しないABPC耐性株（BLNAR）が増加していることが問題視されており，本症例も抗菌薬の使用歴から耐性傾向のある細菌が想定される．ただし，BLNARであっても治療には，セフトリアキソン（CTRX）のような第三世代セフェム系抗菌薬で十分治療可能であり，「耐性傾向が強い＝カルバペネム系」とはならないことは抗菌薬の適正使用を実践するにあたり重要なことである．また，世界的にはキノロン耐性株は少ないとされている[2]が，耐性を獲得している場合はキノロン系抗菌薬での治療失敗も報告[3]されており，インフルエンザ菌による肺炎に対してキノロン系抗菌薬を使用する際には，慎重に臨床症状を評価し培養検査も適切に実施する必要があると考えられる．インフルエンザ菌は肺炎球菌同様，培養で生えにくい菌種の一つであり，細菌検査を外部委託している施設の場合，鏡検で認められても培養で同定されないケースもあることを知っておくことは大切である．グラム染色所見からインフルエンザ菌による肺炎と考えられCTRXを1回2g 1日1回点滴静注を提案し実施となった．

3 モニタリング（経過観察）

心原性塞栓症の既往などがある患者に対し，現在では第Ⅱa因子阻害薬のダビガトランや第Xa因子阻害薬のリバーロキサバンやアピキサバンなども使用されるケースが出てきたものの，いまだにワルファリンの処方が圧倒的に多い．ワルファリンを服用中の患者が感染症になった際，抗菌薬治療により腸内細菌叢の撹乱やビタミンK欠乏症も報告されており，ワルファリンの薬効が予想以上に増強し，PT-INRが上昇しているケースを散見する．ビタミンK欠乏症を発症する危険因子を**表3**に示す．

また，N-メチルチオテトラゾール（NMTT）基（**図3**）を持つ抗菌薬は，それ自体が凝固因子に作用し，出血傾向を来すことが報告[4]されており[※2]，この構造を有する抗菌薬が処方された場合，薬剤師は注意深くモニタリングしていきたい．

本症例も抗菌薬使用中のPT-INRの確認を担当医へ連絡し，CTRX使用3日目と5日目に確認しており，幸いPT-INRの上昇な

※2：抗菌薬投与中のビタミンK欠乏症は多数報告されている．特に，その構造にNMTT（N-メチルチオテトラゾール）基を持つ抗菌薬は，投与中の出血傾向の報告が多い．NMTT基はビタミンK依存性凝固因子合成過程でビタミンK利用障害作用を有することが認められている．ただし，NMTT基を有さない抗菌薬での出血傾向も報告されている．

これぞ薬剤師がいてうれしい領域ですね．医師もつい見逃してしまいます．

薬剤師が積極的にアプローチしたい専門性を発揮できる分野ですね．

表3 ビタミンK欠乏症を発症する危険因子

抗菌薬
・広域スペクトル抗菌薬 　（ビタミンK産生グラム陰性桿菌の抑制） ・胆汁移行率のよい薬剤 ・肝・腎毒性の強い抗菌薬 ・NMTT基（N-メチルチオテトラゾール側鎖）を有する抗菌薬

患者側
・経口摂取不可能（食事からのビタミンK補給不足） ・下痢（ビタミンK吸収阻害） ・肝障害（ビタミンK利用障害） ・高齢者（ビタミンK利用障害） ・腎不全

（文献4より引用）

図3 NMTT基の構造とそれを有する抗菌薬

NMTT基を有する抗菌薬の例
セフォペラゾン（CPZ），セフメタゾール（CMZ），
ラタモキセフ（LMOX），セフメノキシム（CMX）など

どは認められなかった．出血傾向が認められた場合は，ワルファリンの減量・休薬を含めた処方提案を実践したい．

PT-INRをモニターする際，治療域の上限付近でコントロールしているケースでは抗菌薬の影響が顕著にみられるため注意が必要である．基本的には3～5日後に確認を行うが，腸管循環するような抗菌薬は2週間くらいの時間をかけて徐々にPT-INRの上昇をみることもある．

今回のケースはCTRX治療3日目より解熱し，室内気でSpO₂ 96％，呼吸数は18/分となり，酸素投与中止となった．

治療開始6日目喀痰培養の同定結果は以下であった．

H. influenzae（Low-BLNAR）（3＋）
P. aeruginosa（緑膿菌）（1＋）
Corynebacterium sp.（口腔常在菌）（1＋）

インフルエンザ菌はSBT/ABPCには耐性（R），CTRXに感性（S）のLow-BLNAR[※3]であった．

CTRX治療3日目に解熱し，臨床症状も改善していることから，培養で同定された緑膿菌は起因菌とは考えにくく，使用中のCTRX継続を提案した．

治療8日目には室内気でSpO₂も100％と呼吸状態も改善し，この時点で抗菌薬治療は終了となった．治療開始から24日目の胸部単純X線写真（**図4**）では浸潤影は多少残存しているものの治療初期よりも改善が認められた．その後，肺炎の再燃はなく，PT-INRのコントロールも良好でリハビリテーションを継続後，療養型施

※3：BLNARでは隔壁合成酵素のPBP3遺伝子（ftsI）上に変異が生じており，そのうちの3ヵ所の変異が耐性化に関与しているが，1ヵ所のみ変異した株は耐性レベルが低いのでLow-BLNAR，2ヵ所に変異を有する株はセフェム系薬の感受性が著しく低下（16～64倍）しているので，BLNARとして区別される．

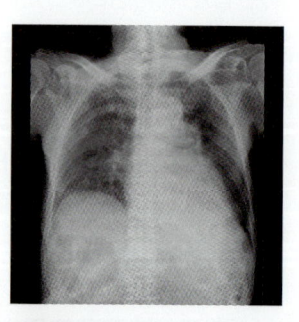

図4 胸部単純X線（臥位）（24日目）

設へと転院となった．

> ■ 検査所見
> （治療3日目）
> 　血液検査：PT-INR 1.70
> （治療5日目）
> 　血液検査：WBC 6,000/μL, Hb 8.8g/dL, Hct 26.0%,
> 　　　　　　Plt 7.6×10⁴/μL, Na 139mEq/L, K 3.7mEq/L,
> 　　　　　　Cl 101mEq/L, BUN 14.5mg/dL, Cr 0.56mg/dL,
> 　　　　　　Glu 88mg/dL, CRP 7.30mg/dL, AST 40U/L,
> 　　　　　　ALT 41U/L, γ-GTP 17U/L, PT-INR 1.68
> （治療8日目，抗菌薬治療終了日）
> 　血液検査：WBC 5,100/μL, Hb 9.6g/dL, Hct 28.5%,
> 　　　　　　Plt 10.2×10⁴/μL, CRP 2.83mg/dL

4　施設による治療へのアプローチの違い

a 院内で培養検査もグラム染色もできない場合

　グラム染色をできない施設では，本菌を想定した治療は困難である．しかし，呼吸器疾患を持っている場合は本菌が起因菌となることが多く，その際の想定菌の一つとして挙げることは抗菌薬治療を行う上で大切なことである．治療初期には第三世代セフェム系抗菌薬で開始するのはやむを得ないが，適切な培養検体を提出し，本菌が同定され，起因菌として疑われたら，薬剤感受性をもとに最適な抗菌薬へ変更を提案したい．

b 院内でグラム染色をできる場合

　院内でグラム染色できる場合は，本菌を推定できる有力な手段となる．グラム染色結果から，院内のアンチバイオグラムをもとに，第一選択薬を決めておき，本菌が想定される場合はそれをもとに適切な抗菌薬を推奨したい．また，培養結果から薬剤感受性が報告されたら最適治療薬へ変更することは前者の施設と同様である．

本症例から学んださらなる一歩

　結果的にインフルエンザ菌による肺炎と考えられたが，通常，SBT/ABPCはβ-ラクタマーゼ産生株であれば感性を示す．1週間前まではSBT/ABPCは十分量使用しており，経過としては，誤嚥性肺炎を治療後の1週間の間に，SBT/ABPCに耐性を示すインフルエンザ菌（Low-BLNAR）が増えたと考えられた．

　今回検出されたインフルエンザ菌は，CTMに感性（S）を示し，

CTMへのde-escalationも可能だったかもしれない．ただし，培養結果の最終報告を受けたのが検体採取6日目だった．また，臨床症状も改善してきており抗菌薬の中止を検討する時期であったことから，積極的なde-escalationの提案はしなかった．治療経過中，もう少し早く培養結果が報告される施設では，臨床症状を評価しながらde-escalationも積極的に行いたい．

BLNARを市中，院内でよく目にするようになった現在では，インフルエンザ菌に対する抗菌薬の選択は理性的かつ適切に行いたい．インフルエンザ菌による感染症には，軽症・中等症であればCTMやSBT/ABPCなど，場合によっては内服薬も選択肢となる．しかし，治療に反応が悪い場合や重症例であればCTXやCTRXなどを選択する．ショックや臓器不全を伴う場合も薬剤感受性にかかわらずこれらを選択する．

本症例ではARDSは否定できたが，ARDSであれば<u>人工呼吸器管理</u>とし，適切な換気量が必要である．2000年に米国国立衛生研究所（NIH）のARDSネットワークによって行われた代表的な臨床試験ARMAによって，1回換気量を予想体重の6mL/kg※4にすると，従来の12mL/kgと設定したときと比べて，相対的に死亡率が22％も低下することが示された[5]．

※4：ARDSの1回換気量：一般的に，人工呼吸器の1回換気量は12mL/kgで開始するが，ALI（acute lung injury：急性肺傷害）やARDSの場合は，6mL/kgが肺障害を防ぎ，予後も改善することが示されている．

> 人工呼吸器はその設定も含めて薬剤師には敷居が高い領域ですが，肺炎治療の有効性評価をする上でも血液ガス分析と合わせて人工呼吸器の基本的なパラメータを理解しておきたいですね．

プロフェッショナルな対応の極意！

▶▶ 抗菌薬を提案する前に必ず患者背景と患者バイタルを確認する！
▶▶ 肺炎患者の治療に関与する際には胸部X線写真も可能なら確認する！
▶▶ 肺炎患者の重症度を評価する際には，酸素飽和度（SpO$_2$）および酸素投与条件，呼吸数も忘れずに！
▶▶ 肺炎の治療効果は，臓器特異的なパラメータと患者の全身状態を総合的に評価する！
▶▶ 今回の喀痰のグラム染色所見のポイントは，インフルエンザ菌に典型的な所見で視野一面に広がるグラム陰性短（球）桿菌（GNCB）！
▶▶ インフルエンザ菌は市中の気管支炎，肺炎の3大起因菌の一つで入院患者でもよくみられる！
▶▶ 呼吸器に基礎疾患（気管支喘息，肺気腫など）が存在すると起因菌になりやすい！
▶▶ インフルエンザ菌の自然宿主はヒトのみ！

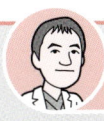

医師から薬剤師へのアドバイス

- インフルエンザ菌も肺炎球菌同様に培養で生えにくい菌ですので，培養が外注の施設では肺炎の起因菌で最も多いはずの肺炎球菌・インフルエンザ菌による肺炎を実感しにくいという現状を知りましょう．
- BLNARがどのくらいの頻度で検出されるかは地域差が大きいとされます．一般的にBLNARの頻度は南高北低ですが，アンチバイオグラムなどを作成してローカルファクターを確認しましょう．
- 本症例のように，いつもの誤嚥性肺炎かと思っていても，適切に培養提出し評価をすると通常の定型肺炎の微生物によることも多いです．「高齢者→誤嚥性肺炎→SBT/ABPCかTAZ/PIPC」といたワンパターンにならないように注意しましょう．
- 本症例も，以前の痰の培養でMRSAが出ているし，タイミングからも院内肺炎なので緑膿菌も心配としてVCM＋TAZ/PIPCと全滅治療をしていればどれが起因菌かが分からなくなります．重症度の判断を主治医としましょう．もし重症度が高いとするのであればVCM＋TAZ/PIPCでもよいですが，その場合にはそのままのレジュメで治療完遂する覚悟で開始しましょう．

引用文献

1) ARDS Definition Task Force, et al : Acute respiratory distress syndrome : the Berlin Definition. JAMA, 307 : 2526-2533, 2012.
2) Tristram S, et al : Antimicrobial resistance in *Haemophilus influenzae*. Clin Microbiol Rev, 20 : 368-389, 2007.
3) Bastida T, et al : Levofloxacin treatment failure in *Haemophilus influenzae* pneumonia. Emerg Infect Dis, 9 : 1475-1478, 2003.
4) 青崎正彦ほか監：Warfarin適正使用情報，第3版，エーザイ株式会社，2006．
5) Brower RG, et al : Higher versus lower positive end-expiratory pressures in patients with the acute respiratory distress syndrome. N Engl J Med, 351 : 327-336, 2004.

2 呼吸器感染症

咽頭浮腫で挿管管理中の入院患者の発熱

> **医師からの問い合わせ**
>
> 咽頭浮腫で挿管管理中の入院患者さん，肺炎のようです．おすすめの抗菌薬は？

症 例

- **患　者** 86歳　女性
- **現病歴**
  3ヵ月前，特別養護老人ホーム入所中，全身性の強直間代性けいれんを起こし，フェノバルビタール坐剤を挿肛するが効果なく当院救急受診し入院となった．入院時，ジアゼパム静注によりけいれんは治まり，その後内服のフェニトインを用量調節していた．全身状態は経過良好であったが意識レベルは悪く，NGチューブ留置となり経管栄養管理となっていた．NGチューブ挿入後，気管狭窄と咽頭浮腫が認められ挿管管理となり，その後，肺炎の併発が疑われ抗菌薬選択についてコンサルトとなった．
- **既往歴**　　左脳梗塞（12年前），右脳梗塞（10年前），パーキンソン症候群，認知症，けいれん，脂質異常症
- **アレルギー歴**　なし
- **社会歴**　喫煙歴：なし　飲酒：なし
- **処方薬（現在使用中の薬剤）**
  【内服薬】

オキシブチニン錠2mg	1回1錠	1日2回朝夕食後
アマンタジン錠50mg	1回1錠	1日2回朝夕食後
ファモチジン口腔内崩壊錠20mg	1回1錠	1日2回朝夕食後
アスピリン腸溶錠100mg	1回1錠	1日1回朝食後
フェニトイン10％細粒	1回1.3g	1日2回朝夕食後
アトルバスタチン錠10mg	1回1錠	1日1回夕食後
リゾチームカプセル90mg	1回1カプセル	1日3回毎食後
酸化マグネシウム錠500mg	1回1錠	1日1回夕食後
センノシド顆粒	1回0.5g	1日1回夕食後

- **身体所見（コンサルト時）**
  身　　長：141cm，体重：45kg
  全身状態：両側麻痺あり寝たきり状態．頻呼吸で意識レベルも悪い
  Japan Coma Scale（JCS）：Ⅰ-3～Ⅱ-10
  バイタルサイン：血圧130/70mmHg，脈拍100/分，呼吸数25/分，体温38.8℃，SpO₂ 89％（室内気），
  　　　　　　　 SpO₂ 96％（O₂ 40％ 8L送気）
  頭 頸 部：貧血・黄疸なし，咽頭浮腫あり
  胸　　部：湿性ラ音（crackle）あり，喘鳴（wheeze）あり
  腹　　部：平坦軟，圧痛なし
  背　　部：CVA（肋骨脊柱角）叩打痛なし

■ 検査所見(コンサルト時)
血液検査：WBC 12,600/μL，Hb 11.0g/dL，Hct 32.6%，Plt 33.4×10⁴/μL，Na 140mEq/L，K 3.3mEq/L，Cl 98mEq/L，BUN 11.1mg/dL，Cr 0.42mg/dL，Glu 131mg/dL，AST 39U/L，ALT 25U/L，CRP 24.74mg/dL
胸部単純X線：右肺野および左肺野に浸潤影あり(**図1**)
喀痰(気管内採痰)グラム染色：Miller&Jones分類 P2，Geckler分類5，多核白血球2＋，矢印のグラム陽性桿菌(GPR)2＋，グラム陰性双球菌(GNDC)1＋(**図2**)
尿検査：タンパク(－)，潜血(－)，赤血球1～3/HPF，白血球1～3/HPF，硝子円柱(－)，顆粒円柱(－)，細菌(－)
尿グラム染色：白血球1＋，細菌(－)(**図3**)

■ その他
抗菌薬の使用歴：1ヵ月前に基質特異性拡張型β-ラクタマーゼ(ESBL)産生 *Escherichia coli* による尿路感染症に対し，タゾバクタム/ピペラシリン(TAZ/PIPC)の使用歴あり．抗菌薬終了後の尿培養ではESBL産生菌は陰性となっていた．
尿道カテーテルの留置なし

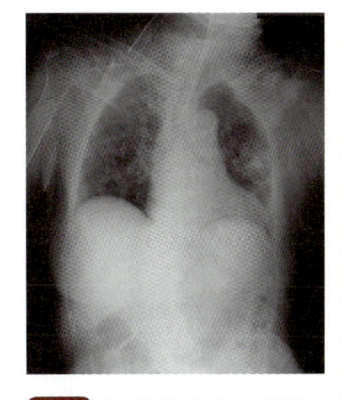

図1 胸部単純X線写真(臥位)

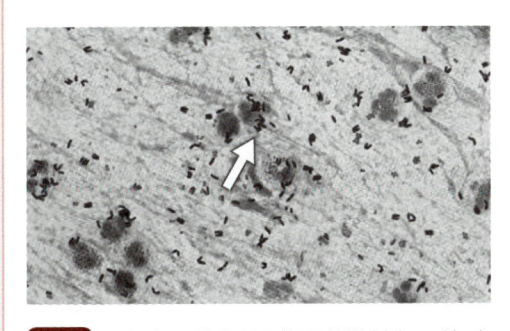

図2 喀痰グラム染色所見(起因菌推定)(→口絵v)

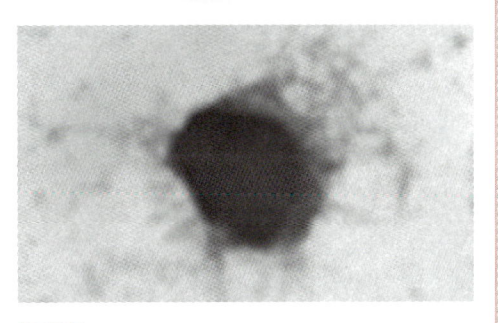

図3 尿グラム染色所見(→口絵v)

Q1 ここまでのカルテ情報から，担当医へどんな抗菌薬をおすすめしますか？

抗菌薬の提案に向けたベッドサイド・外来での情報収集

早速，患者情報の収集に病棟へ足を運ぶ．患者は脳梗塞後遺症のため両側麻痺の状態であり，意識レベルも悪く(JCS Ⅰ-3～Ⅱ-10)，開眼しても視線が合わず声がけにも反応がなかった．当然コミュニケーションも取れない．呼吸音については挿管前にstridor[※1]が聴取されており，挿管している現在は両側のfine crackle[※1]およびwheeze[※1]が認められた．挿管されてはいたが人工呼吸器の装着はなく，室内気で酸素飽和度が89%と低下を

認めたため，インスピロン®※2による加湿酸素投与でフォローされていた．インスピロン®を**図4**に，酸素濃度と流量の早見表を**表1**に示す．現在のバイタルサインは，体温38.8℃で血圧は130/70mmHg，脈拍は100/分と頻脈があるものの循環動態は問題なさそうであった．SpO₂ 96%（40% 8L送気），呼吸回数は25回/分．

その他，経過を確認すると，入院前からフェニトインを1日200mg服用していたが入院時の血中濃度が5.6μg/mLと低いため，TDM解析を行い，維持量として1日250mg程度への増量が提案されていた．入院中，何度かけいれんを再発し，最近，フェニトインを1日260mgまで漸増し，血中濃度は9.2μg/mLと少し低めだがけいれんの発現なく落ち着いていた．

また，NGチューブ留置による経管栄養管理となっていた．入院中NGチューブによる刺激が原因の炎症から気道狭窄が考えられていた．その後，酸素飽和度の低下を認め，気管挿管され酸素投与を開始されていた．挿管後は呼吸状態安定していたが抜管すると声帯の浮腫があり，気道狭窄音変わらず，再挿管されてフォローとなっていた．経過中デキサメタゾンを2日間使用されていたが，その後の副腎皮質ステロイドの内服はしておらず細胞性免疫の低下はないと考えられた．

コンサルト2日前より呼吸数の上昇と酸素飽和度の低下，38℃後半の発熱のため肺炎が疑われ，抗菌薬選択についてコンサルトとなった．

過去の抗菌薬使用歴については1ヵ月前にESBL産生 *E. coli* による尿路感染症に対し，TAZ/PIPCを使っており，治療終了後の尿培養ではESBL産生菌は陰性となっていた．尿道カテーテルの留置はない．カルテからアレルギー歴がないことを確認した．検査値からは肝機能，腎機能は特に問題はなかった．

> **プロブレムリストでここまでの情報を整理！**
>
> ■ #1　呼吸器症状あり
> 　　−頻呼吸（呼吸回数25/分）
> 　　−SpO₂ 89%（室内気），SpO₂ 96%（O₂ 40% 8L 送気）
> 　　−膿性痰
> 　　−両肺野に浸潤影あり
> 　　−喀痰グラム染色でグラム陽性桿菌（+）
>
> ■ #2　咽頭浮腫で気管挿管管理中

※1：stridorは上気道異物や喉頭浮腫などの上気道狭窄により吸気相で聴取され，wheezeは胸腔内気道の狭窄により吸気，呼気のどちらでも聴取される．持続時間の短い不連続的に発生するラ音を断続性ラ音と呼びクラックル（crackle）とも呼ばれ，細かい断続性ラ音（捻髪音：fine crackle）と粗い断続性ラ音（水泡音：coarse crackle）に分類される．fine crackleは呼気時に細い気管支レベルで気道がいったん虚脱し吸気時に突然再開放することが音の発生源と考えられており，coarse crackleは気管支壁に張った液体膜が呼吸運動により破裂することで発生すると考えられている．

※2：インスピロン®ネブライザーはベンチュリ効果を利用した吸入酸素濃度を正確に設定できる機器である．規定の酸素濃度にするために必要な酸素流量が決まっている（**表1**）．濃度だけ下げたり，酸素流量だけ下げたりしていることもあるかもしれないが，それだと規定の酸素濃度で吸入できていないことがある．また，加湿効果は流量4L以下だと期待できないとされる．

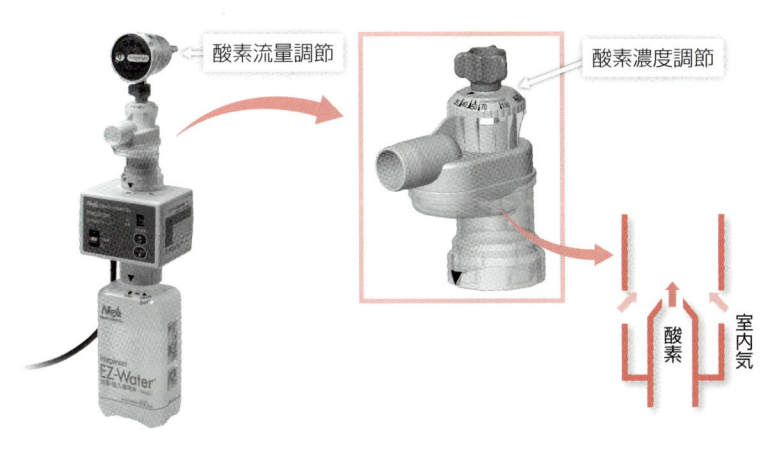

図4 ベンチュリ効果を利用したネブライザー(インスピロン®)

表1 インスピロン®のトータル流量早見表

O₂流量 (L/分)	4	5	6	7	8	9	10	11	12	13	14	15
100%	4.0	5.0	6.0	7.0	8.0	9.0	10.0	11.0	12.0	13.0	14.0	15.0
70%	6.4	8.1	9.7	11.3	12.9	14.5	16.1	17.7	19.3	21.0	22.6	24.2
50%	10.9	13.6	16.3	19.1	21.8	24.5	27.2	30.0	32.7	35.4	38.1	40.9
40%	16.6	20.8	24.9	29.1	33.3	37.4	41.6	45.7	49.9	54.1	58.2	62.4
35%	22.6	28.2	33.9	39.5	45.1	50.8	56.4	62.1	67.7	73.4	79.0	84.6

例:O₂流量12LPMでネブライザーのO₂濃度ダイアルを50%に合わせるとO₂濃度50%の混合ガスが32.7LPMで供給されます.ただし,この表はトータル流量が30L/分以上になる場合です(成人患者の場合).
※呼吸器疾患患者の1回換気量は500mLよりも少ないのでトータル流量が30L/分になるように酸素流量を決める必要はないと思う方もいると思います.しかし,1回換気量が300〜400mLと500mLより少ない患者でも,酸素吸入が必要な状況では,多くの患者の1回換気量は大きくなります.時には深呼吸もします.ですから,安全を見越してトータル流量が30L/分以上になるようにします.

(日本メディカルネクスト株式会社HPより引用,一部改変)

- #3 発熱,炎症反応高値
- #4 けいれんの既往(内服あり:フェニトイン)
- #5 1ヵ月以内に尿路感染症の既往
    - ESBL産生 *E. coli* 検出歴あり(治療終了時培養陰性)
    - 1ヵ月以内の抗菌薬使用歴あり(TAZ/PIPC)

Q2 医師の提示している疾患も含め注意すべき鑑別疾患はありませんか? **A2**

第2章 抗菌薬処方支援の実践！

抗菌薬の提案と経過

1 抗菌薬提案前の頭の中の鑑別疾患

本症例で鑑別すべき疾患は，次の3つである．

A2

> **薬剤師が注目すべき鑑別疾患3つ**
> ① *Corynebacterium* sp. による肺炎
> ② 人工呼吸器関連肺炎（ventilator-associated pneumonia；VAP）
> ③ NGチューブ症候群（nasogastric tube syndrome）

a *Corynebacterium* sp. による肺炎

ジフテリア（*C. diphtheriae*）を除く*Corynebacterium*属は好気性のグラム陽性桿菌で，皮膚や口腔内の常在菌であるが*C. pseudodiphtheriticum*や*C. propinquum*がヒトの呼吸器感染症の起因菌になることはあまり知られていない．1983年に全身性エリテマトーデスの患者に発症した肺炎の起因菌として初めて認識されて[1]以来，肺炎のほかに気管支炎などの呼吸器感染症の病原体として報告され，市中肺炎の起因菌のうち2.4〜8.9％を占めるとの報告もある[2]．しかし，基本的には肺炎の起因菌としては頻度は少なく，肺に基礎疾患などがあっても*Corynebacterium*属は口腔内の常在菌の一つでもあり，それが定着か起因菌かの判断は難しい．特に，培養で生えてきても基本的には真の起因菌ではないことが多い．今回のケースは膿性痰の中に松葉状配列を示す両端が丸みを帯びたグラム陽性桿菌が多数存在し，貪食像も認められたため，*Corynebacterium* sp. による肺炎の可能性も鑑別に挙がった．

b VAP

VAPの発生には気管チューブが大きく影響し，カフ上に貯留した分泌物の気管内への流入と（図5），気管チューブ表面のバイオフィルム形成の2つが大きく影響する．気管挿管後は口腔内細菌叢が変化し，緑膿菌などの好気性グラム陰性桿菌や黄色ブドウ球菌が優位になる．気管挿管中は気管チューブにより声門の閉鎖が障害されるため，声門が常に開いた状態にあり，これらの細菌を含む唾液や，逆流した胃内容物が容易に気管内へ流入する．また，気管挿管中は粘膜の繊毛機能や咳反射が障害されており，気管内に細菌を含んだ気管分泌物が貯留しやすい．

> 確かに報告はあるのですが，安易に飛びつかずに極めてレアものというスタンスが重要ですね．基本的には口腔内の常在菌の一つですので，これを診断するためにはグラム染色が必要です．コリネの肺炎と診断するのは相当勇気がいるぞと思いましょう．

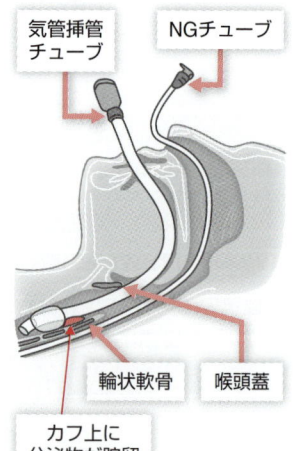

図5 気管挿管（経口挿管）チューブ・NGチューブと解剖
（気管挿管チューブ，NGチューブ，輪状軟骨，喉頭蓋，カフ上に分泌物が貯留）

挿管後，人工物である気管チューブ表面には早期から細菌が付着し，バイオフィルムが形成される．挿管を受けた患者では60〜96時間で気管チューブに細菌が定着するという報告もある[3]．気管チューブに形成されたバイオフィルムは，吸引カテーテル接触で容易に剥離される．これが人工呼吸器の吸気流速によって末梢気道へ散布されることによりVAPが発生する機序が推測されている[4]．

今回のケースは，人工呼吸器を装着していないものの気管挿管されていることから，VAPの起因菌も想定される．喀痰のグラム染色では緑膿菌と推定されるグラム陰性桿菌（GNR）はほとんど認められず優位ではないため緑膿菌による肺炎は鑑別の優先順位としては低いが，抗菌薬の選択の際には絶えず意識したい細菌である．

C NGチューブ症候群

NGチューブ症候群[5]は糖尿病や免疫能が低下した患者に起こりやすく，頻呼吸，呼吸困難，喘鳴を来す．症状としては痛みが最も多く，stridor，嚥下障害が続く．特異的な予兆なく発症し，そのタイミングもNGチューブ挿入後12時間から抜去後2週間までと幅広い．胸部X線写真では異常がなく，初期は酸素飽和度も低下しないが，喉頭鏡で声帯，喉頭蓋の著しい浮腫が見られる（図5）．また，輪状軟骨の潰瘍や肉芽形成なども認められる．コンセンサスが得られている治療はなく，治療はチューブを抜去して，副腎皮質ステロイドや抗菌薬が用いられている．それでも改善しない場合は，気管切開を行い，栄養投与が必要なときは内視鏡的胃ろう造設を行う[6]．状態が落ち着いた場合には気管切開を閉じることが可能である．

2 起因菌をつめながらの抗菌薬処方提案

本症例では挿管されているためVAPも想定される．VAPの起因菌は，緑膿菌をはじめとする耐性傾向の強い細菌が問題となるため，エンピリックには抗緑膿菌活性のある広域抗菌薬が選択される．しかし，挿管の有無に関係なく，良質な下気道検体のグラム染色所見から純培養状に細菌が認められた場合は起因菌の可能性が高く，臨床症状も勘案しながら抗菌薬を選択する必要がある．

A1 今回の喀痰（気管内採痰）のグラム染色所見（図2）では，グラム陽性桿菌（GPR）が明らかに優位であり上皮細胞をほとんど認めないことから，典型的な誤嚥性肺炎のグラム染色パターンではなく，GPRによる細菌性肺炎の可能性が高いと考えられた．

このGPRは菌の形態から*Corynebacterium* sp.と推定された．*Corynebacterium*属は一般的に呼吸器感染症の起因菌としての認識が低い．その原因として本菌が口腔常在菌と判断され，微生物検査で純培養・同定される機会が少ない可能性が考えられる．

また，GPRと同時に喀痰のグラム染色で認められたグラム陰性双球菌（GNDC）は*Moraxella catarrhalis*と想定され，菌量は少なく起因菌とは考えにくいものの*M. catarrhalis*が産生するペニシリナーゼによりペニシリン系抗菌薬が分解され，ターゲットとする*Corynebacterium* sp.への効果が減弱する懸念があったため（indirect pathogen※3）7)，β-ラクタマーゼ阻害薬配合のペニシリン系抗菌薬であるスルバクタム/アンピシリン（SBT/ABPC）を1回1.5g 1日4回点滴静注を提案し，実施となった．

抗菌薬の提案時，SBT/ABPCで反応が悪ければ，次の手としてスペクトルを広げ緑膿菌までカバーしたTAZ/PIPCへの変更も同時に提案した（escalation戦略）．

フルオロキノロン系抗菌薬は比較的安全に使用できる薬剤であるが，けいれんで入院したこともあり，けいれん閾値を下げる作用のある本薬は，今回のケースでは使用の必然性もないことから選択肢とはならなかった．

3　モニタリング（経過観察）

SBT/ABPC使用により，咳回数も減り，喀痰の量も減少した．何よりも呼吸回数が25回/分から翌日には13回/分，3日後には17回/分と呼吸数が20回/分を下回り，肺雑音もなく，呼吸状態も楽な様子であった．抗菌薬治療4日目には解熱し，喀痰の培養結果の仮報告があがった（**表2**）．鏡検ではGPR（2+），グラム陰性球菌（GNC）（1+），同定は，*Corynebacterium* sp.（口腔常在菌）（2+）とGNR（未同定）（1+）．また尿培養は陰性であった．

通常，外部委託した細菌培養検査では，常在菌と判断された細菌は薬剤感受性試験を実施しない．しかし，今回のケースでは起因菌の可能性が高いため，担当医と相談の上，薬剤感受性試験の実施を担当検査技師に追加で依頼した．

治療開始6日目に喀痰培養の同定結果が報告される．

Serratia marcescens（霊菌）（2+）
P. aeruginosa（緑膿菌）（1+）
Corynebacterium sp.（口腔常在菌）（2+）

※3：有意に多いターゲットとする細菌の周囲に*M. catarrhalis*のようなβ-ラクタマーゼを産生するような細菌が存在すると，ターゲットとする細菌はペニシリン系抗菌薬に感性（S）であっても周囲で抗菌薬が分解されるため抗菌薬の効果が落ちることが予想される．この時，周囲に存在する起因菌とはなっていない定着している*M. catarrhalis*のような細菌のことをindirect pathogenと呼ぶ．

2 呼吸器感染症

表2 喀痰鏡検情報

グラム陽性球菌	（－）	酵母様真菌	（－）
グラム陰性球菌	（1＋）	糸状様真菌	（－）
グラム陽性桿菌	（2＋）	淋菌様双球菌	（N）
グラム陰性桿菌	（－）	白血球	（1＋）

Q3 この喀痰培養で同定された細菌についての評価で妥当なものは？

- 培養で検出された菌量が2＋であることから *S. marcescens* が起因菌と判断される．*P. aeruginosa* は菌量1＋のため定着と考えられる．
- 培養結果から *S. marcescens* および *P. aeruginosa* の混合感染と考えられる．
- 鏡検情報でGNRが（－）であることから培養で検出された *P. aeruginosa* および *S. marcescens* は起因菌とは考えにくく，口腔常在菌と報告された *Corynebacterium* sp. が起因菌の可能性が高いと考えられる．

A3

　鏡検ではGPRとGNCしか認めていないことからGNRである *S. marcescens* や *P. aeruginosa* が起因菌とは考えにくい．培養結果から同定された *Corynebacterium* sp. は口腔常在菌と報告書には記載されているものの明らかに菌量が多く，このGPRが起因菌の可能性が高いと考えられる．この評価を裏付ける結果として，*S. marcescens* や *P. aeruginosa* に抗菌活性のないSBT/ABPCで経過が良好なことが挙げられる．

　治療7日目，むせこみも少なくなった．痰の量は少なくなり，性状も白っぽく，膿性部分も少なくなった．呼吸回数は11回/分．

　有効性評価のためSBT/ABPC開始7日目に喀痰のグラム染色を実施したところ，Miller & Jones分類はP1，Geckler分類は5の良質検体で，グラム染色所見では，白血球の減少と治療開始時に認められた視野一面に広がるGPRはほとんど認められず，代わりに培養で検出されていた *S. marcescens* と *P. aeruginosa* と推定されるグラム陰性桿菌・小型（GNR-S）が最初よりも多く認められた（図6）．当初のGPRの消失が確認され，臨床症状が改善していることから，*S. marcescens* と *P. aeruginosa* は治療の対象とはせず，このままSBT/ABPCの継続と，そろそろ中止時期でもあることを担当医へ連絡した．

　治療10日目，追加でオーダーした *Corynebacterium* sp. の感受性結果が報告された．マクロライド系抗菌薬とホスホマイシンが耐性（R）である以外，その他の系統の抗菌薬は全て感性（S）の

これはグラム染色をしないと絶対に分からないですね．かなりハイレベルのディスカッションですが，読者のみなさんはついてこられてますか？ 絨毯爆撃で何でもゾシンとかメロペンとかやっている人には絶対に分からない領域ですね．臨床経過を踏まえたこのような丁寧な培養結果の解釈が，真の抗菌薬適正使用につながると思います．

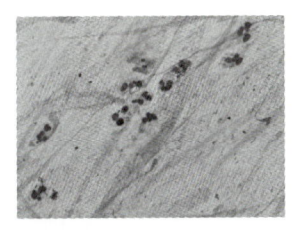

図6 喀痰グラム染色所見（有効性評価）
（→口絵 v）

感受性良好な菌であった．今回治療に使用したSBT/ABPCも感性(S)であり，バイタルサインも血圧120/70mmHg，脈拍80/分，体温36.6℃と全身症状は落ち着いていることから，最終的にSBT/ABPCは10日間で終了となった．治療開始から15日目(治療終了5日後)の胸部単純X線写真でも両側の浸潤影の改善が認められた(図7)．

その後は肺炎の再発もなく順調に経過し，気管切開術が施行されNGチューブは留置したまま療養型病院へ転院となった．

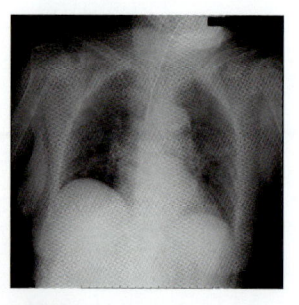

図7 胸部単純X線（治療終了後：臥位）

■ 検査所見
（治療4日目）
血液検査：WBC 8,200/μL，Hb 10.3g/dL，Hct 30.4%，Plt 37.4×10^4/μL，Na 141mEq/L，K 4.4mEq/L，Cl 103mEq/L，BUN 6.6mg/dL，Cr 0.26mg/dL，Glu 156mg/dL，AST 38U/L，ALT 30U/L，CRP 16.44mg/dL

（治療7日目）
血液検査：WBC 7,200/μL，Hb 10.4g/dL，Hct 30.6%，Plt 52.6×10^4/μL，Na 142mEq/L，K 4.5mEq/L，Cl 104mEq/L，BUN 9.1mg/dL，Cr 0.34mg/dL，Glu 152mg/dL，AST 24U/L，ALT 24U/L，CRP 6.52mg/dL

（治療15日目）
血液検査：WBC 5,070/μL，Hb 10.9g/dL，Hct 35.5%，Plt 58.8×10^4/μL，Na 141mEq/L，K 3.9mEq/L，Cl 97mEq/L，BUN 11.7mg/dL，Cr 0.41mg/dL，Glu 142mg/dL，AST 22U/L，ALT 17U/L，CRP 1.42mg/dL

4 施設による治療へのアプローチの違い
a 院内で培養検査もグラム染色もできない場合

細菌検査を外部委託している施設では，*Corynebacterium*属（*C. diphtheriae*を除く）が呼吸器検体から検出される場合は自動的に口腔常在菌として報告されるシステムになっていると考えられ，本菌を起因菌として疑うことは困難である．特に，緑膿菌や*Klebsiella pneumoniae*などと一緒に検出された場合は明らかに存在感が薄く，通常，本菌を起因菌と疑うことはないであろう．幸いなことに，本菌の薬剤感受性は種によって違いはあるものの一般的に感受性は良く，他の同時に検出された細菌をターゲットとしても多くの場合は抗菌スペクトルをカバーしていると考えられる．今回のようなケースでは，グラム染色は抗菌薬選択の強力な武器になるが，院内でグラム染色できない場合でも日頃

から培養同定結果だけではなく，鏡検情報も同時に評価することを意識したい．

b 院内でグラム染色をできる場合

院内でグラム染色できる場合では，今回のケースのような呼吸器検体で純培養状に見えるGPRは，他に有意な細菌がいなければ，*Corynebacterium* sp.による感染症を疑い抗菌薬の選択を検討する情報となる．グラム染色が唯一本菌を疑う手段でもある．ただし，本菌のほかに*M. catarrhalis*なども同時に存在するような場合は，*Corynebacterium*自体がペニシリンに感性であっても周囲に存在している*M. catarrhalis*が抗菌薬を分解してしまい，抗菌薬の効果が今一つであるケースに遭遇する可能性もあるため，SBT/ABPCなどのβ-ラクタマーゼ阻害薬配合ペニシリン系抗菌薬などを選択する．

本症例から学んださらなる一歩

本症例では喀痰培養から*S. marcescens*や*P. aeruginosa*が検出されたが，同時に口腔常在菌として検出された*Corynebacterium* sp.を最初からターゲットとしてSBT/ABPCにより奏効が得られた．細菌培養検査を外部委託している場合は，呼吸器検体から検出される*Corynebacterium* sp.は口腔常在菌として報告され多くはそれで問題ない．しかし，真の起因菌であっても口腔常在菌と報告されるため，定着している*P. aeruginosa*やMRSAが同時に検出された場合は，どうしてもそちらに目がいってしまいがちである．挿管されている患者では，それらの細菌が検出されたからといって必ずしも起因菌とはならないことが今回のようなケースを経験するとよく分かる．

抗菌薬の選択について，挿管されていて重症度が高ければ，治療初期から抗緑膿菌活性のある抗菌薬も選択肢の一つと考えられる．今回は，臨床症状も勘案しながら抗緑膿菌活性のない抗菌薬の使用により結果的に培養で検出された*S. marcescens*や*P. aeruginosa*が起因菌であることを否定できた．抗菌薬選択におけるグラム染色の有用性を再認識した症例であった．

本ケースで検出された*Corynebacterium* sp.を詳細に調べたところ，*C. pseudodiphtheriticum*であり，文献に感染が報告されている菌種と合致した．*C. pseudodiphtheriticum*は基礎疾患を持つ患者での呼吸器感染症の起因菌となり得ることを認識

し，グラム染色所見から本菌を疑うことが重要と考えられる．

　今回，NGチューブは留置したまま退院となったが，臨床症状からNGチューブ症候群と考えられ，早い段階でNGチューブの抜去と胃ろう（PEG）造設も選択肢の一つだったかもしれない．

プロフェッショナルな対応の極意！

- ▶▶ 抗菌薬を提案する前に必ず患者背景とバイタルを確認する！
- ▶▶ 肺炎患者の治療に関与する際には胸部X線写真も可能なら確認する！
- ▶▶ NGチューブ留置中の咽頭浮腫，気道狭窄を見たらNGチューブ症候群も鑑別に！
- ▶▶ 今回の喀痰のグラム染色所見のポイントは，純培養状に認められるグラム陽性桿菌（GPR）！
- ▶▶ 緑膿菌関与の有無を含め起因菌をつめる作業は絶えず考えておく！
- ▶▶ 喀痰のグラム染色が可能な場合は狭域抗菌薬の選択も大切であるがケースによっては所見からindirect pathogenも考慮した抗菌薬の選択を！
- ▶▶ 抗菌薬治療戦略はescalationとde-escalationを臨床症状，各種検査結果から上手に使い分ける！

医師から薬剤師へのアドバイス

- *Corynebacterium*属は肺炎の起因菌としては珍しく，口腔内常在菌でもあるので，それが真の起因菌かは，本症例のように，喀痰のグラム染色でシート状にグラム陽性桿菌が見えるとか血液培養でも陽性となるといった経緯がなければ判断不能です．
- いつもの院内肺炎で，「どうせゾシンで良くならなかったらバンコマイシン追加でしょ」なんてやっていませんか？ 院内肺炎といってもグラム染色では肺炎球菌を疑うグラム陽性双球菌だらけだったとか，インフルエンザ菌を疑うグラム陰性球桿菌が一面にいるだけだったということも多々あります．細菌検査室としっかり連携しましょう．本症例のように珍しい菌が真の起因菌かどうかにもグラム染色が役立ちます．
- *Corynebacterium*属の中には感受性の良くないものもあり，バンコマイシンが必要なことがあります．よって，全身状態が悪いとか感受性結果を追加でお願いすることが多くて時間がかかる場合では，呼吸状態の改善が乏しくグラム染色上もグラム陽性桿菌が消えなければバンコマイシンを考慮するようにしましょう．

引用文献

1) Donaghy M, et al : Pulmonary infection with *Corynebacterium hofmannii* complicating systemic lupus erythematosus. J Infect Dis, 147 : 962, 1983.
2) Motomura K, et al : Usefulness of the Japanese Respiratory Society guidelines for community pneumonia : a retrospective analysis of community-aquired pneumonia between 2000 and 2002 in a general hospital. Respirology, 10 : 208-214, 2005.
3) Feldman C, et al : The presence and sequence of endotracheal tube colonization in patients undergoing mechanical ventilation. Eur Respir J, 13 : 546-551, 1999.
4) 志馬伸朗 編：人工呼吸器関連肺炎のすべて：エビデンスに基づく予防・診断・治療，南江堂，2010.
5) Sofferman RA, et al : The nasogastric tube syndrome. Laryngoscope, 100 : 962-968, 1990.
6) Brousseau VJ, et al : A rare but serious entity : nasogastric tube syndrome. Otolaryngol Head Neck Surg, 135 : 677-679, 2006.
7) Budhani RK, et al : Interaction of *Streptococcus pneumoniae* and *Moraxella catarrhalis* : investigation of the indirect pathogenic role of beta-lactamase-producing moraxellae by use of a continuous-culture biofilm system. Antimicrob Agents Chemother, 42 : 2521-2526, 1998.

2 呼吸器感染症

脳幹梗塞で入院中の発熱患者

医師からの問い合わせ

脳幹梗塞で入院中の患者さん，微熱があり最近，喀痰の量が増えています．おすすめの抗菌薬は？

症 例

- **患　者**　84歳　女性
- **主　訴**　発熱，喀痰の増加
- **現病歴**
　左脳内出血後遺症にて特別養護老人ホームで療養中であった．右片麻痺，失語だが，食事は左手を使い自分で食べていた．当院受診当日の朝から食事を口に運ばない，介助して口に食事を入れても飲み込めない状態となり，外来を受診したところ脳幹梗塞の診断となり入院となった．入院経過中，喀痰の増加と発熱を認めたため抗菌薬選択についてコンサルトとなった．
- **既往歴**　高血圧，脳出血，認知症，気管支喘息，右大腿骨顆上骨折（2年前）保存的治療
- **アレルギー歴**　特になし
- **処方薬（現在使用中の薬剤）**
  【内服薬】
  アスピリン腸溶錠100mg　　　　　　　1回1錠　1日1回朝食後
  アムロジピン錠2.5mg　　　　　　　　1回1錠　1日1回朝食後
  アジルサルタン錠20mg　　　　　　　 1回1錠　1日1回朝食後
  センノシド錠12mg　　　　　　　　　 1回1錠　1日1回夕食後
  ランソプラゾール口腔内崩壊錠15mg　 1回1錠　1日1回朝食後
  ツロブテロールテープ2mg　　　　　　1回1枚　1日1回
- **身体所見（コンサルト時）**
  身　長：143cm，体重：42kg
  全身状態：今回の脳梗塞後は臥床状態で日常生活動作（ADL）は全介助であるが，循環動態は安定しており悪くない
  Japan Coma Scale：0
  バイタルサイン：血圧135/55mmHg，脈拍82/分，呼吸数22/分，体温37.8℃，SpO$_2$ 97％（室内気）
  頭 頸 部：貧血・黄疸なし，咽頭発赤なし
  胸　　部：湿性ラ音（crackle），喘鳴（wheeze）なし
  腹　　部：軟，圧痛なし
  背　　部：CVA（肋骨脊柱角）叩打痛なし
- **検査所見（コンサルト時）**
  血液検査：WBC 7,500/μL（Baso 0.1％，Eosino 0.6％，Lympho 13.5％，Mono 8.5％，Neutr 77.3％），Hb 10.3g/dL，Hct 31.0％，Plt 17.6×10^4/μL，Na 133mEq/L，K 4.8mEq/L，Cl 97mEq/L，BUN 12.7mg/dL，Cr 0.47mg/dL，Glu 148mg/dL，AST 13U/L，ALT 13U/L，

CRP 10.64mg/dL，Alb 2.9g/dL
胸部単純X線：左肺野肋骨横隔膜角（CPA）dullで胸水が疑われる（図1）
喀痰（気管内採痰）グラム染色：
　Miller&Jones分類 M2，Geckler分類2，上皮細胞多数，多核白血球（1＋）（図2，3）
尿検査：タンパク（1＋），潜血（2＋），赤血球7～10/HPF，白血球11～20/HPF，硝子円柱（－），顆粒円柱（－），細菌（＋）

■ その他
抗菌薬の使用歴：3ヵ月以内使用歴なし
尿道カテーテルの留置なし

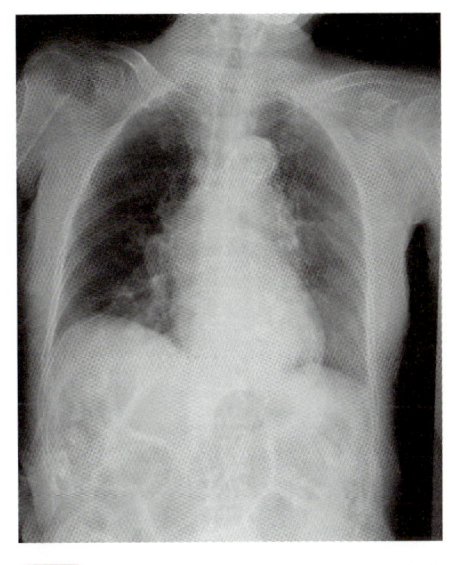

図1　胸部単純X線写真（コンサルト時：臥位）

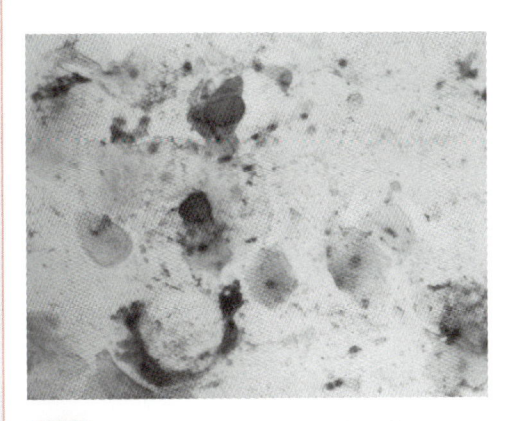

図2　喀痰グラム染色所見（100倍視野）
（→口絵 vi）

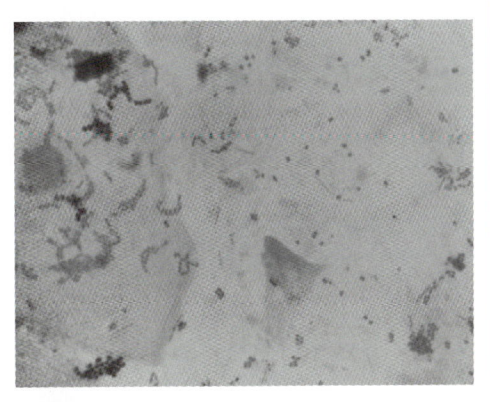

図3　喀痰グラム染色所見（1,000倍視野）
（→口絵 vi）

Q1 ここまでのカルテ情報から，担当医へどんな抗菌薬をおすすめしますか？　A1

抗菌薬の提案に向けたベッドサイド・外来での情報収集

　患者は脳梗塞を発症し，当院に入院して1ヵ月が経過していた．入院中，特に発熱もなく状態は安定していたが，2日前より最高体温38℃までの上昇があり，肺炎および尿路感染症が疑われ各

種検体が採取されていた．また，今回入院よりベッド上での臥床時間が増えたが，ギャッジアップの時間を増やしているところであった．

脳幹梗塞により仮性球麻痺があり嚥下障害も認められるためNGチューブが留置され，栄養はアイソカル®2Kが1日600mL（1,200kcal/日），白湯は1日1,200mL，食塩が5g投与されていた．血清アルブミン値は2.9g/dLと低栄養状態と考えられた．

既往歴に気管支喘息はあるが入院中発作の発現はなくコントロールされていた．ベッドサイドで患者を観察すると，認知症はあるもののこちらの問いかけに対して頷きなどでのコミュニケーションは可能であった．呼吸数は22回/分，室内気で酸素飽和度は97％と呼吸状態は安定していた．看護師から最近，喀痰の量が少し増えているとの情報を得る．呼吸音を聴取したところサクション後ということもあり，呼吸音は良好で，wheeze，crackleなどは聴取されなかった．喀痰のグラム染色所見は，図2，3のように上皮細胞多数で白血球は少なく，優位な細菌は特に認められなかった．所見からは単一菌種による細菌性肺炎は否定的であった．胸部単純X線写真（図1）では，左肺野の透過性が低下し，肋骨横隔膜角（CPA）が鈍化しており胸水貯留が疑われた．患者背景から誤嚥を来しやすい病態（表1）と判断した．

尿道カテーテルの留置はなく，排尿はオムツ対応で尿回数は1日5〜6回程度で頻尿も特に認められず，CVA叩打痛もなかった．その他，気になる症状は特にないとのことであった．

血液検査値では，白血球数の上昇はないもののCRPの上昇を認め，肝・腎機能は特に問題はなく，入院する前を含め過去3ヵ

表1 誤嚥を来しやすい病態

①神経疾患	④胃食道疾患
・脳血管障害（急性期，慢性期） ・中枢性変性疾患 ・パーキンソン病 ・認知症（脳血管性，アルツハイマー型）	・食道憩室 ・食道運動異常（アカラシア，強皮症） ・悪性腫瘍 ・胃－食道逆流（食道裂孔ヘルニアを含む） ・胃切除（全摘，胃全摘）
②寝たきり状態（原因疾患を問わず）	⑤医原性
③口腔の異常	・鎮静薬，睡眠薬 ・抗コリン薬など口腔乾燥をきたす薬剤 ・経管栄養
・歯の噛み合わせ障害（義歯不適合を含む） ・口内乾燥 ・口腔内悪性腫瘍	

（成人院内肺炎診療ガイドライン初版より一部改変）
（文献1より転載）

月以内の抗菌薬使用歴はなかった．

> **プロブレムリストでここまでの情報を整理！**
> - #1　発熱・炎症反応高値
> - #2　低栄養
>   - －Alb 2.9g/dL
> - #3　嚥下機能低下（脳幹梗塞による仮性球麻痺）
>   - －NGチューブ留置（経管栄養）
> - #4　循環動態不全なし
> - #5　喀痰量の増加
>   - －喀痰グラム染色では上皮細胞多数で有意な細菌を特に認めず
>   - －SpO₂ 97％（室内気）と呼吸状態は比較的安定
> - #6　尿一般検査で膿尿・細菌尿
> - #7　CVA叩打痛なし
> - #8　1ヵ月以内の抗菌薬使用歴なし

Q2 医師の提示している疾患も含め注意すべき鑑別疾患はありませんか？

抗菌薬の提案と経過

1　抗菌薬提案前の頭の中の鑑別疾患

本症例で鑑別すべき疾患は，以下の3つである．

> **A2　薬剤師が注目すべき鑑別疾患3つ**
> ① 誤嚥性肺臓炎（化学性肺臓炎）
> ② 誤嚥性肺炎
> ③ 尿路感染症（腎盂腎炎）

a 誤嚥性肺臓炎（化学性肺臓炎）（aspiration pneumonitis）

　誤嚥性肺臓炎は，薬剤の過量服用や，けいれん，脳血管障害，麻酔の使用などによる意識障害により，胃内容物，特に胃酸を誤嚥することで気管，気管支および肺実質の化学熱傷を引き起こした病態である．細菌が原因となる誤嚥性肺炎とは区別される．誤嚥性肺臓炎の第一段階は誤嚥後1〜2時間で，肺胞毛細血管の表

面を覆う細胞に対する胃酸の直接的傷害に起因する．4〜6時間後に第二段階として急性炎症の特徴的な組織学的所見と，肺胞と肺の間質への好中球の浸潤が見られる[2]．

今回は明らかな嘔吐のエピソードはないため，大量の胃液の誤嚥による典型的な誤嚥性肺臓炎の臨床症状には合わない．しかし，嚥下障害があることから不顕性誤嚥を繰り返している可能性は考えられる．

b 誤嚥性肺炎(aspiration pneumonia)

脳幹梗塞による仮性球麻痺は誤嚥性肺炎のリスクとなる．胃酸は誤嚥性肺臓炎の原因となる反面，胃内で細菌が増殖するのを防ぐ役割も担っている．しかし，H₂ブロッカーやプロトンポンプ阻害薬の服用により胃内にも細菌の定着が起こり，これら細菌の誤嚥により誤嚥性肺炎に発展することもある．また，誤嚥性肺臓炎から誤嚥性肺炎に移行することもあり，口腔内や上咽頭などに定着していたインフルエンザ菌や肺炎球菌の誤嚥の一部は，市中肺炎の原因にもなっていると考えられている[2]．

今回のケースではグラム染色所見からもpolymicrobial pattern（複数菌感染の所見）であること，上皮細胞も認めることから，口腔内の定着菌を誤嚥して肺炎を起こしていることも考慮したい．

c 尿路感染症(腎盂腎炎)

肺炎同様，長期入院中の高齢患者の発熱の原因の鑑別疾患の上位には尿路感染症も挙げたい．特に，尿道カテーテルを長期留置している患者は無症候性細菌尿になっている可能性もあり，グラム染色所見や培養結果の解釈には注意を要する．

今回は尿一般検査の結果のみでグラム染色や培養検査は提出されていなかった．尿道カテーテルの留置はないため，尿中に検出される細菌は起因菌である可能性も考えられる．

2 起因菌をつめながらの抗菌薬処方提案

入院患者の発熱では，熱源がはっきりしない場合，頻度としては肺炎，尿路感染症が多いため，胸部単純X線検査と尿一般検査のチェックは必要であろう．同時に血液培養を実施しておくことも，菌が同定された場合に菌名から感染部位を絞り込む際の参考となる．今回は，尿一般検査で軽度膿尿と細菌を認め，腎盂腎炎の可能性も否定できないが白血球数も少なく，CVA叩打痛も陰性であることから，腎盂腎炎というよりは，患者背景に嚥下障害があること，最近喀痰の量が増えたこと，不顕性誤嚥を繰り返し微熱が続き，CRPも上昇していることから，誤嚥性肺臓炎の可能性

が高いと考えられた．

　また，培養に提出された喀痰検体は，膿性部分のほとんどない唾液性の肉眼的には不良検体に分類されるものであった．案の定，鏡検像でも好中球をほとんど認めず，好中球が比較的多く認められる誤嚥性肺炎の典型的な鏡検像にも当てはまらなかった．

　口腔内に定着している細菌を少しずつ誤嚥している場合は，酸素飽和度はそれほど低下せず，臨床症状に乏しいだらだらとした発熱が続いたりすることもある．

　胃液を含む胃内容物を誤嚥した患者は，喘鳴や咳，呼吸困難，チアノーゼ，気管浮腫，低血圧，急性呼吸促迫症候群に進行する低酸素血症などが発現するリスクがあるが，麻酔による誤嚥を起こした患者のうち63％は無症状で，37％で臨床症状が認められ，そのうち半数に人工呼吸器のサポートが6時間以上必要だったとの報告もある[2]．これらの報告からも，多くの患者は意外と自然軽快していることが分かる．

A1　今回は，抗菌薬を使用せずに1日経過観察を提案した．万一，呼吸状態が悪くなるような場合（呼吸回数の上昇や酸素飽和度の低下など）は，誤嚥性肺炎として抗菌薬はスルバクタム/アンピシリン（SBT/ABPC）1回1.5g，1日4回の使用も次の手として提案した．また，去痰薬としてカルボシステイン錠500mgを1回1錠1日3回毎食後と嚥下反射亢進を期待し，アンジオテンシン変換酵素阻害薬（ACEI）のイミダプリル錠2.5mgを1回1錠1日1回朝食後の追加を提案し処方となった．さらに，口腔内の衛生を保ち，定着菌の誤嚥を少しでも予防するためにオーラルケアも重点的に対応してもらうよう担当看護師に連絡した．

3　モニタリング（経過観察）

　経過観察に当たり，抗菌薬開始後のフォローよりも使わないでフォローする方が，「悪くなっていないだろうか」と医療スタッフにストレスがかかる．当然，丁寧な経過観察となり，今回のケースも例外なく，3日目まで午前と午後の最低2回はベッドサイドに足を運んで呼吸状態を確認し，ナースステーションで体温および血圧，脈拍などのバイタルサインの推移を観察した．

　コンサルト翌日も37℃前半の微熱が認められたが，血圧は130/57mmHg，脈拍は80/分とバイタルサインは安定しており，呼吸数も16回/分，酸素飽和度は室内気で98％と著変はなく，抗菌薬は使用せずに経過観察となった．その後も呼吸状態，バイタルサインは安定していたが，体温は36℃台をベースに1日に

> 誤嚥性肺炎はその治療だけではなく予防にも介入しましょう．さまざまな予防の手法がありますが（ACEI，アロマテラピー，カプサイシン，食事の温度など）どれも単一のもので十分な効果というのは難しいかもしれませんのでうまく組み合わせることが重要です．特にその中でも，オーラルケアと日中のベッドのギャッジアップははずせません．

最高体温が37℃前半に上昇する微熱が続いていた．全体的に体温は低下傾向を示していた．

コンサルト6日目に喀痰培養結果が報告される．

■ 喀痰培養（気管内採痰）
Pseudomonas aeruginosa（緑膿菌）（2＋）
Serratia marcescens（1＋）
α-Streptococcus（口腔常在菌）（2＋）
Neisseria sp.（口腔常在菌）（1＋）

培養報告書の鏡検結果（**表2**）と同定結果を見比べると，今回，鏡検ではグラム陰性桿菌が1＋であるにもかかわらず，同定結果では，*P. aeruginosa*が2＋で報告されている．**表2**の結果は生体検体をグラム染色で評価したときにグラム陰性桿菌は見られるが，陽性菌の方が優位であり，見た目でも陰性桿菌の菌量が少ないことを意味している．しかし，培養することにより菌量がもともと少ない菌も同定時には菌量が多く出てしまうことはよくあり，今回の同定結果も同様と解釈される．この評価方法を理解した培養結果の解釈が臨床での感染症治療では大切となる．

同定された緑膿菌はカルバペネム系抗菌薬，アミノグリコシド系抗菌薬，キノロン系抗菌薬それぞれに対し感性（S）を示し，感受性は良好であった．一方，*S. marcescens*はピペラシリン（PIPC），セフトリアキソン（CTRX）に対し耐性であり，耐性傾向の強い*S. marcescens*であった．この培養結果を確認した病棟担当薬剤師から以下の質問をされる．

表2 鏡検結果（気管内採痰）

グラム陽性球菌（2＋）
グラム陰性球菌（2＋）
グラム陽性桿菌（－）
グラム陰性桿菌（1＋）
酵母様真菌（－）
糸状様真菌（－）
淋菌様双球菌（N）
白血球（1＋）

N：検査実施せず

■ 病棟薬剤師からの問い合わせ

担当の入院患者さん，微熱があり喀痰培養から緑膿菌が検出されています．6日前（コンサルト時）の血液検査値でもCRPと白血球数が高値でしたが，肺炎として抗菌薬治療を開始しなくてよいのですか？

Q3 今回の病棟薬剤師に対して妥当な対応は？

- CRP値は重症度を表すものではないこと，現在見ている検査値は過去の時点のものであり現在の値ではないこと，緑膿菌が同定されているが呼吸状態は落ち着いており定着した細菌と考えるのが妥当であり，微熱を理由に抗菌薬開始は妥当ではないと説明する．
- 病棟薬剤師へ緑膿菌性肺炎としてセフタジジム（CAZ）1回1g 1日4回点滴静注を担当医に開始してもらうため，すぐに相談するよう伝える．
- まずは，現在の呼吸状態を把握するため，酸素飽和度，呼吸数を測定するよう伝える．CRPについて心配であれば担当医に再検について相談するよう伝える．

A3

今回の病棟薬剤師の質問でポイントは2点ある．まず，微熱症状は現在の状態，血液検査値のCRPや白血球数高値，喀痰培養からの緑膿菌の同定は過去の状態である．これらをあたかも現在の状態のように評価しているエラーがある．もう1点は，肺炎を疑うのであれば，現在の呼吸数や酸素飽和度を評価する必要がある．体温，CRPだけでは何も分からない．これらはベッドサイドで時計や簡易型のパルスオキシメーターがあれば非侵襲的に簡易的に測定可能であり，評価しようと思えばいつでも誰でもできるのでぜひ病棟薬剤師は実施したい．

そこで，まず呼吸状態を把握するよう伝え，評価したところ，酸素飽和度が室内気で100％，呼吸数は14回/分と落ち着いていた．培養結果で検出された緑膿菌がもし肺炎を起こしているのであれば現在このような呼吸状態ではありえず，少なくとも今，抗菌薬治療開始は妥当ではないと考えられる旨を病棟薬剤師へ伝えた．また，6日前のCRP，白血球数高値について心配であれば，臨床症状は落ち着いているため必要性は低いが，フォローの血液検査実施を担当医へ相談するよう伝えたところ採血が実施となった．結果はCRP 0.88mg/dLと著明に低下しており，白血球数とともに血液検査値は改善していた．

その後，38℃は超えないものの，37℃台の微熱が出ることが1ヵ月近く続いたが，全身状態は安定しており，本人もつらそうではなく，抗菌薬は使わずに経過した．その後は，自然に微熱は治まり，36℃台で体温は推移するようになった．オーラルケアとギャッジアップは継続的に行われ，コンサルト1ヵ月後の経過観察の胸部単純X線写真では左肺野の浸潤影も消失しており，胸部写真上も改善が認められた（図4）．解熱後は療養型病院に転院するまで呼吸状態の悪化や高熱などの発現はなく，また抗菌薬の使用もなく経過した．

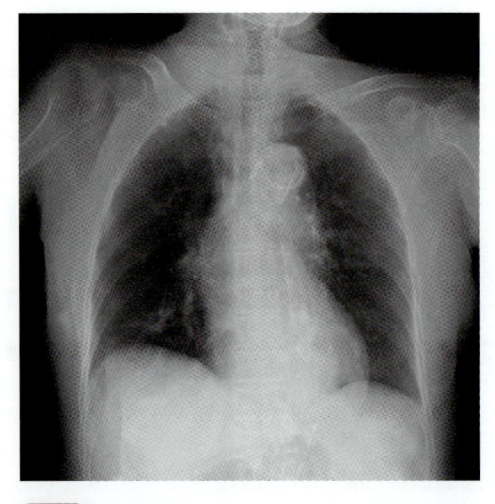

図4 胸部単純X線（コンサルト1ヵ月後：臥位）

■ **検査所見（コンサルト7日目）**
血液検査：WBC 7,200/μL，Hb 10.0g/dL，Hct 30.7％，Plt 27.3×10⁴/μL，Na 136mEq/L，K 4.5mEq/L，Cl 100mEq/L，BUN 14.6mg/dL，Cr 0.47mg/dL，AST 19U/L，ALT 18U/L，CRP 0.88mg/dL

4 施設による治療へのアプローチの違い

a 院内で培養検査もグラム染色もできない場合

　院内でグラム染色できない施設では，今その場でどんな細菌が優位に見られるのかを評価することができないため，肺炎を疑ったらエンピリックに抗菌薬を開始せざるを得ない状況もあるだろう．しかし，発熱やCRP上昇に囚われず，慎重に呼吸状態（呼吸数，酸素飽和度，投与酸素の有無など）や胸部X線写真など※を評価したい．バイタルサインが落ち着いていたら，半日もしくは1日経過観察する方法も一つの選択肢となり得る．当然，呼吸状態をモニターして悪化が認められたらエンピリックに抗菌薬を開始すべきである．事前に採取した培養検体の同定結果も慎重に評価しながら，薬剤感受性結果をもとに最適治療へde-escalation可能であれば実施を提案したい．

b 院内でグラム染色をできる場合

　院内でグラム染色をできる場合は，今回のケースのように唾液様の培養検体が提出されたとき，施設によっては再提出を求める場合もあるかもしれない．再度採取しても膿性部分が採取できな

※：高齢者は，肺炎を発症しても臨床症状が非特異的なことがあり，食欲低下や意識レベルの低下など一見呼吸器と関係ない部位の症状を訴えることがあることも念頭に置いておく．また，脱水などがあれば，胸部単純X線写真でははっきりしなかった浸潤影は，補液による脱水の補正により，翌日には明瞭な浸潤影が認められるようになることがあることを知っておくと臨床評価の際に役立つ．

い場合は，その検体をもとにしたグラム染色所見を参考に，優位な細菌が認められなければ経過観察も一つの選択肢となるであろう．ただし，患者状態の評価は重要であり，呼吸状態，循環動態を慎重に評価しながら治療開始すべきかどうかは，担当医とよく相談することが大切である．

本症例から学んださらなる一歩

抗菌薬の選択についてコンサルトを受けたとき，「使わない」という選択肢を提案して終了ではなく，経過観察と次の手を絶えず考えておくことが大切である．「○○（呼吸状態の悪化など）のような状態になったら抗菌薬開始」など，感染症や状態が悪化した時のリスクヘッジをすることが肝要である．

誤嚥性肺臓炎と誤嚥性肺炎を理解する上で**表3**[2-5]が参考になる．病態を理解し，抗菌薬治療の是非も含めて適切なアプローチを心がけたい．また，院内肺炎の起因菌と危険因子について理解しておくと，患者背景からある程度起因菌を想定することも可能である（**表4**）[6]．

入院患者では，口腔内に腸内細菌の保菌が見られ，気管・気管支および胃内にも保菌が起これば院内肺炎発症のリスクとなることが知られている[6]．また，病院内では，免疫不全がない患者と急性期疾患のある患者では，急性期疾患のある患者で口腔咽頭内保菌がより高率に起こる（6% vs 73%）ことが報告されている[7]．

咽頭や口腔の内容物の誤嚥の危険因子としては，今回のような脳梗塞などによる神経学的嚥下障害，上気道や消化管の解剖学的異常が挙げられる．誤嚥のリスクは，胃ろうでもNGチューブでも変わらないとされており，胃ろう造設自体が誤嚥性肺炎の予防にならないことを理解しておくことは，病態の把握にも参考となる．

また，高齢者では口腔ケアをしっかり実施しないと気道に腸内細菌科の細菌や緑膿菌，黄色ブドウ球菌が定着する．さらに脳梗塞後の嚥下障害のある患者の多くは，日常的にこれらの定着菌を不顕性誤嚥（silent aspiration）していると考えられる．

抗菌薬治療は，誤嚥後48時間以内に改善されない誤嚥性肺臓炎で考慮されるべきであるとされ，エンピリック治療では広域スペクトラムの抗菌薬が推奨されている[2]．また，嫌気性菌活性を有する抗菌薬はルーチンには必要とされていない．一般的に，誤嚥性肺炎の第一選択薬は嫌気性菌をカバーするSBT/ABPCとされるが，嫌気性菌カバーは弱いものの第三世代セフェム系抗菌薬

> これはとても重要です．ただ経過観察しているだけではなく，悪化した時にどうするつもりかも提示すると主治医は信頼してくれるでしょう．どうなったら悪化とするか？も明確にするようにしましょう．

第2章 抗菌薬処方支援の実践！

表3 誤嚥性肺臓炎と誤嚥性肺炎の特徴

	誤嚥性肺臓炎（化学性肺臓炎）	誤嚥性肺炎
経過	数時間	数日～数週間
機序	無菌胃内容物の誤嚥	定着菌を含む口腔咽頭内容物の誤嚥
病態生理	胃内の酸性および粒子状物質による急性肺損傷※	細菌による急性肺炎症
炎症の局在	臥位では上葉の後区域（特に右上葉）と下葉の上区域，座位や半臥位では下葉の下底区域が侵されることが多い	
細菌学的所見（起因菌）	最初は無菌，続いて細菌感染を起こし得る	グラム陽性菌 　Streptococcus viridans, Staphylococcus aureus など グラム陰性菌 　腸内細菌科細菌, Moraxella catarrhalis, Eikenella corrodens, Pseudomonas aeruginosa など 嫌気性菌 　Bacteroides sp., Fusobacterium sp., Peptostreptococcus sp. など
主な患者素因	意識レベルの低下	嚥下障害や胃の運動障害
リスク	うつ，全身発作，脳卒中，心停止，薬物乱用，全身麻酔（特に緊急時），NGチューブ長期留置，気管挿管チューブ留置	誤嚥性肺臓炎のリスクに加え，歯周病や歯肉炎，アルコール多飲，高齢，入院患者などはグラム陰性桿菌の定着リスク
臨床像	無症状や微熱，乾性咳嗽から頻呼吸，気管支けいれん，血痰や泡沫状の痰，および誤嚥2～5時間後の呼吸困難に至るまでの症状	発熱，頻呼吸，低酸素血症，咳，膿性痰などの細菌性の所見
抗菌薬治療	必ずしも必要ではない 48時間以内に回復しない場合は治療を考慮．広域抗菌薬で治療開始．ルーチンには嫌気性菌カバーは不要	必須 患者背景によって起因菌が異なりそれぞれに応じたスペクトルの抗菌薬を選択．市中発症は狭域抗菌薬も考慮．ルーチンには嫌気性菌カバーは不要

※：胃液のpHが高い場合でも粒子状物質の誤嚥による肺損傷への影響も大きい

（文献2-5をもとに著者作成）

を選択する場合もある．

　緑膿菌性肺炎については，入院患者であれば口腔，上咽頭に定着した緑膿菌を誤嚥した場合にはこれが肺炎を起こすことも想定される．緑膿菌による院内肺炎の発生率は1975年の9.6％から2003年の18.1％の2倍に増加しており[8]，また，人工呼吸器装着4日以上を経過したときの人工呼吸器関連肺炎の起因菌として最も多いとされる[9]．

　また，緑膿菌による院内肺炎では，発熱性好中球減少症や高度免疫不全の場合を除き，血液培養が陽性になることはまれである．

　高齢者の感染症は臨床症状に乏しいこともあり，発熱がないか

表4 院内肺炎の起因菌と危険因子

主な起因菌	危険因子
Enterobacter spp. Escherichia coli Haemophilus influenzae Klebsiella spp. Serratia marcescens Staphylococcus aureus	・入院

追加的起因菌	特定の危険因子
Staphylococcus aureus	・昏睡 ・糖尿病 ・頭部外傷 ・最近のインフルエンザ罹患 ・腎不全
MRSA	・入院後期発症の肺炎 ・抗菌薬使用歴 ・慢性閉塞性肺疾患の既往
Pseudomonas aeruginosa	・慢性的な構造的肺疾患（気管支拡張症など） ・ステロイド治療 ・低栄養 ・抗菌薬治療歴 ・長期人工呼吸器の使用 ・気管切開
嫌気性菌	・目撃された誤嚥 ・最近の腹部外科手術
Legionella spp.	・意識変容の欠如 ・ステロイド治療 ・細胞毒性を有する化学療法
Haemophilus influenzae	・抗菌薬使用歴なし
Aspergillus spp.	・慢性閉塞性肺疾患の既往 ・ステロイド治療 ・抗菌薬使用歴

（文献6より引用，一部改変）

らといって「感染がない」や「軽症」とは判断できない．逆に発熱だけで感染症として抗菌薬治療を開始することも，フォーカスがはっきりしなければ何を治療しているか分からないため，抗菌薬のやめどきも分からず，院内での耐性菌増加を助長しかねない．抗菌薬が必要な病態であることを評価し，できる限り起因菌をつめて対応することが大切なスタンスである．ただし，免疫不全や好中球減少時の発熱では，例外的にエンピリックに抗菌薬を開始しておくことはその後の重症化を防ぐ上で必要な対応である．

プロフェッショナルな対応の極意！

- ▶▶ 抗菌薬を提案する前に必ず患者背景とバイタルを確認する！
- ▶▶ 「待てる状態」か「待てない状態」なのかの臨床評価は大切！
- ▶▶ 発熱患者に対して担当医と一緒にフォーカスを探す！
- ▶▶ 長期療養患者では褥瘡や皮膚軟部組織感染などがないかの確認を！
- ▶▶ 「発熱＝抗菌薬」「CRP高値＝抗菌薬」というエラーに陥らない！
- ▶▶ 高齢者の感染症は臨床症状に乏しく非特異的なことも多い！
- ▶▶ 「誤嚥性肺炎＝嫌気性菌感染症」とは限らないが，嫌気性菌のカバーは妥当な判断！
- ▶▶ 不顕性誤嚥は経過観察可能なことも多い！
- ▶▶ 口腔ケアは誤嚥性肺炎の予防に大切！
- ▶▶ 抗菌薬選択で抗緑膿菌活性の是非は喀痰塗抹所見も参考にする！
- ▶▶ 感染症は一般的に良くなるか悪くなるかのどちらかである！

医師から薬剤師へのアドバイス

- 高齢者の繰り返す誤嚥性肺炎の中には治療の必要がない誤嚥性肺臓炎という病態があることをそのメカニズムから再度確認しましょう．
- 誤嚥性肺炎として全て治療していると，次々と耐性菌が発生し，それらが真に細菌性肺炎を来した場合の治療は極めて困難です．
- 誤嚥性肺炎として治療開始するか，それとも誤嚥性肺臓炎として待てるかの判断は時として難しいかもしれません．主治医に病態をしっかり説明し，今後の耐性菌発生時の治療困難についても言及しましょう．最終的には主治医とともに待てるかを決めるとよいでしょう．
- 誤嚥性肺炎か誤嚥性肺臓炎かと悩みながら抗菌薬治療を開始したとしても，極めて急速に改善するようであれば，誤嚥性肺臓炎だったとして短期間で抗菌薬治療を終了してもよいでしょう．

引用文献

1) 日本呼吸器学会 医療・介護関連肺炎(NHCAP)診療ガイドライン作成委員会 編：医療・介護関連肺炎診療ガイドライン，2011.
2) Marik PE, et al：Aspiration pneumonitis and aspiration pneumonia. N Engl J Med, 344：665-671, 2001.
3) Longo DL, et al：Harrison's principles of internal medicine, 18th edition, McGraw-Hill, 2011.
4) Kalinowski CP, et al：Strategies for prophylaxis and treatment for aspiration. Best Pract Res Clin Anaesthesiol, 18：719-737, 2004.

5) Marik PE : Pulmonary aspiration syndromes. Curr Opin Pulm Med, 17 : 148-154, 2011.
6) Ahmed QA, et al : Respiratory infection in the chronically critically ill patient. Ventilator-associated pneumonia and tracheobronchitis. Clin Chest Med, 22 : 71-85, 2001.
7) Johanson WG, et al : Changing pharyngeal bacterial flora of hospitalized patients. Emergence of gram-negative bacilli. N Engl J Med, 281 : 1137-1140, 1969.
8) Gaynes R, et al ; National Nosocominal Infections Surveillance System : Overview of nosocomial infections caused by gram-negative bacilli. Clin Infect Dis, 41 : 848-854, 2005.
9) Fujitani S, et al : Pneumonia due to *Pseudomonas aeruginosa* : part I : epidemiology, clinical diagnosis and source. Chest, 139 : 909-919, 2011.

3 骨感染症

骨折術後の皮下排膿部から MRSAが検出された患者

医師からの問い合わせ

リハビリ病棟で入院中の患者さんの足の創部からMRSAが検出されました．おすすめの抗菌薬は？

症例

- **患者** 20歳 男性
- **主訴** 右下肢の疼痛，発赤，腫脹
- **現病歴**
　6ヵ月前，交通事故で受傷しA病院に救急搬送された．搬送時の意識レベルはJapan Coma Scale I-3，右上下肢の骨折の診断を受け，同日行われた骨折への術後（右上腕骨：髄内釘，右脛骨：創外固定），呼吸状態および意識状態が悪化し，脂肪塞栓の診断で加療継続となる．3ヵ月前に当院回復期リハビリテーション病棟へ転院となる．入院後，右下肢の発赤，腫脹，熱感，疼痛が認められ，ミノサイクリン（MINO）を処方され服用していたが，排膿しよくならないため薬剤師に抗菌薬についてのコンサルトが求められた．
- **既往歴** 右脛骨・腓骨幹部開放骨折，右上腕骨骨幹部骨折，脂肪塞栓症
- **アレルギー歴** 特になし
- **処方薬（現在使用中の薬剤）**
  【内服薬】
ゾニサミド錠100mg	1回1錠	1日2回朝夕食後
バクロフェン錠5mg	1回1錠	1日2回朝夕食後
ロキソプロフェン錠60mg	1回1錠	1日3回毎食後
レバミピド錠100mg	1回1錠	1日3回毎食後
ゾピクロン錠7.5mg	1回1錠	1日1回就寝前
ミノサイクリンカプセル100mg	1回1カプセル	1日2回朝夕食後
耐性乳酸菌製剤	1回1g	1日3回毎食後

- **身体所見（コンサルト時）**
  身　長：178cm，体重：46kg
  全身状態：比較的元気
  バイタルサイン：血圧 120/70mmHg，脈拍 70/分，呼吸数 13/分，体温 36.2℃，SpO$_2$ 100%（室内気）
  頭頸部：貧血・黄疸なし，咽頭発赤なし
  胸　部：湿性ラ音（crackle），喘鳴（wheeze）なし
  腹　部：平坦軟，圧痛なし
  背　部：CVA（肋骨脊柱角）叩打痛なし
  創　部：右下肢の創部は切開排膿され，発赤，腫脹，熱感あり（図1, 2）
- **検査所見（コンサルト時）**
  血液検査：WBC 6,300/μL, Hb 12.1g/dL, Hct 36.5%, Plt 32.0×10^4/μL, Na 139mEq/L, K 3.6mEq/L, Cl 103mEq/L, BUN 17.6mg/dL, Cr 0.55mg/dL, Glu 93mg/dL,

AST 12U/L，ALT 9U/L，CRP 7.12mg/dL
胸部単純X線：浸潤影なし（**図3**）
右上肢単純X線：入院時撮影（**図4**）
右下肢単純X線：入院時撮影（**図5**）

■ **抗菌薬の使用歴**
周術期：セファゾリン（CEZ）
術後感染に対しセフォゾプラン（CZOP），アルベカシン（ABK），リネゾリド（LZD）の使用歴あり
当院転院後は1ヵ月以内にスルバクタム/セフォペラゾン（SBT/CPZ）の使用歴あり

■ **その他** 尿道カテーテルの留置なし

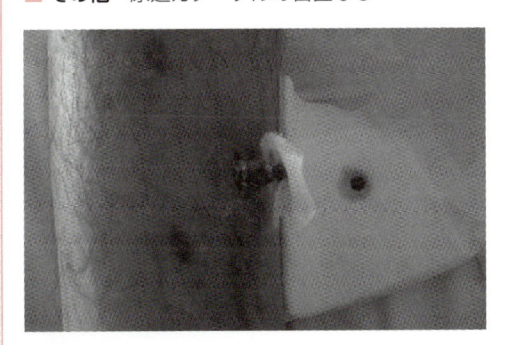

図1 右下肢創部（ガーゼタンポン交換時）（→口絵 vi）

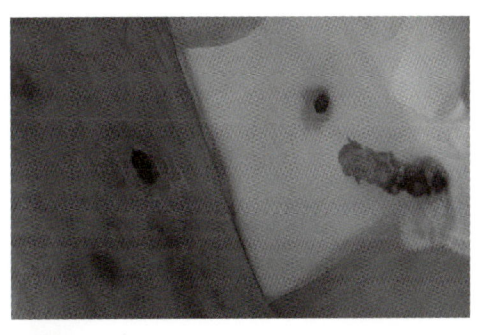

図2 右下肢創部（ガーゼタンポン抜去時）（→口絵 vi）

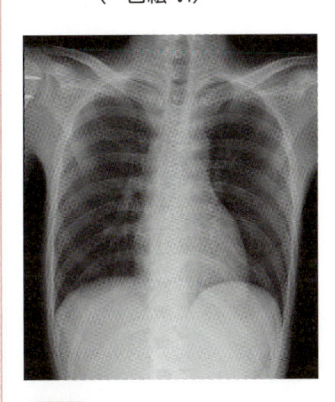

図3 胸部単純X線写真（立位）

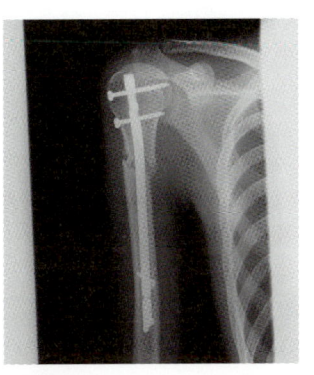

図4 右上肢単純X線写真

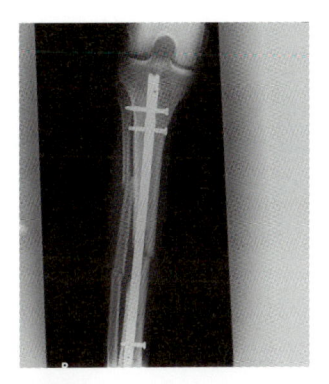

図5 右下肢単純X線写真

Q1 ここまでのカルテ情報から，担当医へどんな抗菌薬をおすすめしますか？ A1

抗菌薬の提案に向けたベッドサイド・外来での情報収集

状態を確認するため病棟へ足を運ぶと，呼吸器症状も特になくバイタルは安定しており，本人は比較的元気で，ベッドに腰かけ

携帯ゲーム機で遊んでいた．最近は右下肢の痛みで思うように歩行訓練ができないでいた．

病歴を確認すると3週間前に外泊から帰った後に38℃の発熱があり，炎症反応高値で両下肢の痛みを訴えていたため，SBT/CPZが1回1g，1日2回点滴静注されていた．

A病院の整形外科を定期的に受診しており，診療情報提供書では，縫合糸膿瘍と診断され一部抜糸と創処置のみで経過し，フシジン酸ナトリウム軟膏とMINO内服が推奨されていた．転院前の病院ではMRSAによる術後感染を起こしていた経緯があった．SBT/CPZは1週間で中止となり，その後，MINOの内服にスイッチしていた．内服へのスイッチ後は右下肢の創部の熱感，腫脹は継続してあったが少し改善傾向であり，そのまま経過観察となっていた．コンサルト3日前，右下肢に膿が皮下にみえており，切開排膿および洗浄を行っていた．

当院でも排膿していた創部からMRSAが検出され，薬剤感受性試験の結果はMINOに耐性(R)であり，担当医は整形外科から推奨されたMINOをこのまま継続すべきか悩んでいた．この時点で今後の抗菌薬についてコンサルトを求められた．服用してから2週間が経過しており，この間，発熱は認められず，全身状態は安定していた．切開排膿後の創部のガーゼを交換する際，同室して見ていると，ガーゼタンポンの深さは3cm以上ありプレートおよび骨へ交通していると考えられた（図1, 2）．

■ **創部（膿）の培養結果**
MRSA（*Staphylococcus aureus*）（2＋）

主な抗菌薬の感受性結果は，バンコマイシン(VCM)(S)，テイコプラニン(TEIC)(S)，スルファメトキサゾール/トリメトプリム(ST)(S)，MINO(R)，レボフロキサシン(LVFX)(R)，LZD(S)，ABK(S)であった．

プロブレムリストでここまでの情報を整理！
- #1 右下肢の発赤・腫脹・熱感・疼痛あり
- #2 膿培養でMRSA検出
- #3 炎症反応高値
- #4 骨折術後3ヵ月経過（人工物あり）
  - 右上腕骨：髄内釘
  - 右脛骨：創外固定

- #5 前医で術後感染の治療歴あり
- #6 脂肪塞栓症の既往

Q2 医師の提示している疾患も含め注意すべき鑑別疾患はありませんか？

抗菌薬の提案と経過

1 抗菌薬提案前の頭の中の鑑別疾患

本症例で鑑別すべき疾患は，次の3つである．

A2 「薬剤師が注目すべき鑑別疾患3つ」
①MRSAによる骨髄炎（人工物あり）
②MRSAによる縫合糸膿瘍
③蜂窩織炎

a MRSAによる骨髄炎（人工物あり）

化膿性骨髄炎は骨組織に，細菌などの微生物が感染するもので，難治性の疾患である．起因菌としては黄色ブドウ球菌，緑膿菌，表皮ブドウ球菌などがある．骨の外傷（開放性骨折，複雑骨折，粉砕骨折，外科手術，骨髄穿刺，銃による外傷など）によって，細菌が骨髄に入って増殖して炎症を起こす場合や，血流に乗って細菌が骨髄に達して増殖（血行性感染）して骨髄炎となる場合がある．骨髄炎の診断は画像診断が必要だが，今回の症例は切開排膿した創部の深さから創外固定のプレートおよび骨まで達していると考えられ，人工物を巻き込んだ骨感染症として治療にあたるのが妥当と考えられる．転院元の情報でも術後感染の既往から，感染の再燃と考えられる．

b MRSAによる縫合糸膿瘍

縫合糸膿瘍は，深部縫合糸を中心に生じる細菌感染であり，特に腹壁では筋膜縫合に用いられた縫合糸を中心に生じて創感染となり，一般的に皮下組織や皮膚創瘢痕部に膿瘍を形成する．時に瘻孔も形成し，排膿することもある．術後1～2週間の早期で発症することが多いが，それ以降で数ヵ月後の晩期に発生する遅発性の場合もある．原因異物の糸を除去しない限り根治は難しく，

治療の原則は感染縫合糸の除去である．皮膚創瘢痕部の難治性膿瘍，瘻孔，難治性肉芽創，炎症性肉芽腫は本症を疑う．慢性に経過すると縫合糸の周囲に炎症性肉芽腫を形成し，Schloffer腫瘍と呼ばれる有痛性腫瘤となる．

C 蜂窩織炎

蜂窩織炎は黄色ブドウ球菌などによる皮膚感染症である．感染部位は表皮・真皮から皮下組織である．表皮に限局した感染の場合は伝染性膿痂疹となる．小児を中心に顔面，四肢に好発し，境界不明瞭な局所の発赤，腫脹，疼痛，熱感が急速に拡大する．発熱，頭痛，悪寒，関節痛を伴うこともある．血液検査でも炎症所見を認めるが，基本的には局所感染であるため，血液検査で炎症所見を認めないこともある．関節周囲に生じたときは化膿性関節炎との鑑別が難しい．化膿性関節炎では関節穿刺を行うが蜂窩織炎の場合は化膿性関節炎を医原性に作ってしまうため関節穿刺が禁忌となる．

2 起因菌をつめながらの抗菌薬処方提案

人工物が入った骨感染症の起因菌は黄色ブドウ球菌が圧倒的に多く，本菌を想定した抗菌薬治療が主となる．人工物が関与した感染症では，デバイスの抜去が基本であり，感染のコントロールの上でも最も有効な手段である[1]．しかし，人工関節などは中心静脈ラインを抜去するのとは違い，そう簡単にはいかないことも多い．そのような中で抗菌薬の処方支援をする際には，どこまで保存的治療をするのかなど担当医の治療計画を薬剤師も把握しておく必要がある．

A1 今回のケースは創部の膿培養からMRSAが検出されていることから，MRSAによる感染症を起こしていると考えるのが妥当であり，抗MRSA薬の全身投与が望ましい．

本ケースは人工関節感染症ではないものの，患者背景，病態からそれに準じた治療となり，黄色ブドウ球菌感染症ではデブリードメントをした後にβ-ラクタム系抗菌薬，または，VCMが感性であればこれらにリファンピシン（RFP）を併用し，2〜6週間の治療も選択肢の一つとなる[2]．RFPはわが国でも黄色ブドウ球菌への保険適用はないが，内科的治療に限界があるからこそ，エビデンスレベルは低いものの米国感染症学会（IDSA）のガイドライン[3]や症例報告でも報告されているRFPの併用を担当医へ提案した．RFPの注意点は，単剤で使用した際の耐性菌の発現が早期にみられることである（**図6**）[4]．起因菌がオキサシリンとVCMに耐

3 骨感染症

性の場合や，これらの抗菌薬にアレルギーがあれば，ダプトマイシン（DAP）やLZDが代替薬となる[1]．また，RFPの併用療法については，組織移行性が良好なこと，白血球に貪食された細菌にも殺菌効果が優れる報告もある（**図7**）[5]．

病態を把握した上で内科的治療では限界があること，抗菌薬治療と創処置のみで改善が認められなければ早期に整形外科への転院およびプレートの抜去も考慮することを担当医に相談した．骨への人工物の挿入，およびMRSAが検出されている事実，創の深さを考慮すると人工物が関与した骨感染症として治療することが妥当と考えられた．そこで，VCM 1回1g，1日2回の点滴静注に加え，RFP 1回600mg，1日1回朝食前，6週間の予定で治療開始を提案し，実施となった．

ここでVCMを選択した背景として，入院病棟が回復期リハビ

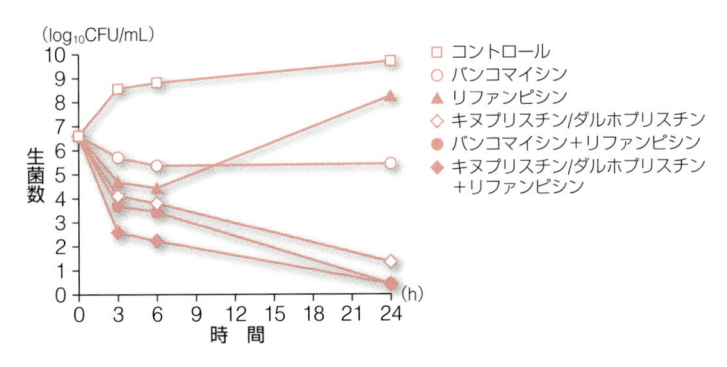

図6 MRSAに対する各種薬剤の *in vitro* の殺菌曲線
各薬剤ともにMICの5倍の濃度を使用
（文献4より引用，一部改変）

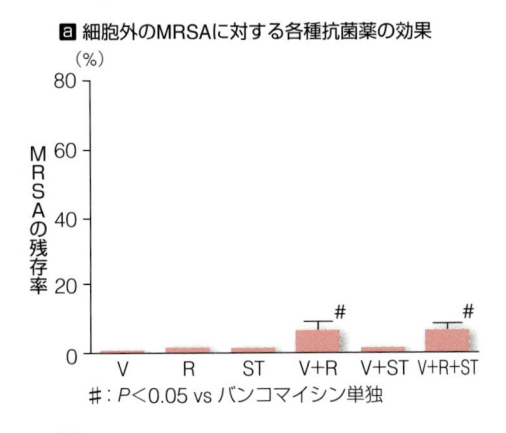

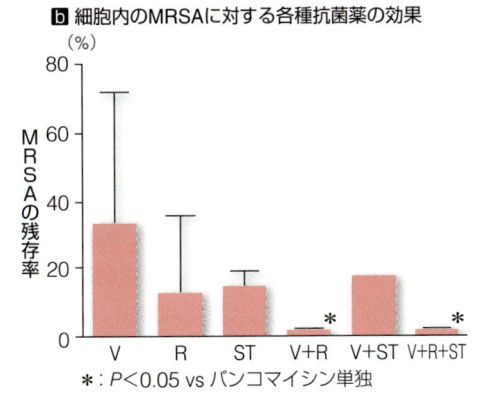

図7 抗菌薬併用療法における細胞内と細胞外のMRSAに対する殺菌作用
V：バンコマイシン　R：リファンピシン　ST：スルファメトキサゾール/トリメトプリム
（文献5より引用，一部改変）

リテーション病棟であることから使用薬剤は入院費に包括されるため，薬剤費が安い方が病院の負担も少ないという現実があった．そのため，LZDの選択肢はその時点ではなく，VCMを軸に治療薬を組み立てることになった．また，DAPはこの時点ではまだ市販されていなかった．MRSA感染症に対するRFPは保険適用外となるため，使用の際は本人・家族に対し，説明をしてもらうように担当医へ伝えた．

3　モニタリング（経過観察）

RFP使用による注意事項として基礎疾患やアレルギーの有無の確認，本人へは尿，汗，涙などが橙赤色になる場合があることを説明しておきたい．本患者は眼鏡の使用はあるもののコンタクトレンズの使用はなかった．基礎疾患は特になく，薬剤に対するアレルギー歴もなかった．また，肝機能障害や多くの薬剤との相互作用（CYP3A4などの肝薬物代謝酵素誘導作用があるため）にはモニタリング項目として気を配る必要がある．RFPの併用でLZDのC_{max}およびAUCが低下したとの報告もあり，使用の際には注意が必要な薬剤の一つである．

Q3 VCMによるレッドマン症候群が発現した際の対応として妥当なものは？
- すぐに担当医へ投与中止を連絡し，抗菌薬の変更を勧める．
- いったん中止とし，症状が落ち着いたら滴下速度を倍に延長して慎重に投与継続を勧める．
- すぐにエピネフリンの皮下注実施と挿管管理をするよう担当医へ連絡する．

A3

A3 VCMの急速なワンショット静注または短時間での点滴静注を行うとヒスタミンが遊離されてレッドマン症候群（顔紅斑性充血，頸紅斑性充血，躯幹紅斑性充血，顔瘙痒，頸瘙痒，躯幹瘙痒など），血圧低下などの副作用が発現することがあり，通常60分以上かけて点滴静注する．多くは，アナフィラキシーとは違い，挿管が必要になるケースは少ない．どの抗菌薬を投与する場合でも，抗菌薬へのアレルギー歴の確認と投与後の状態をモニタリングし，アナフィラキシーショックなどが発現した場合はすぐに対応できるような状態で治療を実施することは基本である※．すぐに救急カートなどから必要な薬剤を投与できる状態で抗菌薬治療を実施したい．また，ショックや咽頭浮腫による気道閉塞などがなければエピネフリンの投与は必要ない．

※：以前は抗菌薬投与をする患者に実施されていた皮内反応によるアレルギーの確認は，現在行われなくなった．理由はアナフィラキシー発現の予知としての皮内反応が有用性に乏しいとの結論が得られ，皮内反応の実施よりも事前のアレルギー歴の確認および実際の薬剤投与の際にまれに出現するショックおよびアナフィラキシー様症状に対する準備をしておくことがより効果的・現実的であると判断されたからである．

以上のことを踏まえVCM治療開始に当たり，レッドマン症候群の発現の可能性について担当医および看護師に事前に連絡し，症状発現時にはVCMを一時中止し症状が落ち着いたら，点滴時間を倍に延長し再開すること，抗ヒスタミン薬の内服[3]で様子をみてもらうことを前もって連絡した．

治療開始4日目のVCMの血中濃度を確認したところトラフ値が7.4μg/mLと低く，トラフ値を15μg/mL以上を維持すべく1回1.5g 1日2回へ増量を提案し実施となった．増量後，点滴部位をはじめとする皮膚の紅斑が出現したが，事前に対応についてスタッフへ連絡していたため，予定通りの対応で抗ヒスタミン薬のフェキソフェナジンが処方され，症状が落ち着いてから点滴滴下時間は1回1時間から2時間に延長することによりその後は紅斑の出現なく治療を継続することができた．

VCM増量10日目（治療14日目）に再度VCMの血中濃度を測定したところ，トラフ値は9.4μg/mLであったが経過は良好であり，創部の排膿は軽減し，肉芽の形成も良好のため，現在の用法・用量を維持量として継続となった．この日，整形外科も受診しており単純X線写真にて遠位の横止めのルーズニングがあり，これに伴う感染の再燃と考えられていた．ボルトは抜去となり，情報提供書には感染コントロールに関して，現在の抗菌薬投与で不十分であればLZDの使用が推奨されていた．治療25日目の採血結果ではCRPも0.5mg/dLまで低下しており，炎症反応も治まっていることが確認された．

治療34日目のVCMの血中濃度を確認すると，トラフ値は16.1μg/mLと前回より血中濃度が上昇していたが，有効血中濃度域のためそのまま継続し，最終的に6週間使用した．創部は治療1ヵ月後にはきれいに閉鎖され熱感，腫脹，疼痛も改善し（図8），本人も歩行訓練に励んでいた．

点滴治療6週間終了後，次の治療としてRFPは継続とし，STを内服で併用するよう提案しスイッチとなった．内服薬を中止する際は，RFP単剤による耐性化が早期に起こる懸念があるためSTを残し，RFPから中止するよう担当医へ連絡した．このとき，MINOは耐性であったことから治療の選択肢とはならなかった．

治療期間中，発熱もなく，創部の症状（熱感，発赤，腫脹）も日々改善した．整形外科へは定期的に受診し，現在の治療で経過観察となっていた．治療期間を通して薬剤性の副作用はVCMによるレッドマン症候群以外は特に認められなかった．

内服薬へのスイッチ後も創部は順調に回復したが，人工物が

> VCMが使えないとはならないですが，いったんは中止するのが現実的かと思います．というのも本当のVCMによるⅠ型アレルギーとは最初は区別がつかないですので．

> 抗菌薬投与時にはアナフィラキシーがいつ起こっても対応できるようにしておくことも大切ですね．

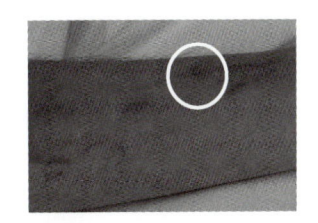

図8 右下肢（治療1ヵ月後）（→口絵 vi）

入っていることには変わりなく，担当医と相談の上，内服薬はこのまましばらく継続し，当院退院後は整形外科に定期的に受診するため，内服薬の調節を含めて整形外科の治療方針に一任する形となった．

当院退院後半年以上経過した段階での情報では，感染の再燃はなく良好に経過されているとのことであったが，内服薬はそのまま継続して服用しているとのことだった．人工物のある感染症治療の難しさを再認識した症例であった．

■ 検査所見
（治療14日目）
血液検査：WBC 3,500/μL，Hb 12.4g/dL，Hct 36.9％，Plt 24.1×10⁴/μL，Na 138mEq/L，K 3.8mEq/L，Cl 102mEq/L，BUN 13.2mg/dL，Cr 0.61mg/dL，Glu 123mg/dL，AST 18U/L，ALT 19U/L，CRP 8.98mg/dL

（治療25日目）
血液検査：WBC 3,700/μL，Hb 13.6g/dL，Hct 41.3％，Plt 24.0×10⁴/μL，Na 142mEq/L，K 3.8mEq/L，Cl 106mEq/L，BUN 12.4mg/dL，Cr 0.45mg/dL，Glu 87mg/dL，AST 21U/L，ALT 40U/L，CRP 0.50mg/dL

（治療52日目）
血液検査：WBC 4,900/μL，Hb 13.2g/dL，Hct 39.6％，Plt 27.1×10⁴/μL，Na 142mEq/L，K 3.7mEq/L，Cl 107mEq/L，BUN 10.4mg/dL，Cr 0.52mg/dL，Glu 87mg/dL，AST 22U/L，ALT 24U/L，CRP 2.08mg/dL

4 施設による治療へのアプローチの違い

a 院内で培養検査もグラム染色もできない場合

骨感染症の多くは黄色ブドウ球菌が占めるものの，排膿している場合は，膿と血液培養も同時に実施し，起因菌の同定に努めたい．血流感染が疑われる場合は，黄色ブドウ球菌を想定した抗菌薬の選択を治療開始時から行いたい．院内でのMRSA検出率や地域でのMRSA検出率が高い場合は，MRSAをカバーした抗菌薬を開始し，培養結果でMRSAが否定されたら薬剤感受性試験の結果を評価しながら最適な抗菌薬へde-escalationも検討する．

b 院内でグラム染色をできる場合

院内でグラム染色が可能であれば，排膿している場合は膿のグラム染色を行い，起因菌を評価する．ここでも起因菌の推定にグラム染色の威力は抜群で，スメアに有意な細菌を認めたらその形態から起因菌を想定して院内のアンチバイオグラムをもとに適切

な抗菌薬を選択する．MRSAのカバーについては前記と同様であり，薬剤感受性が判明した段階で最適な抗菌薬へのde-escalationも検討する．

ただし，排膿せずに骨髄に膿瘍を形成している場合は起因菌を想定したエンピリンカルな抗菌薬の使用もやむを得ない．血液培養を実施し，起因菌が検出できれば抗菌薬選択の参考とする．必要であれば外科的治療も考慮する．

本症例から学んださらなる一歩

本症例では，創部の培養しか実施しておらず，治療初期に血液培養も実施し菌血症の有無も確認できればよかったと考えている．

本症例では，包括医療の対象である回復期リハビリテーション病棟に入院していること，リハビリテーションの継続を重点目標としていることを考慮しながら，症状の改善が認められない場合は整形外科への早期転院も条件に内科的治療を実施した．結果的に足のプレートは抜去することなく感染のコントロールをつけることができたため，日常生活動作の低下なくリハビリテーションに専念できたことはよかったと考えている．しかし，人工物が入っている場合の骨感染症は，異物の除去が基本であることは認識しておきたい．人工物が入ったままだと再発のリスクが一生つきまとい，さらに，感染のリスクも継続することになる．人工物があると，齲歯から細菌が血流に入り込み，膿瘍をつくることもあり，虫歯の治療も感染のリスクとなるため要注意である．本症例では，VCMをキードラックとして治療を開始したが，場合によっては整形外科から推奨されたLZDも選択肢の一つと考えられる．MRSA感染症に対し，VCMを使用する際には，その感受性結果が大切であり，MIC≦2μg/mL，つまり感性(S)が使用の必要条件となる．VCMが感性(S)の場合，MIC値に関係なく，VCMを継続使用して臨床経過をみることが大切であり，臨床症状の改善が認められていればMIC＝2μg/mLだからといって抗菌薬をころころ変えないことは大切なスタンスである．

人工物に関連したMRSA骨感染症は，その細菌の特徴により，抗菌薬の選択肢も数少なく添付文書の適応のある薬剤だけでは治療に難渋するケースが見受けられる．特に，微小膿瘍やバイオフィルムを形成すると抗菌薬の移行性も悪くなり，治療への抵抗や一度治癒した後に再燃することが多いことが報告されている．

IDSAのガイドラインでは慢性感染症またはデブリードメントできなかった際の抗菌薬治療について，MRSAが感性（S）であることを前提にST，MINO，クリンダマイシン（CLDM），フルオロキノロン（FQ）にRFPの併用を1～3ヵ月投与すべきとのエキスパートオピニオンについても触れられている[3]．

本症例を経験した時点ではDAPはまだ市販されていなかったが使用可能となった現在，選択肢の一つといえる．ただし，VCMに低感受性のMRSAはDAPに対しても感受性の低下が報告されており，使用に当たっては濫用を避け，必要な症例に対し慎重に使用する必要がある．病院によっては感染症専門医や感染制御部，ICTの管理下での使用が望ましい抗菌薬である．

治療効果のモニタリングでは，創部の熱感，発赤，腫脹およびCRPをモニターしながらフォローを実施した．赤血球沈降速度（ESR）もフォローに利用可能と考えられたが治療開始時に実施していなかったため，単純比較ができないことからESRのモニタリングは本症例では実施しなかった．

プロフェッショナルな対応の極意！

▶▶ 抗菌薬を提案する前に必ず患者背景とバイタルを確認する！
▶▶ 人工物関連感染症の治療の基本は感染に関与している人工物の除去であり最も効果的！
▶▶ 治療が長期になるからこそ可能な限り起因菌をつめる作業は大切！
▶▶ 黄色ブドウ球菌の骨感染症では菌の"しぶとさ"を認識し，根気強く治療にあたる！
▶▶ MRSA感染症治療ではVCMのMIC＝2μg/mLに固執せず，臨床症状に重点を置いてフォローアップする！
▶▶ レッドマン症候群発現時には，即変更ではなく，抗ヒスタミン薬や滴下速度の延長でまずは経過観察！
▶▶ 人工物関連骨感染症は外科・内科・感染症それぞれのスペシャリストの強力な連携が必要不可欠！
▶▶ 骨感染症の治療効果の指標には身体所見のほかにCRP，ESRなども上手に活用する！

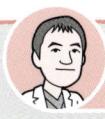

医師から薬剤師へのアドバイス

- 骨髄炎，人工物感染は長期の抗菌薬使用が必要です．抗菌薬長期使用では副作用も必発です．薬疹など出た場合には，適切な抗菌薬への変更など迅速に対応してください．
- 抗菌薬の長期使用では*Clostridium difficile*腸炎のハイリスクでもあります．コンサルテーションの原因となった疾患にとらわれず，抗菌薬関連のイベントには対応できるようにしましょう．
- 骨髄炎，人工物感染では，内服治療の抗菌薬選択にも専門的な抗菌薬の知識が必要です．臓器移行性やバイオアベイラビリティなど薬学的な知識をフルに利用してください．
- MRSA感染症にはデータも豊富で，血中濃度測定へのアクセスのよいVCMを上手に使用することが重要です．レッドマン症候群は，周りはびっくりしますが，投与速度を倍にするだけで解決します．レッドマン症状群発生時に動揺している医師・看護師へのサポートお願いします．

引用文献

1) Osmon DR, et al : Diagnosis and management of prosthetic joint infection : clinical practice guidelines by the Infectious Diseases Society of America. Clin Infect Dis, 56 : e1-e25, 2013.
2) Starlin R, et al : The Washington manual® of infectious diseases subspecialty consult, p 174, Lippincott Williams & Wilkins, 2005.
3) Liu C, et al : Clinical practice guidelines by the Infectious Diseases Society of America for the treatment of methicillin-resistant *Staphylococcus aureus* infections in adults and children. Clin Infect Dis, 52 : 1-38, 2011.
4) Saleh-Mghir A, et al : Combination of quinupristin-dalfopristin (Synercid) and rifampin is highly synergistic in experimental *Staphylococcus aureus* joint prosthesis infection. Antimicrob Agents Chemother, 46 : 1122-1124, 2002.
5) Yamaoka T : The bactericidal effects of anti-MRSA agents with rifampicin and sulfamethoxazole-trimethoprim against intracellular phagocytized MRSA. J Infect Chemother, 13 : 141-146, 2007.

3 骨感染症

左踵に潰瘍がある発熱患者

医師からの問い合わせ

慢性期病棟に入院中の患者さん，発熱が続き肺炎のようです．おすすめの抗菌薬は？

症例

- **患　者**　70歳　女性
- **主　訴**　発熱，左下肢の潰瘍，発赤，腫脹，熱感
- **現病歴**
　4年前に出血性脳梗塞の診断を受け，その後，慢性期病棟で入院加療．1年前に右足壊疽によりA病院で右下腿切断術を施行．状態安定のため術後1ヵ月で当院へ再度転院となり，療養継続し1年が経過している．今回，発熱と炎症反応高値からスルバクタム/セフォペラゾン（SBT/CPZ）で治療していたが，反応にとぼしいため抗菌薬選択について薬剤師にコンサルトとなる．
- **既往歴**　糖尿病（17年前），脳梗塞（13年前），症候性てんかん（13年前），右足壊疽に対して1年前右下腿切断術
- **アレルギー歴**　特になし
- **処方薬（現在使用中の薬剤）**
  【内服薬】
カルバマゼピン錠100mg	1回1.5錠	1日2回朝夕食後
ピルシカイニドカプセル50mg	1回1カプセル	1日2回朝夕食後
ワルファリン錠0.5mg	1回1錠	1日1回夕食後
テプレノンカプセル50mg	1回1カプセル	1日3回毎食後
ロサルタン錠50mg	1回0.5錠	1日1回朝食後
フドステイン錠200mg	1回2錠	1日3回毎食後
ダントロレンカプセル25mg	1回1カプセル	1日3回毎食後
トコフェロールカプセル50mg	1回1カプセル	1日3回毎食後
カルボシステイン錠500mg	1回1錠	1日3回毎食後
フロセミド錠20mg	1回1錠	1日1回朝食後
ピオグリタゾン錠30mg	1回1錠	1日1回朝食後
ミグリトール錠50mg	1回1錠	1日3回毎食直前
ベラパミル錠40mg	1回1錠	1日2回朝夕食後
ジゴキシン錠0.125mg	1回1錠	1日1回朝食後
カルベジロール錠10mg	1回1錠	1日1回朝食後

  【注射薬】
  インスリングラルギン　1回30単位　1日1回皮下注
  （1週間前までは22単位であったが増量となっている．また，血糖値はスケール処置となっており，血糖が高いときは速効型インスリン製剤を随時皮下注されている．）

3 骨感染症

■ **身体所見（コンサルト時）**
身　　長：158cm，体重：65kg
全身状態：脳梗塞後遺症のため長期臥床でADLは全介助
Japan Coma Scale（JCS）：Ⅱ-30（入院中特に変化なし）
バイタルサイン：血圧 130/75mmHg，脈拍 85/分，呼吸数 24/分，
　　　　　　　体温 39.8℃，SpO₂ 100%（O₂ 35% 8L送気）
頭 頸 部：貧血・黄疸なし，咽頭発赤なし
胸　　部：湿性ラ音（crackle），喘鳴（wheeze）なし
腹　　部：膨満あるも軟，圧痛なし
背　　部：CVA（肋骨脊柱角）叩打痛なし
下　　肢：右下肢は1年前に膝下より切断術施行．左下
　　　　　肢は踵の潰瘍，発赤，腫脹，熱感あり（図1）

図1 左下肢（コンサルト時）（→口絵 vi）

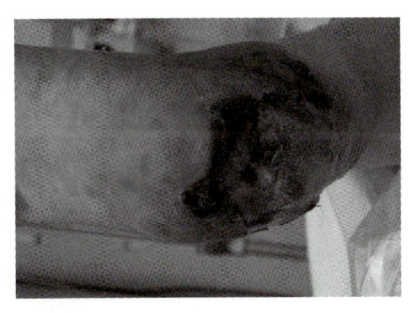

■ **検査所見（コンサルト時）**
血液検査：WBC 16,900/μL，Hb 10.3g/dL，Hct 31.2%，Plt 31.5×10⁴/μL，Na 133mEq/L，
　　　　　K 3.8mEq/L，Cl 95mEq/L，BUN 15.0mg/dL，Cr 0.37mg/dL，Glu 235mg/dL，
　　　　　AST 12U/L，ALT 17U/L，CRP 13.53mg/dL，Alb 2.3g/dL，HbA1c（JDS）7.0%
胸部単純X線：左肺野CPA（肋骨横隔膜角）dullで胸水が疑われる（図2）
喀痰（気管内採痰）グラム染色：Miller&Jones分類 M2，Geckler分類 1，多核白血球（－）（図3）
尿 検 査：タンパク（3＋），潜血（1＋），赤血球 1～3/HPF，白血球 21～30/HPF，硝子円柱（－），
　　　　　顆粒円柱（－），細菌（＋）
■ その他　抗菌薬の使用歴：3ヵ月以内にレボフロキサシン（LVFX）7日間
　　　　　尿道カテーテルの留置なし

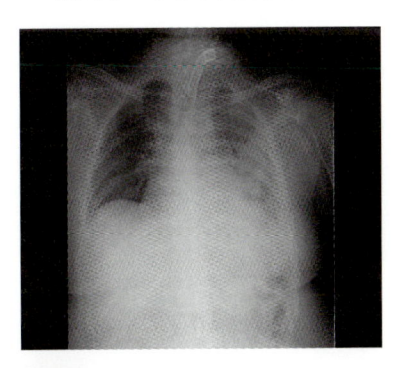

図2 胸部単純X線写真
（コンサルト時：臥位）

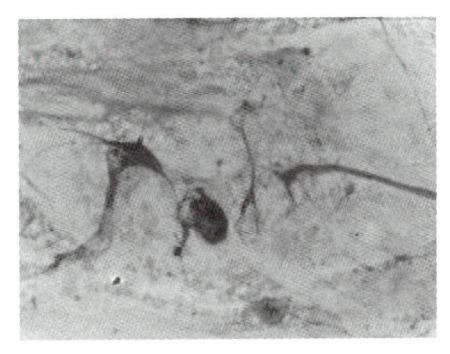

図3 喀痰グラム染色所見（起因菌推定）
（→口絵 vi）

Q1 ここまでのカルテ情報から，担当医へどんな抗菌薬をおすすめしますか？ A1

📖 抗菌薬の提案に向けたベッドサイド・外来での情報収集

　早速，病態を確認するため病棟へ足を運ぶ．患者の意識レベルは脳梗塞後遺症のため以前よりJCS Ⅱ-30であり，大きな変化

はなかった．また，ベッドサイドでは定期的にリハビリは実施されてはいるものの，麻痺もあるため，慢性期病棟で長期臥床状態となっていた．発熱のため呼吸回数は24回/分と多少頻呼吸であったが肺雑音は特に聴取されず，35% 8Lの酸素投与下でSpO₂は100%に保たれていた．

抗菌薬の使用歴を確認すると3ヵ月前にLVFXを1週間使用しており，5日前からはSBT/CPZを1回1g，1日3回点滴静注していた．循環動態は特に問題ないものの，体温は39℃台をピークに推移しており，担当医は現在のSBT/CPZの効果が得られているのか評価に悩んでいた．コンサルト前日の最高体温は39.8℃であった．

当初，肺炎も疑われ，喀痰培養も実施されたが呼吸状態は肺雑音なく，サクションで泡沫状の痰が少し引ける程度と病棟看護師から情報を得た．喀痰のグラム染色所見は，**図3**のように上皮細胞多数で白血球は少なく，有意な細菌は特に認められなかった．所見からは明らかな細菌性肺炎は否定的であった．

栄養は胃ろうから，インスロー®が1日1,150mL投与されており，白湯は1日900mL，食塩が4g投与されていた．Albの値は2.3g/dLと栄養状態は不良であった．インスリングラルギンを1回22単位1日1回皮下注されていたが，1週間前から血糖コントロール不良となり，1回30単位へ増量となっていた．

布団をめくり両下肢の状態を確認すると，右の下腿切断術を施行した部位は特に問題なさそうだったが，左踵部の褥瘡は半年前からあり，最近悪化してサイズも大きくなり，滲出液も多くなっていた．院内で実施しているDESIGN-R®（D4 - E6 s12 I9 G6 N6 P6：45点，**表1**）からも滲出液とサイズ，ポケットのスコアがここ2週間で高くなっていた．創部を観察すると骨も一部見えており，悪臭も伴っていた．創部にはヨウ素含有軟膏を使用していた（**図1**）．潰瘍部の処置の際，本人は痛みを感じておらず脱神経により温痛覚，反射が低下している[1]と考えられた．

感染が骨髄にまで波及すると病変は急速に悪化するため，深い潰瘍が認められる場合には，潰瘍が骨まで達していないか確認する必要がある．潰瘍の底に骨が見える場合，ゾンデで骨が探り当てられる場合には，画像上，骨髄炎の所見が認められなくても骨髄炎を合併しているとみなし，Wagner分類（**表2**）[2]では3度にあたる．今回は一部に骨の露出も認められ皮膚の壊疽も認められたためWagner分類では4度と考えられた．単純X線検査，CT，MRI，骨シンチグラフィーは骨髄炎の診断に有用である[3]が，初

3 骨感染症

表1 DESIGN-R®

Depth 深さ 創内の一番深い部分で評価し，改善に伴い創底が浅くなった場合，これと相応の深さとして評価する*1					
d	0	皮膚損傷・発赤なし	D	3	皮下組織までの損傷
	1	持続する発赤		4	皮下組織を越える損傷
	2	真皮までの損傷		5	関節腔，体腔に至る損傷
				U	深さ判定が不能の場合

Exudate 滲出液					
e	0	なし	E	6	多量：1日2回以上のドレッシング交換を要する
	1	少量：毎日のドレッシング交換を要しない			
	3	中等量：1日1回のドレッシング交換を要する			

Size 大きさ 皮膚損傷範囲を測定：[長径(cm)×長径と直交する最大径(cm)]*2					
s	0	皮膚損傷なし	S	15	100以上
	3	4未満			
	6	4以上　16未満			
	8	16以上　36未満			
	9	36以上　64未満			
	12	64以上　100未満			

Inflammation/Infection 炎症/感染					
i	0	局所の炎症徴候なし	I	3	局所の明らかな感染徴候あり(炎症徴候，膿，悪臭など)
	1	局所の炎症徴候あり(創周囲の発赤，腫脹，熱感，疼痛)		9	全身的影響あり(発熱など)

Granulation 肉芽組織					
g	0	治癒あるいは創が浅いため肉芽形成の評価ができない	G	4	良性肉芽が創面の10%以上50%未満を占める
	1	良性肉芽が創面の90%以上を占める		5	良性肉芽が創面の10%未満を占める
	3	良性肉芽が創面の50%以上90%未満を占める		6	良性肉芽が全く形成されていない

Necrotic tissue 壊死組織　混在している場合は全体的に多い病態をもって評価する					
n	0	壊死組織なし	N	3	柔らかい壊死組織あり
				6	硬く厚い密着した壊死組織あり

Pocket ポケット　毎回同じ体位で，ポケット全周(潰瘍面も含め)[長径(cm)×短径*3(cm)]から潰瘍の大きさを差し引いたもの					
p	0	ポケットなし	P	6	4未満
				9	4以上16未満
				12	16以上36未満
				24	36以上

*1：深さ(Depth：d，D)の得点は合計には加えない
*2：持続する発赤の場合も皮膚損傷に準じて評価する
*3："短径"とは"長径と直交する最大径"である

(日本褥瘡学会HPより転載)

表2 糖尿病足病変に伴う潰瘍の分類（Wagnerの分類）

0度	皮膚潰瘍がまったく認められない場合
1度	皮膚の全層にわたる潰瘍が認められるが，皮下組織にまでは達していない場合
2度	靱帯と筋肉にまで達する深い潰瘍が認められるが，骨にまでは波及しておらず，あるいは膿瘍を形成してはいない場合
3度	蜂巣織炎あるいは膿瘍，そしてしばしば骨髄炎を伴う深い潰瘍が認められる場合
4度	限局性の壊疽を認める場合
5度	広範な壊疽を認める場合

（文献2より引用）

期には単純X線検査では変化が見られない．今回の症例では，画像検索は実施されていなかった．

プロブレムリストでここまでの情報を整理！

- #1　発熱・炎症反応高値
- #2　糖尿病（血糖コントロール不良）
  - －HbA1c（JDS）7.0％
  - －インスリン必要量増加
- #3　左下肢（踵部）の潰瘍・腫脹・熱感・悪臭あり
  - －Wagner分類4度
- #4　右下腿切断術の既往
- #5　尿一般検査で細菌尿
- #6　呼吸状態軽度悪化
  - －SpO$_2$ 100％（O$_2$ 35％ 8L 送気）
  - －喀痰グラム染色では有意な細菌認めず
- #7　1ヵ月以内の抗菌薬使用歴
  - －LVFX
  - －SBT/CPZ

Q2 医師の提示している疾患も含め注意すべき鑑別疾患はありませんか？　**A2**

抗菌薬の提案と経過

1 抗菌薬提案前の頭の中の鑑別疾患
本症例で鑑別すべき疾患は，次の3つである．

> **A2 薬剤師が注目すべき鑑別疾患3つ**
> ①骨髄炎を伴う糖尿病足感染症
> ②細菌性肺炎
> ③尿路感染症（腎盂腎炎）

a 骨髄炎を伴う糖尿病足感染症

糖尿病による足病変は多岐にわたり，病態の正確な把握が大切である．病態に適さない治療は逆効果となり，時に壊死の急速な拡大による切断，敗血症による不幸な転帰につながることもある．糖尿病足病変の発症機序には，神経障害，末梢循環不全，感染症が背景にあり，病態生理としてはこれらのいずれかが主体となる病変とそれぞれが複合的に関連した病態が存在する．米国感染症学会（IDSA）ガイドライン[4]の糖尿病足感染症の定義としては，以下の2項目以上を満たすものとされる．

> ①局所の腫脹・硬結
> ②紅斑
> ③局所の圧痛または疼痛
> ④局所の熱感
> ⑤化膿性滲出液（濃い不透明の白色あるいは血性の分泌液）

今回のケースでは，③以外の条件を満たしており，糖尿病足感染症と判断された．糖尿病足潰瘍の分類としてWagner分類[2]や神戸分類[5]などがある．感染症が関連するものとしては，蜂窩織炎や爪周囲炎から壊死性筋膜炎や化膿性関節炎などの致死性のものまでさまざまであり，骨髄炎は感染症の中でも重篤な病態である．今回は，一部に骨の露出も認められたため，骨髄炎を合併しているとみなした方が妥当な判断と考えられた．

b 細菌性肺炎

慢性期病棟へ長期入院中の高齢患者の発熱の原因は多岐にわたるが，肺炎は鑑別の上位に挙がるであろう．肺炎の初期は呼吸器症状もはっきりしないこともあるため，院内の高齢者の発熱をみた場合には鑑別に挙げたい．今回のケースでは，気管切開はすで

に実施され，酸素投与もなされていた．

担当医は当初，発熱の原因として肺炎を疑い喀痰培養も採取していた．しかし，喀痰のグラム染色所見では白血球や有意な細菌も認められず，呼吸状態も比較的安定しているため肺炎は少し考えにくい．

◎ 尿路感染症（腎盂腎炎）

肺炎同様，慢性期病棟へ長期入院中の高齢患者の発熱の原因の上位には尿路感染症も挙げたい．尿道カテーテルを長期留置している患者は無症候性細菌尿になっている可能性もあり，グラム染色所見や培養結果の解釈には注意を要する．今回は尿一般検査の結果のみでグラム染色所見の情報はなかった．尿道カテーテルの留置はないため，尿中に検出される細菌は起因菌の可能性も考えられる．

2　起因菌をつめながらの抗菌薬処方提案

入院患者の発熱では，熱源がはっきりしない場合，頻度としては肺炎や尿路感染症が多いため，胸部単純X線検査と尿一般検査のチェックは必要であろう．今回は，患者病態の把握から感染の主体は肺炎よりも糖尿病足感染症から全身性の感染症を起こしていると考えるのが妥当と思われた．

創部の評価は限局性の壊疽を認め，Wagner分類では4度であり，下肢切断の適応について外科医に相談すべき病態である．抗菌薬治療にはランダム試験のデータが乏しく推奨治療は主に臨床経験による．臨床的に感染のない足潰瘍に抗菌薬を処方するエビデンスはない．しかし，感染のある場合は培養に基づいた抗菌薬投与が必要となる[1]．

今回は，喀痰や尿の培養は提出されていたものの，血液培養，および創部の培養は未提出だった．創部にはすでにヨウ素含有軟膏を使用していたが，これらの実施を担当医へ提案した．

糖尿病足感染症の起因菌は*Staphylococcus* spp.が6〜7割を占め，その中にはMRSAも含まれる．MRCNS（メチシリン耐性コアグラーゼ陰性ブドウ球菌）を含むコアグラーゼ陰性*Staphylococcus* spp.はガイドラインなどでも記載があるかもしれないが，培養陽性となっても複数菌の一つであれば起因菌としてはまれであり，治療するかどうかの判断は慎重に行うべきである．また，β溶血性レンサ球菌（A群，B群，C群，G群）も一般的な起因菌である．治療初期には嫌気性菌が検出されることもあり，起因菌を絞りきれない場合はこれらをまずカバーする抗菌薬の選択

となると考えられる(**表3**).

さらに慢性的創傷や長期入院，外科処置，広域抗菌薬の長期使用などの患者背景があればMRSAをはじめとする耐性菌や腸球菌，腸内細菌科細菌，偏性嫌気性菌，緑膿菌の定着や感染のリスクとなるためこれらをカバーする抗菌薬の選択も必要となる.

A1 以上のことから，今回のケースの治療薬については起因菌をつめることができていないため，骨髄炎を伴う糖尿病足感染症としてブロードスペクトラムな抗菌薬治療が必要と考えられ，以下の処方を担当医へ提案した.

> ①バンコマイシン(VCM)　　　　　　　1回1g　　1日2回点滴静注
> ②タゾバクタム/ピペラシリン(TAZ/PIPC)　1回4.5g　1日4回点滴静注

担当医と相談したところ，SBT/CPZで解熱も得られないことから，治療7日目にSBT/CPZは中止となり，早速，提案した抗菌薬が開始となった．また，SBT/CPZ開始5日後のPT-INR値が換算不可でトロンボテスト値は5未満のため，今後の抗菌薬治療中の一時休薬とビタミンKの投与を連絡し実施となった．

3　モニタリング(経過観察)

推奨抗菌薬使用開始翌日から解熱傾向となり，3週間目には解熱し，1日の最高体温も37℃以下となっていた．VCMは，治療5日目の血中濃度を確認したところ，トラフ値で25.0μg/mLと少し高めで推移していたため，その後は1日量を1.5gへの減量を

表3 糖尿病足感染症の原因微生物

足感染症候群	起因菌
開放創のない蜂窩織炎	黄色ブドウ球菌，β溶連菌(A，B，CおよびG群)
感染潰瘍で抗菌薬にさらされていないもの（単一菌感染のことが多い）	黄色ブドウ球菌，β溶連菌(A，B，CおよびG群)
慢性または抗菌薬治療歴のある感染性潰瘍（通常複数菌感染）	黄色ブドウ球菌，β溶連菌(A，B，CおよびG群)，腸内細菌科細菌
浸軟性の潰瘍（通常複数菌感染）	緑膿菌(多くは他の細菌と混合感染)
長期の広域抗菌薬治療にもかかわらず治癒しない創部（通常複数菌感染および耐性菌感染）	好気性グラム陽性球菌(黄色ブドウ球菌，CNS，腸球菌)，ジフテリア，腸内細菌科細菌，ブドウ糖非発酵グラム陰性桿菌，真菌
悪臭を放つ足：広範な壊死や壊疽，悪臭（複数菌感染）	腸菌を含む好気性のグラム陽性球菌，腸内細菌科細菌，ブドウ糖非発酵グラム陰性桿菌，偏性嫌気性菌

CNS：コアグラーゼ陰性ブドウ球菌

(文献4より引用，一部改変)

提案し実施となった．提案治療開始1週間で下痢症状が発現したため，まずはクロストリジウム感染症（CDI）を否定するためCDトキシンのチェックをオーダーしてもらった．結果は2回実施して2回とも陰性であったためCDIは否定的であり，抗菌薬使用による腸内細菌叢の変化が原因の下痢症状と考えられた．整腸剤と補液の対症療法で対応し，臨床症状から現在使用中の抗菌薬の効果が得られていると判断し，投与中止せず継続使用について担当医へ連絡した．

治療経過中各種培養結果が報告される．

■ 尿培養（SBT/CPZ治療開始日）
　Enterococcus faecalis（3＋）10^5CFU/mL
■ 痰培養（気管内採痰：SBT/CPZ治療開始日）
　Stenotrophomonas maltophilia（2＋）
　Acinetobacter sp.（1＋）
　Haemophilus influenzae（BLNAR）（2＋）
　Moraxella catarrhalis（1＋）
■ SBT/CPZ治療5日目の血液培養1セット中1セットから以下の細菌が検出
　Bacillus cereus（＋）

血液培養は1セットしか実施されていなかったが，検出された細菌が *B. cereus* であることから，コンタミネーションの可能性が高いと考えられた[6]．

また，創部の培養ではヨウ素含有軟膏を使用していることもあり，培養結果は陰性で抗菌薬選択に有用な情報は得られなかった．糖尿病足感染症では，より深部の検体を提出することが重要であるが，抗菌薬開始前に提出されることは少ない．特に，表層のぬぐい検体での培養では，本症例のように，培養陽性とならないことがあるだけではなく，培養陽性となっても真の起因菌ではないことが多いため，その判断に注意が必要である．抗菌薬の選択に関しては，リネゾリドの骨への移行性が議論されることがあるが，治療期間が長いこと，適切な血中濃度への迅速な調整が必要なことも考えると，黄色ブドウ球菌に対しては十分量のVCMから開始するのがよい．VCMでのアレルギーが出た場合にはリネゾリドやダプトマイシンの良い適応となる．

提案治療4週間目に担当医は解熱が得られていること，CRPが低下したことを受け抗菌薬中止を検討したいとのことだった．当初から抗菌薬治療は6週間必要と考えていたため，抗菌薬の点滴

治療を中止する代わりに，適切な培養結果がないため盲目的になるがミノサイクリン(MINO) 1回100mg，1日2回とリファンピシン(RFP) 1回600mg，1日1回の内服薬併用へのスイッチを提案し，結果的に残りの2週間きっちり抗菌薬を使用しトータル6週間（最初のSBT/CPZを含めると7週間）で抗菌薬治療は経過良好のため中止となった．ここでの内服治療の選択は培養では検出されなかったがMRSAを含めた"しぶとい"黄色ブドウ球菌を想定していた．

全身状態の安定化とともにインスリン必要量も減少し，抗菌薬治療開始前の単位数に減量でコントロールとなった．

治療経過中，治療開始時に認められた胸水の増加が認められ（図4），抗菌薬治療終了後に胸水ドレナージが施行された．胸水所見は，以下の通りである．

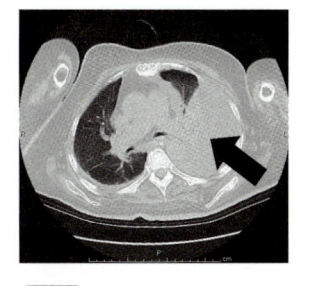

図4 胸部CT（治療中）
矢印：胸水

胸水：LDH 120U/L，ADA 17.3IU/L，細胞数 1,040/mm³，糖 180mg/dL，比重 1.026，タンパク 3.5g/dL
参考：血清タンパク 6.1g/dL，血清LDH 186U/L

胸水の滲出性・漏出性の鑑別として，

①胸水/血清総タンパク＞0.5
②胸水/血清LDH＞0.6
③胸水LDH＞血清LDHの正常上限の2/3

のうち，1つ以上を満たす場合は滲出性胸水とされる．今回は①②の条件を満たし，胸水所見※もこれに合致した．滲出性胸水の鑑別診断は，感染性疾患のほかに，腫瘍性疾患，肺塞栓症，消化器科疾患，膠原病，薬剤誘発性や無気肺，サルコイドーシス，尿毒症，血胸，胸膜疾患，心膜疾患など多数の鑑別が挙げられるが，臨床経過から感染性疾患のためと考えられた．

本症例では，胸水のアデノシンデアミナーゼ(ADA)の値は40IU/L以下であった．本検査結果から結核性胸膜炎は否定することはできないため，明確な代替診断がない場合には，喀痰抗酸菌培養や胸膜生検などを検討する必要があるが，今回上記検査は実施されなかった．

胸腔ドレナージ施行後，胸部写真上も改善し（図5），呼吸状態も落ち着いた．全身状態の安定化後も定期的な形成外科の往診を受け，壊死組織のデブリードマンと創部の評価・治療は継続的に実施となった（図6）．

※：胸水の性状によって2種類に分類される．
①漏出液（漏出性胸水）：比重1.015以下，タンパク量3g/dL以下，LDH 200U/L以下，糖60mg/dL以下，白血球1,000/mm³以下
②滲出液（滲出性胸水）：比重1.018以上，タンパク量3g/dL以上，LDH 200U/L以上

胸水でのADAのディスカッションはとても難しいですね．感度・特異度のカットオフ的にはよさげとありますが，元文献はN数も少なくこれで否定的とは正直できません．そのため，記載のように明確な代替診断がない場合には，喀痰抗酸菌や胸膜生検などを検討する必要があります．

図5　胸部単純X線写真（胸水ドレナージ後：臥位）

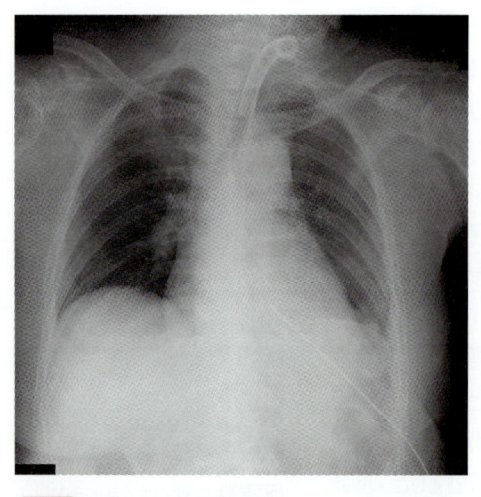

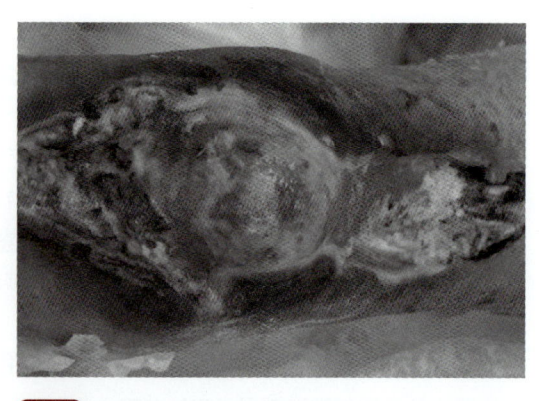

図6　左下肢（治療中）（→口絵 vi）

■ 検査所見
（治療8日目）
　血液検査：WBC 16,700/μL, Hb 9.1g/dL, Hct 31.2%,
　　　　　　Plt 27.5×10⁴/μL, Na 146mEq/L, K 3.5mEq/L,
　　　　　　Cl 105mEq/L, BUN 19.2mg/dL, Cr 0.45mg/dL,
　　　　　　AST 21U/L, ALT 15U/L, CRP 20.76mg/dL
（治療16日目）
　血液検査：WBC 11,700/μL, Hb 8.9g/dL, Hct 28.7%,
　　　　　　Plt 23.2×10⁴/μL, Na 152mEq/L, K 3.5mEq/L,
　　　　　　Cl 111mEq/L, BUN 23.6mg/dL, Cr 0.53mg/dL,
　　　　　　Glu 145mg/dL, AST 10U/L, ALT 10U/L,
　　　　　　CRP 7.08mg/dL
（治療23日目）
　血液検査：WBC 5,800/μL, Hb 7.5g/dL, Hct 24.3%,
　　　　　　Plt 23.2×10⁴/μL, Na 150mEq/L, K 4.2mEq/L,
　　　　　　Cl 109mEq/L, BUN 25.0mg/dL, Cr 0.47mg/dL,
　　　　　　Glu 149mg/dL, AST 13U/L, ALT 12U/L,
　　　　　　CRP 1.23mg/dL
（治療35日目）
　血液検査：WBC 5,420/μL, Hb 8.4g/dL, Hct 30.2%,
　　　　　　Plt 27.8×10⁴/μL, Na 147mEq/L, K 4.0mEq/L,
　　　　　　Cl 114mEq/L, BUN 16.14mg/dL, Cr 0.43mg/dL,
　　　　　　Glu 119mg/dL, AST 14U/L, ALT 14U/L,
　　　　　　CRP 1.24mg/dL
（治療49日目）
　血液検査：WBC 5,400μL, Hb 11.3g/dL, Hct 36.2%,
　　　　　　Plt 14.9×10⁴/μL, Na 143mEq/L, K 3.7mEq/L,
　　　　　　Cl 108mEq/L, BUN 30.5mg/dL, Cr 0.37mg/dL,
　　　　　　Glu 183mg/dL, AST 13U/L, ALT 15U/L,
　　　　　　CRP 0.38mg/dL

4 施設による治療へのアプローチの違い
a 院内で培養検査もグラム染色もできない場合
　糖尿病足病変で潰瘍を伴い感染を起こしている場合は，起因菌をつめる作業は他の感染症と同様に実施したい．まずは，血液培養2セットと創部の培養を実施する．創部の提出検体は，コンタミネーションの可能性が高い表面をスワブで擦った検体ではなく，創部の奥の新鮮な組織や膿性分泌物から検体を採取したい．

　骨髄炎合併が疑われる場合は骨生検組織を採取することも検討する．培養結果が報告されるまでは，疫学的にも一般的に起因菌として考えられる黄色ブドウ球菌をカバーする抗菌薬を選択したい．施設や地域でのMRSAの検出が多い場合や最近の抗菌薬の使用歴があれば，初めからMRSAカバーの抗菌薬で開始することも妥当な判断であろう．

b 院内でグラム染色をできる場合
　院内でグラム染色できる場合は，起因菌をつめる作業として，上記培養と同時に創部の塗抹所見も評価することで起因菌を推定することができる．グラム陽性球菌・塊形成（GPC in cluster）がシート状に認められた場合は黄色ブドウ球菌を想定した抗菌薬選択となり，上記同様，MRSAのリスクが高ければ，抗MRSA薬を治療初期から開始することは妥当な選択と考えられる．通常，糖尿病足感染症では，複数菌感染症が一般的であることから，起因菌をつめながらも治療開始時には広域抗菌薬の選択もやむを得ないかもしれない．

本症例から学んださらなる一歩

　本症例では，肺炎もありそうな状態で感染のフォーカスの中心は糖尿病足感染症から全身性の感染症を起こしていると想定して治療が実施となった．治療薬は起因菌をつめる作業がうまくいかず，培養では有用な情報は特に得られなかった．そのため，治療開始時にはover treatment気味の抗菌薬レジュメで治療開始となったが結果的に病態も安定した．

　治療経過中，赤血球沈降速度（ESR）をモニタリングの対象としなかったが，骨髄炎を伴うケースでは，ESRのモニタリングが治療経過を評価する上では有用な指標[7]となり，治療開始時からモニタリングしておけば良かったかもしれない．

　今回は急性期の感染コントロールに重点を置いた抗菌薬の処方提案を実施したが，糖尿病足病変や褥瘡は治療も長期にわたり，

根気強いケアが肝要である．今回の症例の1年後の所見を**図7**に示す．潰瘍や褥瘡は必ず良くなると医療スタッフが信じて治療，ケアにあたることが大切である．

今回は抗菌薬治療について薬剤師が担当医と一緒に考え，形成外科がデブリードマンおよび外科的処置を並行して行ったため結果としてamputationせずに良好な結果が得られたと考えられる．

長期的にみると形成外科の肉芽の形成を促進させるようなデブリードマンとフォローアップが足潰瘍の治癒に大きく貢献していると考えられ，チーム医療での取り組みの重要性を再認識させられたケースであった．急性期の抗菌薬処方支援による状態安定化はほんの刹那な介入であり，長期的に創部のフォローアップも同時に実施していくことが課題と考えられた．

欧米では足病医(podiatrist)が存在し，足病医の早期介入により足の問題発生を抑制することが報告されている．早期からの専門職による教育がその後の患者の予後に多大なる影響を与えると考えられ，教育による病識の理解の重要性についての報告[8]もあることから，褥瘡や糖尿病足病変をここまで悪化させないことはもとより，発症させないよう日頃のケアが重要と考えられる．

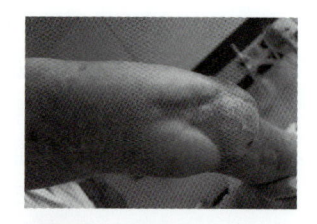

図7 左下肢(治療1年後)（→口絵 vi）

プロフェッショナルな対応の極意！

▶▶ 抗菌薬を提案する前に必ず患者背景とバイタルを確認する！
▶▶ 発熱患者に対して担当医と一緒にフォーカスを探す！
▶▶ 血糖コントロール不良は感染コントロール不良のサイン！
▶▶ 長期療養患者では褥瘡や皮膚軟部組織感染などがないかの確認を！
▶▶ 糖尿病足感染症の起因菌はグラム陽性球菌が最も多く，その他嫌気性菌などの複数菌感染のことも多い！
▶▶ 糖尿病足感染症は多職種の専門性を活かしたチーム医療が大切！
▶▶ 糖尿病足潰瘍形成の場合は血流も悪いため抗菌薬の組織移行も一般的に悪い！
▶▶ 骨髄炎を含む糖尿病足感染症には適切な抗菌薬を十分量長期間投与することが重要！
▶▶ 糖尿病足病変・褥瘡は，"必ず治る"と信じて根気強く治療・ケアにあたる！
▶▶ 骨感染症の治療効果の指標には身体所見のほかにCRP，ESRなども上手に活用する！

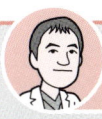

医師から薬剤師へのアドバイス

- 糖尿病足感染症は骨髄炎の有無に注目しましょう．骨髄炎がある場合には抗菌薬の投与期間などに影響を与えます（最低6週間治療となります）．
- 整形外科の先生が何と言おうと，ゾンデで骨に触れる場合や肉眼的に骨が露出している場合は，MRIなどでの骨髄炎の有無によらず骨髄炎として治療することが治療失敗を減らす上で重要です．
- 糖尿病足感染症は十分量の抗菌薬を長期に使用することが大切です．TDMのサポートや薬疹など副作用による抗菌薬の変更，抗菌薬関連下痢症への早期対応などサポートお願いします．
- 4〜6週間の治療後も創処置が続いている場合には培養結果などを踏まえてバイオアベイラビリティの良い内服抗菌薬へのスイッチが必要なことが多いでしょう．ぜひ，サポートお願いします．

引用文献

1) Boulton AJ, et al : Clinical practice. Neuropathic diabetic foot ulcers. N Eng J Med, 351 : 48-55, 2004.
2) O'Neal LW, et al : The diabetic foot, p 274, Mosby, 1983.
3) Lipsky BA : Osteomyelitis of the foot in diabetic patients. Clin Infect Dis, 25 : 1318-1326, 1997.
4) Lipsky BA, et al : Diagnosis and treatment of diabetic foot infections. Clin Infect Dis, 39 : 885-910, 2004.
5) Terashi H, et al : Total management of diabetic foot ulcerations : Kobe classification as a new classification of diabetic foot wounds. Keio J Med, 60 : 17-21, 2011.
6) Pien BC, et al : The clinical and prognostic importance of positive blood cultures in adults. Am J Med, 123 : 819-828, 2010.
7) Mutluoğlu M, et al : Can procalcitonin predict bone infection in people with diabetes with infected foot ulcers? A pilot study. Diabetes Res Clin Pract, 94 : 53-56, 2011.
8) Rönnemaa T, et al : Evaluation of the impact of podiatrist care in the primary prevention of foot problems in diabetic subjects. Diabetes Care, 20 : 1833-1837, 1997.

3 骨感染症

発熱と腰背部痛を主訴に入院となった患者

医師からの問い合わせ

4日前に外来から入院になった尿路感染症疑いの患者さんが解熱しません．おすすめの抗菌薬は？

症例

- **患者** 62歳 男性
- **主訴** 発熱，腰背部痛
- **現病歴**
　15年前発症の左脳出血後遺症で，当院外来に通院していた．2日前から38℃以上の発熱が持続するため，当院外来受診．CRP，WBC高値．尿検査で細菌多数のため，腎盂腎炎の疑いで入院加療となった．スルバクタム/アンピシリン（SBT/ABPC）を4日間使用しても解熱せず，入院時にはなかった呼吸状態の悪化も認められたため薬剤師に抗菌薬についてのコンサルトが求められた．
- **既往歴** 脳出血（15年前），足腰の痛み（5ヵ月前，鎮痛薬内服），高血圧（15年前），糖尿病，脂質異常症，薬剤アレルギー（20年前）
- **アレルギー歴** あり
　　　　　　　DLST（薬剤によるリンパ球刺激試験）[※1]陽性：チクロピジン，トラピジル，ニカルジピン
- **処方薬（現在使用中の薬剤）**
  【内服薬】
  レパミピド錠100mg　　　　　　　1回1錠　　1日2回朝夕食後
  ナテグリニド錠30mg　　　　　　　1回1錠　　1日3回毎食直前
  アゼラスチン錠1mg　　　　　　　　1回1錠　　1日2回朝夕食後
  ピルシカイニドカプセル50mg　　　1回1カプセル　1日3回毎食後
  酸化マグネシウム錠500mg　　　　　1回1錠　　1日3回毎食後
  エペリゾン錠50mg　　　　　　　　1回1錠　　1日3回毎食後
  ロキソプロフェンナトリウム錠60mg　1回1錠　　1日1回就寝前
  【注射薬】
  アセテートリンゲル液　　500mL　24時間で点滴静注
  3号輸液　　　　　　　　500mL　24時間で点滴静注
  スルバクタム/アンピシリン（SBT/ABPC）　1回1.5g　1日4回点滴静注（4日目）
- **身体所見（コンサルト時）**
  身　長：168cm，体重：50kg
  全身状態：脳出血後遺症で片麻痺あるもののそれほど悪くない
  Japan Coma Scale（JCS）：0
  バイタルサイン：血圧140/90mmHg，脈拍105/分，呼吸数28/分，体温37.5℃，SpO₂ 80%（室内気），
  　　　　　　　　SpO₂ 91%（O₂ 98% 10Lマスク：リザーバーなし）

頭 頸 部：貧血・黄疸なし，咽頭発赤なし
胸　　部：湿性ラ音(crackle)あり，喘鳴(wheeze)なし
腹　　部：軟，圧痛なし
背　　部：右CVA(肋骨脊柱角)叩打痛あり

■ 検査所見（入院時）
血液検査：WBC 20,900/μL, Hb 14.4g/dL, Hct 42.1%,
Plt 18.5×10⁴/μL, Na 138mEq/L, K 4.7mEq/L,
Cl 102mEq/L, BUN 34.0mg/dL, Cr 1.10mg/dL,
Glu 175mg/dL, AST 39U/L, ALT 29U/L,
CRP 25.80mg/dL, HbA1c 5.9%
胸部単純X線：腹部のガスが認められるものの明らかな浸潤影なし（図1）
尿 検 査：タンパク(2＋)，潜血(3＋)，赤血球21～30/HPF，
白血球21～30/HPF，硝子円柱(－)，顆粒円柱(－)，
細菌(＋)
尿グラム染色：白血球およびGPC in cluster（グラム陽性球菌塊形成）を認める（図2）

■ 検査所見（コンサルト時）
血液検査：WBC 7,300/μL, Hb 12.4g/dL, Hct 35.9%, Plt 10.2×10⁴/μL, Na 134mEq/L, K 3.6mEq/L,
Cl 101mEq/L, BUN 13.4mg/dL, Cr 0.59mg/dL, Glu 200mg/dL, AST 31U/L, ALT 37U/L,
CRP 21.28mg/dL
胸部単純X線：右肺野に浸潤影を認める（図3）
喀痰（気管内採痰）グラム染色：Miller&Jones分類 P1，Geckler分類 3，多核白血球(1＋)（図4）

■ その他　抗菌薬の使用歴：4日前よりSBT/ABPC 1回1.5g，1日4回点滴静注
入院後，尿道カテーテル留置

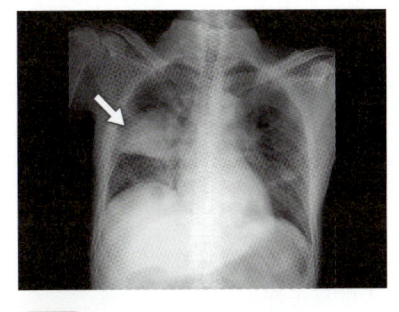

図1　胸部単純X線写真（入院時）

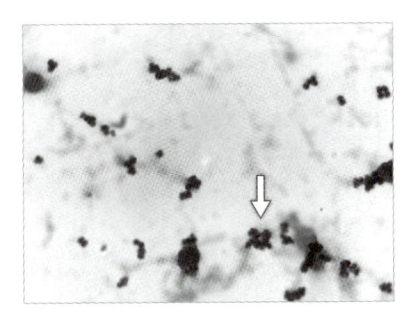

図2　尿グラム染色所見（→口絵 vii）
矢印：GPC in cluster

図3　胸部単純X線写真（臥位）（コンサルト時）

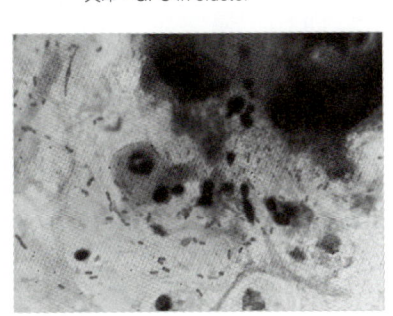

図4　喀痰グラム染色所見（SBT/ABPC使用4日目）（→口絵 vii）

Q1 ここまでのカルテ情報から，担当医へどんな抗菌薬をおすすめしますか？

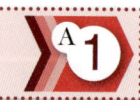

抗菌薬の提案に向けたベッドサイド・外来での情報収集

　患者は受診時に腰背部痛の訴えと膿尿のため，腎盂腎炎の疑いで自宅から入院となっていた．尿検査では白血球と細菌を認め，尿のグラム染色でグラム陽性球菌・塊形成（GPC in cluster）が認められ（図2），SBT/ABPC 1回1.5g 1日4回点滴静注で治療開始となっていた．この時，胸部単純X線上は明確な浸潤影は認められず，呼吸器症状も特になかったとのことであった．

　治療4日目，呼吸状態が悪くなり，室内気ではSpO_2 90％以上を維持できず，酸素投与が開始となっていた．SpO_2 91％（O_2 98％ 10Lマスク）で酸素飽和度が上昇しないため，リザーバーマスクに変更したところ，SpO_2 98％（O_2 100％ 10L リザーバーマスク）と改善し，本人も呼吸が楽になったと話されていた．意識レベルはクリアでこちらの問いかけにも返答できていた．胸部単純X線写真では，入院時には認められなかった浸潤影が右肺野に認められた（図3）．喀痰培養も実施となり，喀痰のグラム染色所見では，poly-microbial pattern（複数菌感染の所見）であるもののGNR-M（グラム陰性桿菌・中型）優位で，一部バルジ形成も認められた（図4）．

　患者はここ数日，1日の最高体温は39℃近く出ており，訪室時は37.5℃であったものの発熱と呼吸苦で赤ら顔をしていた．血圧は普段と変わりなく，脈拍は少し頻脈あるが循環動態は問題なさそうだった．右肺にcrackleを認めたがwheezeは認められなかった．本人に様子を伺うと，腰の痛みを訴えており「ここ1～2ヵ月で痛みが強くなった」とのことであった．

　本人とカルテ情報からアレルギー歴を確認すると，DLST[※1]陽性薬剤の中に抗菌薬は含まれていなかったが，抗菌薬投与については通常よりもアレルギー症状発現に要注意と考えられた．肝機能，腎機能には特に問題はなかった．また，入院時から尿道カテーテルが留置されていた．

　病棟で患者情報を収集していると，検査部から入院時に実施した以下の血液培養の仮報告があった．

■ 血液培養（入院時）
　グラム陽性球菌（GPC）（＋）（2セット中2セット陽性）

※1：DLSTは薬剤性肝障害，薬剤性アレルギーの原因を確認するのに有用な検査である．刺激物質として薬剤を使用する以外はリンパ球芽球化試験と同様にして測定される．薬剤性肝障害患者らの血液中に存在する感作リンパ球は，薬剤を異物と認めるため，同じ薬剤の再投与で感作リンパ球は芽球化する．陽性コントロールが得にくいこともあり，偽陰性になりやすい．

> **プロブレムリストでここまでの情報を整理！**
>
> - #1 発熱・炎症反応高値
> - #2 血液培養陽性
>   - 2セット中2セットでGPC（＋）
> - #3 尿一般検査およびグラム染色で細菌尿
> - #4 CVA叩打痛あり
> - #5 呼吸状態悪化
>   - SpO₂ 80％（室内気），SpO₂ 98％（O₂ 100％ 10L リザーバーマスク）
>   - 喀痰グラム染色ではGNR優位な所見
> - #6 足腰の痛み（5ヵ月くらい前から）
>   - NSAIDsの服用
> - #7 糖尿病の既往
> - #8 アレルギーの既往
> - #9 3ヵ月以内の抗菌薬使用歴なし

Q2 医師の提示している疾患も含め注意すべき鑑別疾患はありませんか？

抗菌薬の提案と経過

1 抗菌薬提案前の頭の中の鑑別疾患

本症例で鑑別すべき疾患は，以下の5つである．

A2　薬剤師が注目すべき鑑別疾患5つ
① 感染性心内膜炎（IE）
② 腸腰筋膿瘍
③ 細菌性肺炎
④ 複雑性尿路感染症（結石や水腎症など器質的な異常も含む）
⑤ カテーテル関連血流感染症（CRBSI）

a 感染性心内膜炎（IE）

血液培養からGPCが検出された場合はIEも鑑別に挙げたい．GPCの中でも黄色ブドウ球菌（*Staphylococcus aureus*）やレン

サ球菌属は心臓弁膜にVegetationを形成し，IEの起因菌となりやすい．持続的な菌血症を起こすが，臨床症状は非特異的なため，疑わなければ発見が遅れることがあり，不幸な転帰をたどることもある．スクリーニングの心エコーの結果解釈にも経胸壁心エコー（TTE）か経食道心エコー（TEE）かで結果の解釈に違いがあることを認識しておくことも肝要である．

b 腸腰筋膿瘍

腸腰筋は後腹壁に存在する筋肉で腸骨筋と大腰筋からなる（図5）．周囲には脊椎，虫垂，結腸，小腸，腎臓，尿管，膵臓などの臓器が近接しており，これらの臓器の炎症が波及し膿瘍が形成される場合（続発性腸腰筋膿瘍）と，炎症が直接波及するような感染巣を近傍に認めず血行性やリンパ行性に炎症が波及し膿瘍が形成される場合（原発性腸腰筋膿瘍）がある[1, 2]．高齢者や易感染宿主の場合には，発熱や腰痛の訴えのみで他に熱源がはっきりしない場合には腸腰筋膿瘍も鑑別疾患の一つとして念頭に置いておきたい．膿瘍が小さいうちに発見できれば予後の改善および手術などの侵襲を回避できる可能性もあり画像検索の閾値を下げておくことも早期発見に有用である．今回のケースは，GPCの菌血症および腰背部痛を訴えているため，画像検索を実施することは妥当と考えられる．

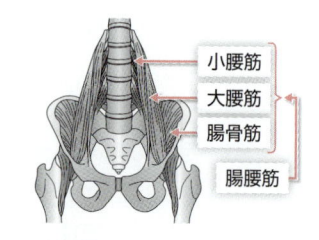

図5 腸腰筋の解剖

c 細菌性肺炎

入院時には認められていなかった浸潤影の出現，呼吸状態の悪化から入院後に肺炎を発症した可能性も考えられる．時として入院時の主訴とはまったく別の症状が入院中に発現することがあり，特に基礎疾患を持つ患者には要注意である．また，図4の喀痰のグラム染色所見から誤嚥性肺炎も疑われるが，GNRのバルジ形成像から，現在使用中のSBT/ABPCがある程度効いている様子がうかがえる．ただし，SBT/ABPC使用中に呼吸状態の悪化が認められたことから，耐性菌の関与や糖尿病の既往から*Klebsiella pneumoniae*による肺炎の可能性も考えられる．

d 複雑性尿路感染症（尿路結石や水腎症などを含む）

通常，腎盂腎炎であれば，多くのケースで適切な抗菌薬投与後72時間以内に解熱するが[3]，抗菌薬を投与したにもかかわらず解熱していないことから，抗菌薬が移行しにくい膿瘍の存在や結石などによる尿路の閉塞による水腎症などの器質的な異常も想起される．また，SBT/ABPCに対して耐性の細菌による感染症も想定される．結石や水腎症，腎周囲膿瘍などの画像検索が実施されていなければ検査実施を提案したい．

e カテーテル関連血流感染症（CRBSI）

血液培養からGPCが検出された場合は，CRBSIの可能性を考えカテーテルの有無，刺入部の皮膚症状を必ず確認したい．CRBSIの場合は，カテーテルの走行に沿って皮膚が赤くなっていることもあり，病棟でこのような症状を見つけたらすぐに担当医に連絡したい．

今回のケースは，入院時には中心静脈カテーテルなどのデバイスはなかったため，CRBSIの可能性は低い．しかし，持続的な菌血症を起こしている場合は，デバイスに細菌が付着し，そこで二次的に感染を引き起こす可能性もあるため注意が必要である．

2 起因菌をつめながらの抗菌薬処方提案

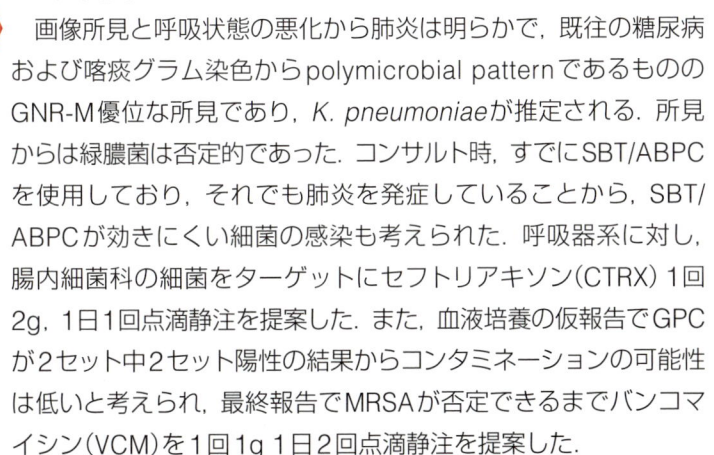

A1 画像所見と呼吸状態の悪化から肺炎は明らかで，既往の糖尿病および喀痰グラム染色からpolymicrobial patternであるもののGNR-M優位な所見であり，K. pneumoniaeが推定される．所見からは緑膿菌は否定的であった．コンサルト時，すでにSBT/ABPCを使用しており，それでも肺炎を発症していることから，SBT/ABPCが効きにくい細菌の感染も考えられた．呼吸器系に対し，腸内細菌科の細菌をターゲットにセフトリアキソン（CTRX）1回2g，1日1回点滴静注を提案した．また，血液培養の仮報告でGPCが2セット中2セット陽性の結果からコンタミネーションの可能性は低いと考えられ，最終報告でMRSAが否定できるまでバンコマイシン（VCM）を1回1g 1日2回点滴静注を提案した．

抗菌薬の選択は，現在の臨床症状の明らかな肺炎を主軸に，血液培養で検出されたGPCも治療対象とした形となった．GPCの感染源の検索は治療と同時に進めてもらうよう担当医へ連絡し，IEの確認のためにひとまず非侵襲的なTTEの実施と腎周囲膿瘍や尿路結石などの画像検索の実施も提案した．また，抗菌薬変更前に再度血液培養2セット実施を提案し実施となった．結果的にその日のうちにCTRX 1回2g 1日1回点滴静注とVCM 1回1g 1日2回点滴静注の併用療法へ変更となった．

3 モニタリング（経過観察）

IEは否定できないものの，幸いTTEではⅢ度の僧帽弁逆流のみで明らかなVegetationは認められなかった．

介入から3日目，呼吸状態は右肺のエア入りが少し弱いもののSpO₂ 97%（O₂ 40% 8L マスク），呼吸数20回/分と改善が認められ本人も楽そうにしていた．

理想はTEEですね．TEEなら感度・特異度どちらも高いですので「IE否定のために」とはそこそこ言えそうです．しかし，TTEであれば感度が低いですので「IE否定のために」とは言えません．カルテ記載などでは注意しましょう．ひとまず非侵襲的なTTEからやるというのは，以前も話しましたがありです．

心エコーの種類による「結果の解釈」および「どのような結果を期待して実施する検査か」を理解しておくことは大切ですね．

ここで入院時に実施した血液培養の結果があがる．

■ **入院時(6日前)の培養同定結果**
血液培養：*S. aureus*（MSSA）（＋）（2セット中2セット陽性）
尿 培 養：*S. aureus*（MSSA）（3＋）10^6CFU/mL

この結果を受け，VCMの中止とVCMの血中濃度採血の中止を担当医へ連絡し，CTRX単剤治療へと変更となった．
介入から6日目(治療9日目)，痰培養と血液培養の再検結果が報告される．

■ **血液培養(SBT/ABPC治療4日目)**
S. aureus（MSSA）（＋）2セット中1セット陽性
■ **痰培養(気管内採痰)（SBT/ABPC治療4日目）**
Pseudomonas aeruginosa（2＋）
K. pneumoniae（1＋）

呼吸器検体から*P. aeruginosa*が検出されたもののCTRXで臨床症状は改善しており，*K. pneumoniae*が呼吸器系の起因菌と考えられ，このままCTRXの継続を提案した．
今回はCTRXで治療を継続したが本来，日本でのMSSAの第一選択薬はセファゾリン（CEZ）であり，呼吸器検体から検出された*K. pneumoniae*の薬剤感受性試験結果がCEZに感性（S）であればCEZに変更が最適であった．

Q3 このケースの血液培養同定結果の解釈と対応で妥当なものは？
● 再検のMSSAが血液培養2セット中1セット陽性となっているのは採取時のコンタミネーション（汚染）の可能性が高いと考えられる．
● MSSAが血液培養2セット中2セット陽性，また，SBT/ABPC使用後にも2セット中1セット陽性であることから，MSSAによる持続的菌血症を起こしていると考えられ，膿瘍などの検索を行うよう医師へ提案．
● MRSAが検出されなかったので今後の治療で問題になることは特にない．

A3 血液培養で黄色ブドウ球菌が2セット中1セットでも検出された場合は，一般的に真の起因菌として対応する．血液培養から検出された細菌の評価では表皮ブドウ球菌の場合の真の起因菌である確率10％に対し，黄色ブドウ球菌の場合は，真の起因菌である確率が93％と報告されており[4]，同じブドウ球菌であっても解釈がまったく異なることを認識しておくことが重要である．血液培養で検出された際にコンタミネーションの可能性がある菌は

限られているので覚えておきたい．それ以外が検出された場合は，一般的に2セット中1セットであっても真の起因菌として対応することが感染症治療では大切となる．

黄色ブドウ球菌は，MRSAであろうとなかろうと，血液培養から検出されるような病態は基本良いことはない．また，その毒素産生による影響も生体にとっては大きなダメージを受けると考えられる．

CTRX治療8日目，呼吸状態もだいぶ落ち着いてきたものの1日1回は38〜39℃の発熱が継続して認められており，ベッドサイドで患者から腰痛がひどくなったとの訴えを聴取した．そこで軽く足を動かしたところ，苦悶の表情を浮かべ，足の付け根から臀部にかけての強い痛みを訴えた．これは腸腰筋徴候(psoas sign)陽性と考えられ，腸腰筋膿瘍の検索のため腰部のMRIを提案した．

CTRX治療10日目，呼吸状態も落ち着いてきたこともありMRIを実施したところ右腸腰筋に膿瘍が見つかり(図6)，MSSAの持続的菌血症の原因と考えられた．抗菌薬点滴と外科的切開排膿が適切な管理のために必要[5-7]と考えられ，まずは抗菌薬をCTRXからCEZへ変更してもらった．用法用量は1回2g 1日3回が理想だが，保険診療上1日最高投与量が5gのため，苦肉の策で1回1g 1日4回点滴静注を提案した．自施設ではできないドレナージの必要性から早期に外科系の病院での診察が望まれた．

CEZ変更翌日，外科系のB病院を受診したところドレナージ術を施行するためそのままB病院へと転院となった．

転院後に報告されたCTRX治療7日目に再検した血液培養の結果は陰性であった．

■ 検査所見
（治療8日目）
　血液検査：WBC 7,500/μL, Hb 11.3g/dL, Hct 32.6%,
　　　　　　Plt 23.2×10^4/μL, Na 141mEq/L, K 3.5mEq/L,
　　　　　　Cl 109mEq/L, BUN 13.8mg/dL, Cr 0.54mg/dL,
　　　　　　Glu 145mg/dL, AST 38U/L, ALT 37U/L,
　　　　　　CRP 6.45mg/dL

（治療13日目）
　血液検査：WBC 8,200/μL, Hb 11.2g/dL, Hct 32.7%,
　　　　　　Plt 51.3×10^4/μL, Na 135mEq/L, K 5.2mEq/L,
　　　　　　Cl 100mEq/L, BUN 11.6mg/dL, Cr 0.62mg/dL,
　　　　　　Glu 105mg/dL, AST 35U/L, ALT 51U/L,
　　　　　　CRP 4.14mg/dL

患者は腸腰筋膿瘍のドレナージを実施し(図7)，同時に虫垂切

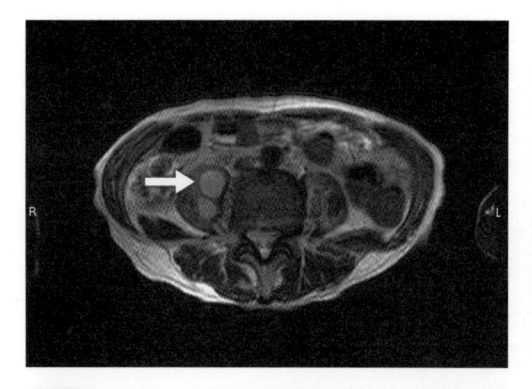

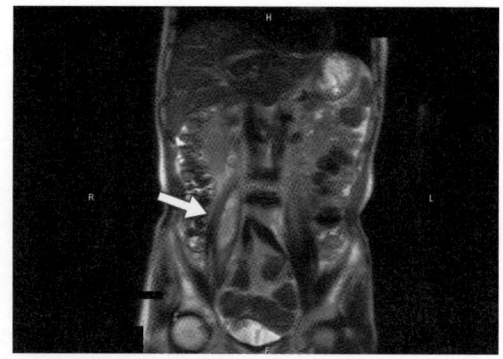

図6 腰部MRI（右腸腰筋膿瘍）

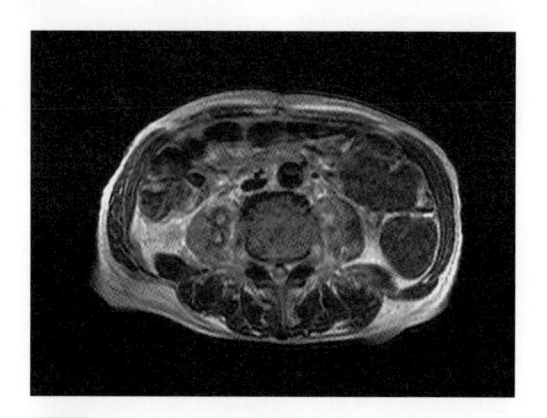

図7 腰部MRI（腸腰筋膿瘍ドレナージ術後）

除術も施行され予後良好のため転院から3週間後に当院に再入院の運びとなった．再入院時，発熱はなく全身状態も落ち着いていた．ここで術後の抗菌薬投与についてB病院に確認してみると，術後にイミペネム/シラスタチン（IPM/CS）を1回0.5g 1日2回点滴静注を1週間，その後，内服でエリスロマイシン（EM）を7日間服用して抗菌薬治療は終了となっていた．

術後のフォローの抗菌薬の治療期間が短いと考え，担当医にCEZを1回1g 1日4回点滴静注をさらに3週間継続してもらうよう提案し，抗菌薬開始前に念のため血液培養2セットも実施してもらった．結果は，血液培養2セット中2セットから再度MSSAが検出され，まだMSSAによる持続的菌血症が継続していることが明らかとなった．

幸い，CEZ開始6日目の血液培養は2セットとも陰性で細菌は検出されなかった．このころベッドサイドで患者から話を伺っていると，腰の痛みが強くなったことを訴えたため，腰椎を軽く叩くと痛

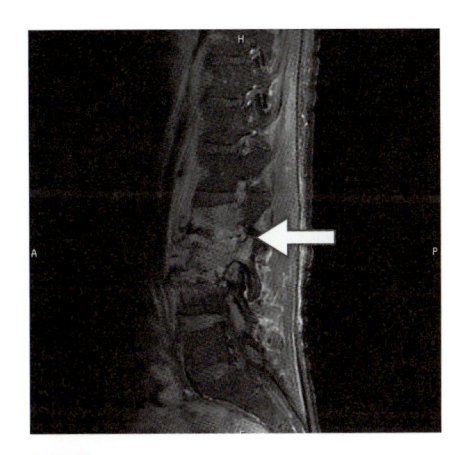

図8 腰椎造影MRI（化膿性脊椎炎）

みが強く出た（脊椎の叩打痛あり）．この身体所見を見た時に化膿性脊椎炎の可能性が頭をよぎり，すぐに担当医へ腰椎のMRI実施を提案した．今まで腸腰筋膿瘍を見つけて安心したところがあったが，腰部MRIを見た時にはやはりという思いと，もっと早くに気付いていればという思いがこみあげた．造影MRIではL2～L4にかけて骨破壊を伴う化膿性脊椎炎が認められた（図8）．

　整形外科を受診したところ，発熱なく，全身状態も良く，画像上硬化も認められたため，積極的手術の適応とはならず，内科的保存的に加療するよう返事をもらった．腸腰筋膿瘍に目を奪われその奥の脊椎にまで考えが及ばなかった未熟さで患者に申し訳ない思いでいっぱいであった．

　腸腰筋膿瘍の術後のフォローの予定であったCEZの3週間投与は，化膿性脊椎炎の治療として6週間きっちり使用することを担当医と相談し実施となった．その後，内服薬のリファンピシン（RFP）とST合剤の併用療法へスイッチし，最終的に3ヵ月間内服薬治療を継続した．治療終了後は腸腰筋膿瘍，および化膿性脊椎炎の悪化は見ていない．治療経過中，IEのフォローアップに何度かTTE[※2]を実施したが幸いVegetationは認めなかった．

■ 検査所見
（再入院時）
血液検査：WBC 8,700/μL，Hb 11.4g/dL，Hct 32.9%，Plt 42.6×10⁴/μL，Na 136mEq/L，K 4.8mEq/L，Cl 101mEq/L，BUN 12.9mg/dL，Cr 0.69mg/dL，Glu 107mg/dL，AST 30U/L，ALT 42U/L，CRP 2.02mg/dL

※2：本来，IEの否定のためにはTEEを実施する必要があり，可能であればTTEではなくTEEを実施すべきである．しかし，施設間で医療環境の違いがあり，そこまで実施できない施設もあるという悩ましい現実がある．

(再入院5日目)
　血液検査：WBC 9,800/μL, Hb 10.1g/dL, Hct 29.3%,
　　　　　 Plt 34.4×10⁴/μL, Na 129mEq/L, K 4.7mEq/L,
　　　　　 Cl 93mEq/L, BUN 10.0mg/dL, Cr 0.52mg/dL,
　　　　　 Glu 162mg/dL, AST 142U/L, ALT 278U/L,
　　　　　 CRP 5.68mg/dL

(再入院21日目)
　血液検査：WBC 5,200/μL, Hb 10.7g/dL, Hct 31.0%,
　　　　　 Plt 33.7×10⁴/μL, Na 137mEq/L, K 4.0mEq/L,
　　　　　 Cl 100mEq/L, BUN 7.2mg/dL, Cr 0.56mg/dL,
　　　　　 Glu 132mg/dL, AST 17U/L, ALT 6U/L,
　　　　　 CRP 0.27mg/dL

(再入院33日目)
　血液検査：WBC 11,700/μL, Hb 12.3g/dL, Hct 36.3%,
　　　　　 Plt 30.6×10⁴/μL, Na 137mEq/L, K 3.5mEq/L,
　　　　　 Cl 98mEq/L, BUN 8.5mg/dL, Cr 0.56mg/dL,
　　　　　 Glu 141mg/dL, AST 17U/L, ALT 12U/L,
　　　　　 CRP 1.78mg/dL

(再入院74日目)
　血液検査：WBC 4,000/μL, Hb 10.9g/dL, Hct 30.6%,
　　　　　 Plt 17.0×10⁴/μL, Na 141mEq/L, K 4.2mEq/L,
　　　　　 Cl 107mEq/L, BUN 9.8mg/dL, Cr 0.53mg/dL,
　　　　　 Glu 175mg/dL, AST 15U/L, ALT 19U/L,
　　　　　 CRP 1.28mg/dL

(再入院84日目)
　血液検査：WBC 8,640/μL, Hb 12.3g/dL, Hct 38.1%,
　　　　　 Plt 45.2×10⁴/μL, Na 133mEq/L, K 4.4mEq/L,
　　　　　 Cl 97mEq/L, BUN 13.3mg/dL, Cr 0.55mg/dL,
　　　　　 Glu 159mg/dL, AST 22U/L, ALT 23U/L,
　　　　　 CRP 0.14mg/dL

4　施設による治療へのアプローチの違い
a 院内で培養検査もグラム染色もできない場合

　今回のような血液培養からGPCが検出されたとき，同定されるまではMRSAを含めた抗菌薬を投与することが妥当と考えられる．特に黄色ブドウ球菌の場合は，「発熱がないから」というのは抗菌薬を使わない理由とはならないと認識しておくことが肝要である．血液培養は感染症診療で最も大切な検査の一つであり，菌血症が疑われる際，「よく分からない○○（○○：には血圧低下，発熱，意識障害，低体温など）」にはぜひ血液培養を実施したい．未実施であれば薬剤師から抗菌薬投与前にオーダーを提案したい．

b 院内でグラム染色をできる場合

　院内に細菌検査部があり，血液培養もグラム染色も実施できる施設であれば，培養開始から早くて2日目には陽性かどうかの判定が分かり，3日目は細菌の推定まで可能である．細菌検査技師

からの情報は抗菌薬選択における重要な位置を占め，感受性試験結果を含め有効に活用することが望まれる．

腸腰筋膿瘍の起因菌は，S. aureusが最も多く，Escherichia coli，Bacteroides属も起因菌となり得る．S. aureusの中にはMRSAの報告例も認めるため，その治療に関しては，可能な限り抗菌薬の投与前に血液培養を実施したり，膿瘍を穿刺して起因菌を同定し，薬剤感受性検査の結果を参考に抗菌薬を選択する必要がある．

本症例から学んださらなる一歩

本症例では，入院時の患者の訴えた腰痛は尿路感染症（UTI）の腰背部痛と解釈し治療に当たっていた．しかし，腰痛は筋の炎症と骨の炎症による痛みであったと考えられる．もともと1年以上前から腰の痛みを訴えてNSAIDsも服用しており，その病歴も腰痛に対する注意を逸らした可能性も考えられた．このとき本人の訴えである「ここ1〜2ヵ月で痛みが強くなった．」という情報は重要であり，同じ部位の痛みではないと気付くきっかけとなる可能性がある．また，フィジカルアセスメントを実施する際にも腰痛はどんな痛みか，つまり叩打痛なのか，黙っていても痛いのか，鈍痛なのか骨が痛いのかといった具体的な「痛み」を本人から聴取したり，身体所見を確認することで感染源をある程度絞ることができるかもしれない．担当医とコミュニケーションを密に図り，必要な検査についても薬剤師から提案したい．

腸腰筋膿瘍は適切な治療が行われれば比較的予後は良い疾患であるが，中には多臓器不全や毒素性ショック症候群などさまざまな原因で予後不良となるケースもあるため，早期診断，早期治療が望まれる．

外科では虫垂を切除していることから，周辺臓器の炎症が腸腰筋に直接波及し，膿瘍が形成される続発性腸腰筋膿瘍を考えていたと推測されたが，経過から脊椎からの波及による可能性が高いと考えられた．また，入院時の尿培養から検出されたMSSAは血流感染からのものと考えられた．

反省点としては，血液培養から黄色ブドウ球菌が検出された段階で腸腰筋膿瘍だけではなく，<u>化膿性脊椎炎も鑑別疾患に挙げて</u>担当医に画像検索の提案をしていれば，早期に化膿性脊椎炎と診断され適切な薬物治療が実施できたかもしれない．

> 腸腰筋膿瘍を見たら化膿性脊椎炎，IEの確認など，「○○をみたら××を疑え」的な疾患はありますか？

> そうですね，結核・食道カンジダをみたらHIVを疑い，淋菌をみたらクラミジアも疑え，カンジダ血症をみたら眼内炎チェック，血液培養でStreptococcus bovisが生えたら大腸癌を探せ，S. milleri系のレンサ球菌が検出されたら，その背後の膿瘍病変を探せ（肺膿瘍・肝膿瘍など）といったものがあります．

薬剤師が注目すべき鑑別疾患＋α

化膿性脊椎炎：特に易感染宿主では，化膿性脊椎炎が椎体内にとどまらずに腸腰筋に波及し，膿瘍を形成しやすいとされており，腸腰筋膿瘍患者では脊椎病変の合併も高頻度で認められるとの報告もある[8, 9]．腸腰筋膿瘍を見つけて安心するのではなく，その原因となっている可能性のある脊椎炎などがないか検索する姿勢が大切である．

今回のケースでは血液培養を実施していたことが，検査および治療の方向性を決める上で重要な情報となり，感染症診療を行う上で血液培養の重要性を再認識した症例であった．

プロフェッショナルな対応の極意！

- ▶▶ 抗菌薬を提案する前に必ず患者背景とバイタルを確認する！
- ▶▶ 発熱患者に対して担当医と一緒にフォーカスを探す！
- ▶▶ 肺炎や尿路感染症のナチュラルコースに合わないとき，「何かおかしい」と感じたらその感覚を大切にして，担当医とコミュニケーションを図り，感染巣の検索および診断と最適治療を図る努力を！
- ▶▶ 血液培養で同定された細菌名から感染巣をある程度想定することができる！
- ▶▶ 非無菌検体と無菌検体からの黄色ブドウ球菌検出の意味の違いを認識する！
- ▶▶ 血液培養から黄色ブドウ球菌が検出されたら，IEのリスクを考慮しフォローアップを！
- ▶▶ 血液培養から黄色ブドウ球菌が検出されたら，躊躇なく抗菌薬治療を実施するとともに感染巣を検索する！
- ▶▶ 高齢者や易感染宿主の場合には，発熱や腰痛の訴えのみで他に熱源がはっきりしない場合には腸腰筋膿瘍も鑑別疾患へ！
- ▶▶ 早期に腸腰筋膿瘍の3主徴（発熱・腰痛・psoas position）全てがそろうことはまれ！
- ▶▶ 腸腰筋膿瘍は脊椎疾患の合併が多い！
- ▶▶ 骨感染症の治療効果の指標には身体所見のほかにCRP，ESRなども上手に活用する！

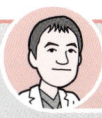

医師から薬剤師へのアドバイス

- 血液培養から1セットでも黄色ブドウ球菌が検出された場合にはそれをコンタミとして放置してはいけません．1セットのみの場合は再度血液培養を提出し，治療開始の上，原因検索をしましょう．
- 原因検索はIEの有無と膿瘍探しです（つまり簡単に言えばTEEとwhole body enhance CTです）．ひとまず，痛みを訴える場所を入念にチェックしましょう．
- 検索に時間がかかる場合には最悪のシナリオであるIEとして治療しながら検索すると良いでしょう．
- 「発熱＋背部痛＝腎盂腎炎」となりがちです．高齢者では特に尿検査を出すと感染ではなくても細菌尿なものです（無症候性細菌尿という）ので，安易な腎盂腎炎という病名には注意しましょう．特に発熱＋背部痛の背後に3つの重篤な疾患（腸腰筋膿瘍，化膿性椎体炎，硬膜外膿瘍）があることを知りましょう．
- 腸腰筋膿瘍，化膿性脊椎炎ともに長期に抗菌薬投与が必要です．抗菌薬は副作用が多い薬ですので，その際の迅速な対応のサポートをお願いします．

引用文献

1) Desandre AR, et al：Iliopsoas abscess：etiology, diagnosis and treatment. Am Surg, 61：1087-1091, 1995.
2) Santaella RO, et al：Primary vs secondary iliopsoas abscess. Presentation, microbiology and treatment. Arch Surg, 130：1309-1313, 1995.
3) 青木 眞：レジデントのための感染症診療マニュアル，第2版，医学書院，2008.
4) Pien BC, et al：The clinical and prognostic importance of positive blood cultures in adults. Am J Med, 123：819-828, 2010.
5) Stevens DL, et al：Practice guidelines for the diagnosis and management of skin and soft-tissue infections. Clin Infect Dis, 41：1373-1406, 2005.
6) Chern CH, et al：Psoas abscess：making an early diagnosis in the ED. Am J Emerg Med, 15：83-88, 1997.
7) Malhotra R, et al：Primary pyogenic abscess of the psoas muscle. J Bone Joint Surg Am, 74：278-284, 1992.
8) 鹿江 寛ほか：当院で経験した腸腰筋膿瘍の9例．中部整災誌，51：753-754, 2008.
9) 楯 英毅：当院における腸腰筋膿瘍11例の臨床的検討（2005-2008）．感染症誌，83：652-657, 2009.

4 ウイルス感染症

1週間前にかぜの診断で内服抗菌薬を処方されていた頭痛を訴える患者

医師からの問い合わせ

外来から入院になった髄膜炎疑いの患者さんに腰椎穿刺しました．おすすめの抗菌薬は？

症 例

- **患　者**　36歳　女性
- **主　訴**　頭痛，発熱
- **現病歴**
　3歳になる子どもが10日前から発熱し，近医で「肺炎」の診断を受け，経口抗菌薬の治療を受けた．4日後に子どもは解熱し，本人はその翌日の夕方から39.4℃の発熱が出現，喉も痛かった．翌日には解熱し，その後何ともなかった．当院受診前日から両側こめかみがズキンズキンと脈うつように痛む．動くと増悪する．上気道症状はなく，微熱がある．首を前に曲げると後頭部の痛みを訴えている．当院外来を受診し，「髄膜炎」の診断で入院となった．
- **既往歴**　髄膜炎（10年前，詳細不明），腰椎ヘルニア（6年前）
- **アレルギー歴**　あり（ピリン系）
- **社会歴**　喫煙歴：なし　飲酒：機会飲酒
- **処方薬**
  【内服薬】
  セフジトレンピボキシル錠100mg　　1回1錠　　　1日3回毎食後
  プラノプロフェン錠75mg　　　　　　1回1錠　　　1日3回毎食後
  テプレノンカプセル50mg　　　　　　1回1カプセル　1日3回毎食後
  ロキソプロフェン錠60mg　　　　　　1回1錠　　　発熱時・頭痛時
  上記各4日分
  5日前に近医内科受診し，かぜの診断で上記処方され当院受診時全て服用し終わっていた．
- **身体所見**
  身　　長：157cm，体重：55kg
  全身状態：悪くない
  Japan Coma Scale：0
  バイタルサイン：血圧110/60mmHg，脈拍78/分，呼吸数18/分，体温38.2℃，SpO$_2$ 99%（室内気）
  頭 頸 部：貧血・黄疸なし，咽頭発赤なし
  胸　　部：胸部に圧痛なし
  心　　音：整　心雑音なし
  肺　　音：crackle，wheezeなし
  腹　　部：平坦軟，圧痛なし
  背　　部：CVA（肋骨脊柱角）叩打痛なし

■ 髄膜炎に関係したReview of system（ROS）
髄膜刺激所見：項部硬直あり，Jolt accentuation※1陽性，Kernig's sign※2陰性，Brudzinski's sign※3陰性
性格変化：なし
嘔気・嘔吐：あり
けいれん：なし
頭部外傷：なし
脳外科手術歴：なし
シャントの有無：なし
中耳炎：なし
副鼻腔炎：なりやすいが最近は症状なし
皮疹の有無：なし
脾摘の有無：なし
ペットなどの動物との接触：特になし

■ 検査所見（入院時）
血液検査：WBC 9,700/μL, Hb 13.6g/dL, Hct 40.7%, Plt 23.8×10⁴/μL, Na 141mEq/L, K 3.9mEq/L, Cl 107mEq/L, BUN 10.0mg/dL, Cr 0.62mg/dL, Glu 90mg/dL, AST 16U/L, ALT 17U/L, γ-GTP 14U/L, CRP 0.20mg/dL
胸部単純X線：浸潤影なし（**図1**）
頭部MRI：DWI, T2, FLAIRともに異常所見なし

■ 髄液所見
10mL採取
性　状：水様透明
　圧　：初圧160mmH₂O/終圧90mmH₂O
細胞数（/mm³）：600
細胞成分：単核球55%，多核球45%
タンパク（mg/dL）：91
糖（mg/dL）：42（髄液糖/血糖比＝0.47）
髄液グラム染色：白血球1＋，細菌は認めず（**図2**）

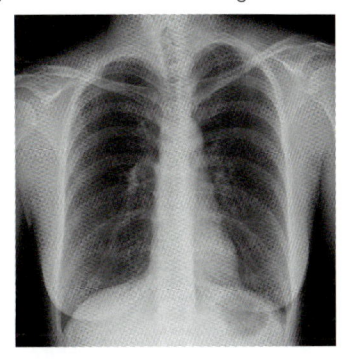

図1 胸部単純X線写真（立位）

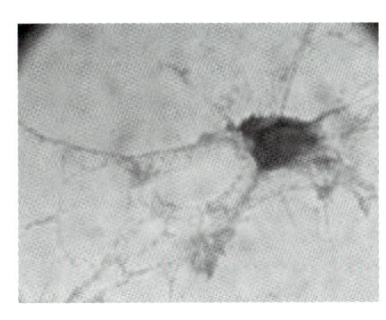

図2 髄液グラム染色所見（1,000倍視野）
（→口絵 vii）

Q1 ここまでのカルテ情報から，担当医へどんな抗菌薬をおすすめしますか？

抗菌薬の提案に向けたベッドサイド・外来での情報収集

　患者の様子を見に行くと，意識レベルはクリアだが頭痛と嘔気のためベッドに臥床し安静にしていた．頭痛と羞明感のため目を瞑っていた方が楽とのことだった．髄膜刺激症状では項部硬直とjolt accentuation¹⁾は陽性，ケルニッヒ徴候（Kernig's sign），ブルジンスキー徴候（Brudzinski's sign）は陰性であった※4．会話は可能であったが患者がつらそうにしていたため，手短に初回面談を含めた患者情報の収集を行った．カルテの病歴にあるように，

※1：Jolt accentuation：2〜3回/秒の速さで頭を水平方向に回してみて，頭痛が増悪すれば陽性とする．

10日前に3歳の子どもが発熱し，近医で肺炎と診断されて抗菌薬を服用し，内服4日目に解熱後，本人が発熱した経緯があった．翌日，本人も近医受診し，「かぜ」の診断でセフジトレンピボキシル（CDTR-PI）とNSAIDsを4日分処方され，全て服用し終わり残薬はなくなっていた．抗菌薬とNSAIDs服用後は解熱し軽快していたが，昨日から激しい頭痛が発現していた．

　10年前の髄膜炎の既往について，細菌性かウイルス性か確認したところ本人もよく分からず，治療薬も何を使用したかは分からないとのことであった．髄膜炎で入院したこと，その時も今回と同じような症状であったことは記憶しており，意識障害などは起きていなかった．

　基礎疾患は特になく，定期的に内服している薬もなかったがピリン系に対しアレルギー歴があった．呼吸器症状は特になく，バイタルサインも特に問題はなかった．そのほか，中耳炎はなく，副鼻腔炎はなりやすいが，最近は症状がないとのことであった．また，皮疹も認められなかった．ペットなどの動物との接触も特になかった．

プロブレムリストでここまでの情報を整理！

- #1 発熱
- #2 頭痛
  - 項部硬直（+）
  - Jolt accentuation（+）
  - ケルニッヒ徴候（−）
  - ブルジンスキー徴候（−）
- #3 抗菌薬の内服歴あり
  - 5日前からCDTR-PI 4日間服用
- #4 10年前に髄膜炎の既往
- #5 髄液異常
  - 初圧　160mmH$_2$O
  - 細胞数　600/mm^3
  - 単核球：多核白血球＝55％：45％
  - タンパク　91mg/dL
  - 髄液糖/血糖比　0.47
  - 髄液グラム染色で細菌を認めない

※2：ケルニッヒ徴候（Kernig's sign）：患者を仰臥位にさせ，一側股関節および同側の膝関節を直角に曲げた状態で膝を押さえながら下肢を他動的に伸展すると伸展制限が出る，もしくは下肢を伸展させたまま挙上すると膝関節が屈曲してしまう．

※3：ブルジンスキー徴候（Brudzinski's sign）：患者を仰臥位にさせ，検者は片方の手を患者の頭の下に置き，もう片方の手を胸の上に置いて，体幹が挙上しないように頭部をゆっくり前屈させると伸展していた両下肢が自動的に股関節と膝関節で屈曲し立ち膝になる．

※4：neck flexion test（座位にして，顎を胸につけるよう指示し，痛みでつかない場合を陽性．感度84％，特異度48％）[2]やjolt accentuation（感度97％，特異度60％）[1]は，ケルニッヒ徴候や項部硬直よりも感度が高いため，髄膜炎を除外するのに有用である．しかし，特異度は低いため，例えばjolt accentuationは「所見がないと否定できる」という使い方以外は，所見があるからどうこうという形で使ってはならない[3]．

Q2 医師の提示している疾患も含め注意すべき鑑別疾患はありませんか？

抗菌薬の提案と経過

1 抗菌薬提案前の頭の中の鑑別疾患

本症例で鑑別すべき疾患として，以下の5つが考えられる．

A2 薬剤師が注目すべき鑑別疾患5つ
① ウイルス性髄膜炎（Mollaret髄膜炎を含む）
② 細菌性髄膜炎
③ NSAIDsによる薬剤誘発性無菌性髄膜炎
④ 全身性エリテマトーデス（systemic lupus erythematosus ; SLE）
⑤ 急性散在性脳脊髄炎（acute disseminated encephalomyelitis ; ADEM）

a ウイルス性髄膜炎（Mollaret髄膜炎を含む）

髄膜炎を引き起こすウイルスはいくつか知られており，その中でもエンテロウイルス（エコーウイルス，コクサッキーウイルスなど）の頻度が高く，単純ヘルペスウイルス2型（HSV-2），HIVやEBウイルスなども髄膜炎の原因となる[4]．ウイルス性髄膜炎の多くは発熱，悪心，嘔吐で発症する．発熱は38〜40℃程度とさまざまであり，おおむね5日程度持続する．通常は予後良好な疾患であるが，中には髄膜脳炎を起こし，意識障害やけいれんを発現することがある．まれに4週間以上にわたり症状が遷延して慢性髄膜炎になる場合や再発性の経過をとるものがある．病歴の髄膜炎の既往から，ウイルス性で繰り返す髄膜炎であれば，HSV-2によるMollaret髄膜炎の可能性が考えられる．Mollaret髄膜炎は再発性で予後良好な疾患でHSV-2が原因であることが多い．エコーウイルス9型（E9）が原因の場合は皮疹が30〜50％で認められる．陰部潰瘍や口内炎がなくても病歴からHSV-2による本疾患は疑われる．

b 細菌性髄膜炎：Partially treated

細菌性髄膜炎は，内科的救急疾患であり，可能な限り速やかに治療開始が望まれる．成人の細菌性髄膜炎の起因菌として頻度が高い肺炎球菌がまず想定される．そのほかにも患者背景により起

因菌として想定すべき細菌がいくつか存在するため，エンピリック治療の際はこれらをカバーできる抗菌スペクトルのものを選択する．現病歴の子どもが肺炎で発熱した後に本人も発熱した経緯から，子どもが感染した肺炎球菌が親へ感染した可能性も考えられた．<u>子どもが3歳であることから，ペニシリン耐性肺炎球菌(PRSP)の可能性は一般成人より高いかもしれない</u>．髄液所見からは細菌性は否定的であるものの，近医で経口抗菌薬が処方され服用していたことからPartially treated※5となっている可能性も考えられる．

いいですね．この思考．

※5：Partially treated：細菌性髄膜炎に限らず，感染性心内膜炎などの際に，経静脈的に最大投与量で抗菌薬を投与すべきところを内服抗菌薬で治療するような用量が少ない場合や治療期間が短い場合に一時的に良くなったように見えて，その後再燃してしまうような「中途半端」な治療のこと．

C NSAIDsによる薬剤誘発性無菌性髄膜炎

薬剤誘発性の無菌性髄膜炎を起こす可能性のある薬剤を**表1**に示す．薬剤使用開始直後から発症する場合も知られているが，服用開始後4日での発症が最も頻度が多い．薬剤中止後は2～3日で回復することが多いとされる[5]．

今回は，近医で2種類のNSAIDsが処方されており，時間の経過からも本疾患の可能性も考えられる．被疑薬を服用していた場合は，疑わなければ診断することが難しく，薬剤誘発性無菌性髄

表1 薬剤誘発性髄膜炎を起こす可能性のある薬剤

薬効	成分名
抗てんかん薬	カルバマゼピン ラモトリギン
解熱消炎鎮痛薬	アルミノプロフェン イブプロフェン ジクロフェナクナトリウム スリンダク セレコキシブ ナプロキセン ロキソプロフェンナトリウム
サルファ剤・合成抗菌薬	スルファメトキサゾール・トリメトプリム サラゾスルファピリジン
生物学的製剤	乾燥弱毒生おたふくかぜワクチン
血液成分製剤	pH4処理酸性人免疫グロブリン 乾燥イオン交換樹脂処理人免疫グロブリン 乾燥スルホ化人免疫グロブリン 乾燥ペプシン処理人免疫グロブリン ポリエチレングリコール処理人免疫グロブリン 乾燥pH4処理人免疫グロブリン 乾燥ポリエチレングリコール処理人免疫グロブリン
天然型インターフェロン-α製剤	インターフェロンα

（文献5より引用）

膜炎は珍しいものの，薬剤師としては鑑別疾患には挙げておきたい．一般用医薬品としても使用されているものがあり，服用歴が明らかになるのが遅れる場合もある．本人からの病歴聴取が十分にできない場合もあるため，疑わしい場合には服用歴について薬剤師は特に慎重に聴取することが望まれる．

d SLE

SLEは全身の臓器に原因不明の炎症が起こる自己免疫疾患の一種である．発生頻度は圧倒的に女性に多く，男女比は1：10で，その多くは15〜40歳に発症する．まれではあるが無菌性髄膜炎の原因の一つとしてSLEの可能性も考慮したい[4]．

本疾患に特徴的な頬から鼻にかけての丘疹状の紅斑である蝶形紅斑は特異的な症状であるものの，感度はそれほど高くなく，5割程度である．全身症状としては発熱，易疲労感が見られる．中枢神経症状が発現した場合は，CNSループスと呼ばれ，うつやけいれん，髄膜炎を起こしたりする．経過は急性および慢性のどちらもとるため，症状の経過だけでは特定は難しい．ループス頭痛（lupus headache）と呼ばれる頭痛も起こす．なお，本症例では紅斑は認められなかった．

e ADEM

ADEMは原因別に，①感染後ADEM，②ワクチン接種後ADEM，③特発性ADEMがある．髄液所見では髄液圧の軽度上昇，軽度〜中等度のリンパ球優位の細胞数上昇，正常ないし軽度のタンパク上昇，糖は正常範囲であり，1/3の症例では髄液細胞数，タンパクは正常とされる．ワクチン接種後ADEMの場合はワクチン（インフルエンザワクチン，B型肝炎ワクチン，日本脳炎ワクチンなど）接種後，発症までの期間は多くの場合1ヵ月以内である．

発症は急性であり，頭痛，発熱，嘔吐から始まり，意識障害を伴うことが多い．意識障害の重症度はさまざまで，軽度の傾眠傾向から深い昏睡まで認められる．また，けいれんの合併も多く，項部硬直などの髄膜刺激症状も認められる[5]．今回のケースでは最近のワクチン接種歴はなく，また，意識障害がないこと，けいれんなどの症状も認めないこと，MRI画像所見でのT2強調画像で高信号域を示していないことから，鑑別には挙がるもののADEMの可能性は低いと考えられた．

2　起因菌をつめながらの抗菌薬処方提案

髄膜炎の診断には髄液所見が必須であり，腰椎穿刺なくして髄膜炎なしといえる．代表的な髄液所見を**表2**に示す．また，髄膜

表2 各種髄膜炎の髄液所見

髄液検査項目	正常	細菌性	ウイルス性	真菌性または結核性
白血球数（/μL）	<5	10〜50,000	10〜500	5〜1,000
一分画	−	好中球優位90％以上（リステリアでは単核球優位のことあり）	リンパ球，単核球優位50％以上	リンパ球，単核球優位50％以上
髄液糖/血糖比	≧0.4	<0.4（髄液糖40mg/dL未満）	≧0.4 ムンプスでは初期低下	<0.4
髄液タンパク（mg/dL）	20〜40	150〜1,000	40〜200	80〜500
グラム染色	−	60％以上で陽性	−	真菌では時に陽性

（文献6より引用，一部改変）

炎は大きく分けると細菌性と非細菌性（無菌性）に分けられ，さらに無菌性髄膜炎の原因はウイルス性や膠原病，悪性腫瘍など多くの原因が考えられる（**表3**）．細菌性髄膜炎は内科的救急疾患であり，本疾患が疑われた場合は可能な限り速やかに適切な抗菌薬治療の開始が望まれる[7,8]．年齢などの患者背景により細菌性髄膜炎を引き起こす代表的な起因菌が知られており（**表4**），細菌性髄膜炎の治療ではこれらをカバーする抗菌薬を選択することが肝要である．

髄膜炎の起因菌をつめる際には，髄液のグラム染色で細菌が認められれば細菌性が確定し，菌の形態からある程度起因菌も絞り込むことができる．

A1 今回の髄液所見および臨床症状からウイルス性の可能性が高いと考えられたが，病歴にある子どもの肺炎の経過，本人の内服抗菌薬の服用歴から細菌性髄膜炎の可能性も考え，セフトリアキソン（CTRX）1回2g 1日2回を軸にPRSPも想定してバンコマイシン（VCM）1回1g 1日2回の併用を提案した．治療期間は2週間を提案した．妊婦や高齢でないこと，普段から好んで乳製品を摂取しているわけでもない患者背景から*Listeria monocytogenes*のカバーは不要と考えられた．また，HSV-2を検出するためPCR検査も提案した．結果的にCTRX単剤で治療開始となり，PCR検査はオーダーとならなかった．ここで意識障害などの神経症状があればVCMの併用を強く推奨しようと思ったが，意識障害もなく全身状態も良かったことからCTRX単剤療法も一つの選択肢と考えられた．

一般的に意識清明，髄液グラム染色陰性，髄液糖/血糖比＞0.4

表3 髄膜炎の種類と原因

細菌性	各種細菌（表4参照）
無菌性	・ウイルス性 ・Vogt-Koyanagi syndrome ・Harada syndrome ・ベーチェット病 ・アレルギー ・SLE ・家族性地中海熱症 ・グリオブラストーマ ・ウィップル病 ・サルコイドーシス ・類表皮嚢胞　など

表4 患者背景別にみた細菌性髄膜炎の主な起因菌

患者背景因子		主な起因菌
年齢	＜1ヵ月	Streptococcus agalactiae, Escherichia coli, Listeria monocytogenes, Klebsiella spp.
	1〜23ヵ月	S. pneumoniae, Neisseria meningitidis, S. agalactiae, Haemophilus influenzae, E. coli
	2〜50歳	S. pneumoniae, N. meningitidis
	＞50歳	S. pneumoniae, N. meningitidis, L. monocytogenes, 好気性グラム陰性桿菌
頭部外傷	頭蓋底骨折	S. pneumoniae, H. influenzae, A群β溶連菌
	鋭的外傷	Staphylococcus aureus, coagulase-negative staphylococci (CNS), Pseudomonas aeruginosaを含む好気性グラム陰性桿菌
脳神経外科手術後		P. aeruginosaを含む好気性グラム陰性桿菌, S. aureus, S. epidermidisをはじめとするCNS
脳脊髄液シャント		S. epidermidisをはじめとするCNS, S. aureus, P. aeruginosaを含む好気性グラム陰性桿菌, Propionibacterium acnes

※日本ではN. meningitidisが起因菌となることはまれ

（文献7より引用）

かつ髄液タンパク＜100mg/dLであれば無菌性髄膜炎と診断し，抗菌薬を投与せず経過観察可能とされるが，上記基準を満たさない場合は細菌性髄膜炎を否定できないため抗菌薬を投与すべきである．また，髄液検査の再評価も必要に応じて行う必要がある．

3　モニタリング（経過観察）

　翌日，様子をうかがいに病棟へ行くと，患者はベッドサイドに腰かけ，雑誌を読んでいた．表情も良く，嘔気もなく，頭痛も少し治まってきたと話された．入院3日目より解熱し，食事もおいしくいただいているとのことであった．入院5日目，訪室前に病棟でカルテを確認するとロキソプロフェン錠が前日に使用されていた．頭痛は改善してきたと話されていたため，髄膜炎が悪化し頭痛が再燃したのかと心配になりベッドサイドに行ったが，患者は元気そうにしていた．頭痛症状を確認するとさらに改善していると話されたので，ロキソプロフェンを前日使用した理由を本人に確認すると，生理痛のため服用したとのことだった．髄膜炎が悪化したのではなかったので一安心する．百聞は一見にしかず，やはり直接患者の様子を観察することは大切である．カルテやオーダリング画面の検査データを見ただけでは患者の状態は把握

第2章　抗菌薬処方支援の実践！

できないため，どんな目的で薬が処方されているのか処方医に確認したり，患者に症状を確認することは基本的なことであるが大切である．

頭痛症状は入院後，日に日に良くなった．7日目にはすっかり症状はなくなり，患者は家に残した家族が心配で早く退院したいと希望されていた．

治療開始6日目，入院時に採取した髄液および血液培養の同定結果はともに陰性であった．

Q3 この細菌培養同定結果の解釈と今後の治療方針で妥当なものは？
- 髄液培養で細菌が検出されなかったことから細菌性髄膜炎は否定でき，すぐに抗菌薬を終了し退院してもらう．
- 髄液培養で細菌が検出されないことはウイルス性髄膜炎を意味し，アシクロビルを1回250mg 1日3回点滴静注開始を担当医へ推奨する．
- 髄液培養で細菌が検出されなくても，抗菌薬の服用歴があることから細菌性は否定できず，一度，細菌性髄膜炎として治療を開始したからには10〜14日間治療を完結してもらう．

A3
今回のケースでは抗菌薬の服用歴があるため「"髄液培養で細菌が検出されない" ＝ "細菌性髄膜炎を否定"」とはならないことは大切な判断材料である．臨床症状とのバランスも大切で，本人の臨床症状が良くなっていることから，あえて抗ウイルス薬の開始は今回のケースでは必要ないであろう．また，感染症以外の原因による髄膜炎も鑑別に挙がるため，培養で細菌が生えないことはウイルス性髄膜炎を意味するわけではない．また，ウイルスの中でもヘルペス属のウイルスにしかアシクロビルは効果が期待できず，ウイルス性髄膜炎の原因の多くを占めるエンテロウイルスには効果が期待できない．上記選択肢3つの中では，最後が妥当な解釈と考えられる．

10年前の髄膜炎の時は2週間の入院で，治療に使用した薬剤は覚えていないものの今回の症状も同じような感じであったこと，本人の周りに2回も髄膜炎になった人は見たことがないため「自分は髄膜炎になりやすいのですかね」と質問されていたことから，入院時の腰椎穿刺時にはオーダーされなかったが，今後髄膜炎を繰り返すようであれば，Mollaret髄膜炎の可能性が高く，ヘルペスウイルスを証明できればMollaret髄膜炎と確診できるため（表5），ヘルペスウイルスのPCR検査※6も受診病院で実施してもらうように伝えることを説明した．

抗菌薬治療に当たり，使用5日目から軟便の訴えがあったが下

表5 Mollaret（モラレ）髄膜炎の特徴

- 髄膜炎再発のエピソード
- 無症状期間ののち髄膜炎再発
- 症状の自然寛解
- 一時的な神経学的症状発現（50％）
- 神経学的後遺症はない
- HSV-2が原因と考えられる

（文献9より引用）

※6：PCR検査は保険がきかず2万円くらいの検査代がかかる．ヘルペスウイルスの検出には中和試験（NT）やEIA法のIgGとIgMは保険診療可能である．

痢ではなく，そのまま経過観察の上，CTRXは継続となった．そのほか，目立った副作用は入院中特に認められなかった．当初，細菌性髄膜炎を想定して治療を開始したため，きっちりCTRXを10日間使用してもらい，点滴治療終了とともに待ちかねたように患者は元気に退院していった．

■ 検査所見（入院3日目）
血液検査：WBC 5,600/μL, Hb 13.3g/dL, Hct 39.8%, Plt 26.5×10⁴/μL, Na 141mEq/L, K 4.1mEq/L, Cl 107mEq/L, BUN 11.2mg/dL, Cr 0.49mg/dL, Glu 110mg/dL, CRP 0.14mg/dL

4 施設による治療へのアプローチの違い

a 院内で培養検査もグラム染色もできない場合

グラム染色をできない施設では，患者背景から想定される起因菌をカバーする抗菌薬を可能な限り速やかに開始する．細菌性髄膜炎を疑った場合には血液培養を実施後すぐに抗菌薬を開始し，その後に腰椎穿刺を実施することも一つの治療戦略である．治療開始前の患者背景，迅速検査などで，ある程度起因菌を絞ることができる場合がある．それぞれの検査の感度，特異度を理解しておき，どのように利用する検査なのかを把握しておくことは検査を利用する上では肝要である．

b 院内でグラム染色をできる場合

院内でグラム染色できる場合は，髄液のグラム染色で細菌が認められたら早期に起因菌を推定可能であり，適切な抗菌薬選択の情報となる．抗菌薬治療開始のタイミングは上記施設と同様である．また，培養で細菌が同定され薬剤感受性を確認することで最適治療を実施できる．

本症例から学んださらなる一歩

本症例は内服の抗菌薬の服用歴があるため細菌性髄膜炎のPartially treatedの可能性もある状態の治療であった．いわゆる「かぜ」で抗菌薬を処方されることは意外と多いと考えられる．このような患者背景がある際はPartially treatedは絶えず考えておきたい．今回のケースのようにすでに抗菌薬が投与されている場合には，髄液培養陰性でも細菌性は否定できないため，治療完遂するという前提で抗菌薬を開始することが肝要である．また，一

> 抗菌薬を開始するときは，やめる時もイメージして開始しましょう．この症例のように，先行する抗菌薬が入っている場合には髄液培養の感度は下がります．抗菌薬が入っていなくてもリステリアやB群溶連菌などの髄膜炎では培養は生えにくいのです．さらに，細菌性髄膜炎は極めて重篤な病気ですので，治療終了は簡単にはできません．

一般的に髄膜炎の治療開始時に髄液のグラム染色で細菌が認められなくても，細菌性髄膜炎を疑ったらover treatmentぎみに抗菌薬を開始しておき，培養結果で細菌の陰性確認をもって抗菌薬の中止を検討する「引き算」の治療が妥当と考えられる．他の感染症で，患者バイタルが安定していて待てる状態でのescalation therapyのような，経過とともにスペクトルを広げる「足し算」の治療は，細菌性髄膜炎の場合はリスクが高い．

今回の症例は急性の髄膜炎であったが，慢性髄膜炎の原因にはNSAIDsなどによる薬剤誘発性の髄膜炎もあることから，内服薬の服用歴などから被疑薬があった場合は治療の失敗，再発を防ぐ上でも医師に薬剤性の可能性も鑑別に挙げてもらうよう提案することが望まれる．

まれではあるが，ケラチンなどの組織を含有する脳および髄膜腫瘍であるepidermoid cyst（類表皮嚢胞）は30〜40代の成人に多い腫瘍であり，これがあると髄膜炎を繰り返すこともあり，頭部MRIを撮影することも検索の一つである．

今回はすぐに症状が改善したが，症状の改善がなく腰椎穿刺を再検するような状況になるような場合は，結核やクリプトコッカスも鑑別に挙がるかもしれない．クリプトコッカスについては，初回の腰椎穿刺時の検体でチェックしておくことも本疾患を除外する上で実施してもらってもよかったと考えられた．

髄膜炎の原因としては膠原病も挙がり，急性，慢性，再発性のどの形態もとるベーチェット病や，まれであるが慢性髄膜炎にはウェゲナー肉芽腫症などもあり，若い女性に多いSLEも無菌性髄膜炎を起こすことが知られている．また，多くの悪性腫瘍は髄膜炎の原因となり得るが，特に肺癌の小細胞癌およびメラノーマは髄膜に波及する可能性が高い腫瘍とされる[10]．

プロフェッショナルな対応の極意！

▶▶ 抗菌薬を提案する前に必ず患者の背景とバイタルを確認する！
▶▶ 髄液検査なくして髄膜炎なし！
▶▶ 髄膜炎では髄液検査の値も評価する！
▶▶ 細菌性髄膜炎を疑ったら抗菌薬投与は"as soon as possible"！
▶▶ ウイルス性髄膜炎は多くの場合，後遺症なく予後良好である！

▶▶ 細菌性髄膜炎の抗菌薬治療のオプションは多くなく治療初期からover treatmentぎみに開始し引き算の抗菌薬治療を進める！
▶▶ 細菌性髄膜炎は年齢，患者背景により主な起因菌に特徴があり，抗菌薬処方支援の際は念頭に置く！
▶▶ 髄膜炎の治療経過観察は白血球数，CRPは参考程度．意識レベルや患者状態を直接確認する！
▶▶ ウイルス性髄膜炎では，腰椎穿刺が検査であると同時に脳圧を下げる意味で治療にもなる！
▶▶ かぜや何となくの抗菌薬処方歴には要注意！

医師から薬剤師へのアドバイス

● 細菌性髄膜炎は極めて重篤な病態なので，経過や髄液検査などその判断に悩むときは細菌性髄膜炎としての治療開始の閾値は低くてよいでしょう（特に，軽度でも局所神経所見や意識障害がある場合には細菌性としての対応でよいでしょう）．
● 繰り返す髄膜炎として最も多いのはヘルペスウイルスによるMollaret髄膜炎ですが，NSAIDsなど薬剤性でも繰り返す病歴になります．薬剤性の可能性に関しては薬剤師がその病歴などを聴取する一人となってください．
● 感染症の治療効果判定は臓器特異的なパラメータを指標とすることが重要です．髄膜炎の臓器特異的パラメータは項部硬直，Kernig's signなどの髄膜刺激徴候や頭痛，意識レベルなどですので，それに注目してフォローしてください．

引用文献

1) Uchihara T, et al : Jolt accentuation of headache : the most sensitive sign of CSF pleocytosis. Headache, 31 : 167-171, 1991.
2) 中泉博幹ほか：髄膜刺激症状の検出におけるNeck Flexion Testの有用性．家庭医療，6：11-16, 1999.
3) 岸田直樹：誰も教えてくれなかった「風邪」の診かた　重篤な疾患を見極める！, 医学書院，2012.
4) Longo D, et al : Harrison's principles of internal medicine, 18th edition, McGraw-Hill, 2011.
5) 日本医薬情報センター：重篤副作用疾患別対応マニュアル，第5集，2011.
6) 日本感染症学会 編：感染症専門医テキスト，第Ⅰ部解説編，南江堂，2011.
7) Tunkel AR, et al : Practice guidelines for the management of bacterial meningitis. Clin Infect Dis, 39 : 1267-1284, 2004.
8) Chaudhuri A, et al : EFNS guideline on the management of community-acquired bacterial meningitis : report of an EFNS Task Force on acute bacterial meningitis in older children and adults. Eur J Neurol, 15 : 649-659, 2008.
9) Mirakhur B, et al : Recurrent herpes simplex type 2 virus (Mollaret) meningitis. J Am Board Fam Pract, 17 : 303-305, 2004.
10) Cohen BA : Chronic meningitis. Curr Neurol Neurosci Rep, 5 : 429-439, 2005.

4 ウイルス感染症

長期入院高齢患者の皮疹を伴う発熱

> **病棟看護師からの問い合わせ**
>
> 長期入院中の患者さんに最近皮疹が出て広がってきました．何かの細菌感染でしょうか？

症例

- **患者** 79歳 女性
- **主訴** 発熱，皮疹
- **現病歴**

　7年前に発症したパーキンソン病で当院に外来通院していた．次第に歩行困難となり，今後の療養先を探すため，1年前に当院に入院となった．入院初日に転倒した際，右大腿骨頸部を骨折し，整形外科へ転院し手術施行した．その後，褥瘡，橈骨神経麻痺，リハビリは進まず，深部静脈血栓症（DVT）の治療のために服用したワルファリンにより消化管出血を起こしてショックとなった．内服薬全て中止した際にパーキンソン症状が悪化した．嚥下困難となり，経口で抗パーキンソン病薬のみを継続したが，誤嚥性肺炎を併発してNGチューブ留置となる．消化管出血が落ち着いたことから，抗パーキンソン病薬の調節のため，10ヵ月前に当院へ再転院した．当院入院中に気管切開を実施し，寝たきりの状態となっていた．5日前より皮疹を認め，38℃台の発熱もあり，たまたま通りがかった薬剤師が病棟看護師から薬疹または細菌感染ではないかとコンサルトを受けた．

- **既往歴**　パーキンソン病（7年前），胃出血（11ヵ月前，輸血1,200mL），子宮筋腫（37年前，手術），虫垂炎（20年前），頸部・腰部ヘルニア（5年前）
- **アレルギー歴**　なし
- **社会歴**　喫煙歴：なし　飲酒：なし
- **処方薬**

　【内服薬】

レボドパ/カルビドパ配合錠	1回1錠	1日3回毎食後
トラセミド錠4mg	1回1錠	1日2回朝夕食後
インダパミド錠1mg	1回2錠	1日1回朝食後
フロセミド錠20mg	1回1錠	1日2回朝夕食後
ウルソデオキシコール酸錠100mg	1回1錠	1日3回毎食後
グルコン酸カリウム錠2.5mEq	1回1錠	1日3回毎食後
ブロムヘキシン錠4mg	1回1錠	1日3回毎食後
フドステイン錠200mg	1回2錠	1日3回毎食後
ポラプレジンク口腔内崩壊錠75mg	1回1錠	1日2回朝夕食後
リボフラビン・ピリドキシン配合錠	1回1錠	1日3回毎食後
メコバラミン錠500μg	1回1錠	1日3回毎食後
耐性乳酸菌製剤	1回1g	1日3回毎食後

4 ウイルス感染症

■ 身体所見
身　　長：140cm，体重：52.2kg
全身状態：比較的安定している
Japan Coma Scale（JCS）：Ⅲ-100（意識障害はもとから）
バイタルサイン：血圧130/65mmHg，脈拍92/分，呼吸数18/分，体温38.5℃，SpO₂ 99%（FiO₂ 0.4）
頭 頸 部：結膜貧血あり・黄疸なし，咽頭発赤なし
胸　　部：胸部の圧痛は不明
心　　音：整　心雑音なし
肺　　音：軽度crackleあり，wheezeなし
腹　　部：平坦軟，圧痛は不明
背　　部：CVA（肋骨脊柱角）叩打痛不明
皮　　膚：水疱を伴う皮疹あり（顔面，胸部，四肢）（図1，2，3）

■ 検査所見（コンサルト3日前）
血液検査：血液検査：WBC 4,000/μL, Hb 4.0g/dL（RBC 130×10⁴/μL, MCV 105fl，網状赤血球数 4.9%：6.4×10⁴/μL），Hct 13.7%, Plt 29.9×10⁴/μL, Na 138mEq/L, K 3.0mEq/L, Cl 82mEq/L, BUN 31.7mg/dL, Cr 0.48mg/dL, Glu 138mg/dL, AST 46U/L, ALT 17U/L, γ-GTP 15U/L, Fe 10μg/dL, Alb 1.7g/dL

■ 検査所見（コンサルト時）
血液検査：WBC 3,600/μL, Hb 3.9g/dL, Hct 13.6%, Plt 28.6×10⁴/μL
胸部単純X線：右肺野に浸潤影（胸水が疑われる）（図4）

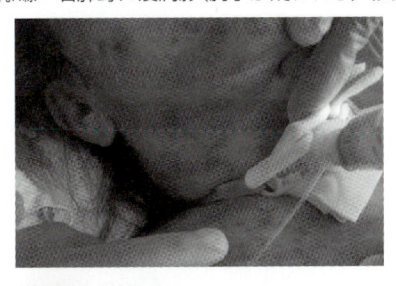

図1　皮疹（頭頸部）（→口絵 vii）

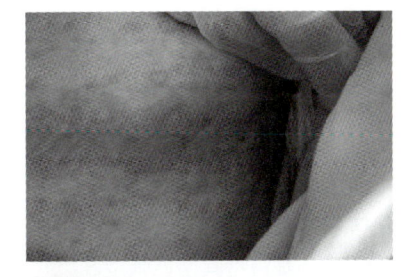

図2　皮疹（左前胸部）（→口絵 vii）

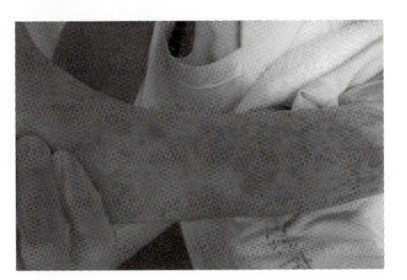

図3　皮疹（下肢）（→口絵 vii）

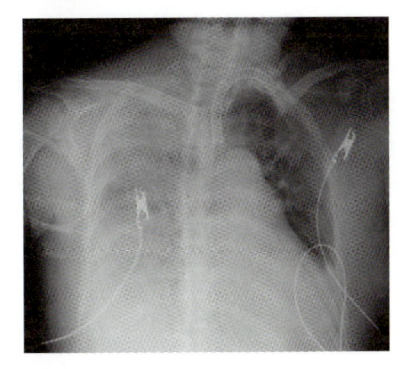

図4　胸部単純X線写真（臥位）

Q1 ここまでのカルテ情報から，担当医へどんな抗菌薬をおすすめしますか？　**A1**

抗菌薬の提案に向けたベッドサイド・外来での情報収集

ベッドサイドに患者の様子を見に行くと，意識レベルはJCS Ⅲ-100と悪く，最近の意識レベルはこの程度で経過していた．血圧は130/65mmHg，脈拍は92/分と頻脈を認めるものの，循環動態は一見問題なさそうに見えた．また，体温は38.5℃であった．人工呼吸器を装着しており，呼吸数は18/分とほぼ呼吸器に乗っている状態で頻呼吸もなく，FiO_2は0.4でSpO_2は99%であった．発疹は顔をはじめ，前胸部にも出ており，水疱を伴ったものも認められた（図1，2）．

病棟スタッフの間では，薬疹か細菌感染症が疑われていた．ここ1ヵ月以内で新規に追加となった内服薬は，ブロムヘキシンとフロセミドであり内服薬はNGチューブから投与されていた．過去2ヵ月まで遡ると，尿路感染症としてセフトリアキソン（CTRX）が1回2g 1日1回 6日間，その後，タゾバクタム/ピペラシリン（TAZ/PIPC）が1回4.5g 1日3回 4日間投与されていた．その間に真菌感染が疑われβ-D-グルカンとカンジダ抗原価を検査していた．結果は，β-D-グルカンが12.3pg/mLであり，真菌感染は否定的な結果であったが，<u>カンジダ抗原価が4倍希釈で陽性の結果であったため，ボリコナゾールが内服で1回200mg 1日2回，7日間処方されていた</u>．服用中には肝機能障害や皮疹などは認められなかった．1ヵ月前まで尿培養から基質特異性拡張型β-ラクタマーゼ（ESBL）産生性の*Proteus mirabilis*が検出されていたが，その後，培養検査再検で陰性が続き，院内感染対策は解除となっていた．

3日前の採血結果を確認すると，Hbが4.0g/dLであり，網状赤血球数は4.9%（$6.4×10^4/μL$）と軽度上昇，MCVが105flから大球性貧血の状態であった．1ヵ月前まではHbは7g/dL前後で推移しており，貧血はあるものの，ここまでHbが低下したのは入院中初めてであった．循環動態としてショックは起こしていないが，輸血が必要な状態であると考えられた．

食事は入院時から経管栄養であり，半年以上前からL-3®が投与されていた．ここ最近は1日1,200mL，加えて白湯が400mLであり，尿量は1日1,200〜1,500mLと水分出納は大雑把にはバランスが取れているものの，浮腫および胸水貯留（図4）が顕著である理由として低栄養が原因であると考えられた．

入院前にできた仙骨褥瘡もなかなか良くならなかったが，ポケットを切開してからは少しずつ改善傾向を示していた．下痢，

> β-D-グルカンやカンジダ抗原といった検査の使い方は，現時点ではとてもむずかしいですね．β-D-グルカンはおそらく感度は高そうですので，その検査が陰性であれば違うかもとは思いますが，免疫不全患者さんでハイリスクであれば除外しきれません．また，カンジダ抗原に関しては感度・特異度ともに不十分でその結果でマネジメントを決めることは実際には難しいでしょう．

便秘についてはここ最近は特に認められず，アレルギー歴はなく，腎・肝機能は特に問題はなかった．

> **プロブレムリストでここまでの情報を整理！**
> - #1 意識障害
> - #2 パーキンソン病
> - #3 発熱
> - #4 水疱を伴う皮疹あり（全身性）
> - #5 貧血（Hb 3.9g/dL）
> - #6 低栄養（Alb 1.7g/dL）
> - #7 胸水貯留
> - #8 CRP上昇
> - #9 褥瘡あり（仙骨部）
> - #10 抗菌薬の使用歴
>   - 尿路感染症としてCTRXおよびTAZ/PIPC使用（10日間）
> - #11 尿検体からESBL産生の*P. mirabilis*の検出歴あり
> - #12 気管切開および人工呼吸器使用中

Q2 病棟看護師の提示している疾患も含め注意すべき鑑別疾患はありませんか？　**A2**

抗菌薬の提案と経過

1　抗菌薬提案前の頭の中の鑑別疾患

本症例で鑑別すべき疾患は，以下の4つである．

A2 **薬剤師が注目すべき鑑別疾患4つ**
① 播種性帯状疱疹
② 薬剤性過敏症症候群（DIHS）
③ 水疱性類天疱瘡
④ 急性汎発性発疹性膿疱症（AGEP）

a 水痘（播種性帯状疱疹）

　水痘帯状疱疹ウイルス（varicella zoster virus；VZV）はヒトヘルペスウイルス（HHV）であり（**表1**），ヒトを宿主とし環境では長く生存できない．VZVは経気道的または結膜を通して感染する．

表1 ヘルペスウイルスの分類

学名	属	一般名
HHV-1	simplex virus	単純ヘルペスウイルス1型(herpes simplex virus-1；HSV-1)
HHV-2	simplex virus	単純ヘルペスウイルス2型(herpes simplex virus-2；HSV-2)
HHV-3	varicella virus	水痘帯状疱疹ウイルス(varicella zoster virus；VZV)
HHV-4	lymphocryptovirus	EBウイルス(Epstein-Barr virus；EBV)
HHV-5	cytomegalovirus	サイトメガロウイルス(cytomegalovirus；CMV)
HHV-6	roseolovirus	ヒトヘルペスウイルス6型(human herpes virus 6A, 6B)
HHV-7	roseolovirus	ヒトヘルペスウイルス7型(human herpes virus 7)
HHV-8	rhadinovirus	カポジ肉腫関連ヘルペスウイルス(Kaposi's sarcoma-associated herpesvirus；KSHV)

　初感染は水痘を発症するが，その後，脊髄後根神経節に潜伏して宿主免疫能の低下に伴い再活性化し，帯状疱疹を発症する．
　免疫抑制薬を投与されている患者や高齢者に好発する．片側性に知覚神経支配に沿って水疱が形成され，治癒後も帯状疱疹後神経痛が残存しQOLの低下を招く．成人での初感染発症時や易感染宿主が発症した場合には重症化することがあり，髄膜炎などの合併症を起こすこともある．成人水痘の約20％が肺炎を合併するといわれているが，多くは一般細菌による二次感染が主体で，ウイルス自体による原発性水痘肺炎は0.8％とされる[1, 2]．

b 薬剤性過敏症症候群（DIHS）

　DIHSは，スティーブンス・ジョンソン症候群（SJS），中毒性表皮壊死症（TEN）と並ぶ重症型の薬疹である．発熱を伴う全身性の紅斑丘疹や多形紅斑がみられ，進行すると紅皮症となる．通常，粘膜疹は伴わないか軽度であるが，時に口腔粘膜のびらんを認める．また，全身のリンパ節腫脹，肝機能障害をはじめとする臓器障害，末梢白血球異常（白血球増多，好酸球増多，異型リンパ球の出現）がみられる．比較的限られた薬剤が原因となり，また，通常の薬疹とは異なり，原因薬剤の投与後2週間以上経過してから発症することが多い．原因医薬品を中止した後も進行し，軽快するまで1ヵ月以上の経過を要することがある．経過中にHHV-6の再活性化をみる[3]．

c 水疱性類天疱瘡

　高齢者に好発し，比較的大型で疱膜の丈夫な緊満性水疱を来す自己免疫性水疱症である．粘膜疹の頻度は高くない．表皮基底膜部のヘミデスモソームを構成する17型コラーゲンやBP230タン

パクに対する自己抗体によって生じる．表皮下水疱を特徴とし，好酸球浸潤が強い．通常，Nikolsky現象※1陰性，Tzanck試験※2陰性である．蛍光抗体直接法で表皮基底膜部にIgGとC3の線状沈着を認める．高齢者が多いため，脱水や低栄養，二次感染に注意を要する．治療はステロイドやシクロホスファミドなどの免疫抑制薬，テトラサイクリンとニコチン酸アミドの併用療法も有効である[4]．

d 急性汎発性発疹性膿疱症（AGEP）

AGEPは，SJS，TEN，DIHSと並ぶ重症型の薬疹である．高熱とともに急速に全身性に5mm大以下の小膿疱が浮腫性紅斑やびまん性紅斑上に多発する．通常，粘膜疹は伴わず，肝障害や腎障害はあったとしても軽度である．血液検査で，好中球優位な白血球増多と炎症反応（CRP）の上昇が見られる．抗菌薬などの医薬品が原因となることが多く，服用後数時間〜数日以内に発症する場合（すでに薬剤に対して感作されている場合）と服用後1〜2週間後に発症する場合（初めて服用した場合）がある．原因医薬品の中止により約2週間で軽快するとされる[5]．今回の症例では水疱が形成されていること，追加薬剤（フロセミドなど）使用から4週間経過していることは本疾患の典型的な経過には少し合わない．

2 起因菌をつめながらの抗菌薬処方提案

病棟スタッフの間では，薬疹か細菌感染症が疑われていたが，一見してウイルス性っぽいという印象を受けた．ヒューリスティックになってしまうが，以前，70代の女性に皮疹が発現した際，皮膚科を受診したところ水痘と診断されていたのを思い出した．その時の皮疹の数は今回のケースよりも少なく，まばらで数えられる程度だったが，その時の水疱を伴う皮疹によく似ている印象をもった．

通常，帯状疱疹は発症3日以内，特に24時間以内の早期に抗ウイルス薬の投与により水痘症状の緩和，急速な痂皮化が期待できるとされる．著明な細胞性免疫低下者では播種性帯状疱疹へと進展することもある．また，局所病変の出現後，皮疹は急速に全身に拡大し，発熱を伴い内臓病変により死亡することもある．帯状疱疹後神経痛，皮膚瘢痕，細菌混合感染の頻度も高いとされる[6]．

今回の症例は皮疹発現から5日経過しており，皮疹は皮膚分節（図5）の3分節以上で全身性に広がり，水疱を形成し，一部痂皮化しているものもあることから，播種性帯状疱疹の可能性が高いと考えられた．

※1：Nikolsky現象：臨床的に皮疹のない皮膚面に機械的な刺激を加えると，簡単に表皮剥離や水疱を生じる現象を指す．中毒性表皮壊死症，尋常性天疱瘡，先天性表皮水疱症，ブドウ球菌性熱傷様皮膚症候群などでみられる．

※2：Tzanck試験：尋常性天疱瘡などで生じる棘融解（表皮有棘層の細胞接着が失われることによる剥離）や，帯状疱疹・単純ヘルペスウイルス感染の診断に用いられる．前者では細胞接着を失った球状の棘融解細胞（Tzanck cell）が，後者ではウイルス性の多核巨細胞が観察される．水疱底をスライドガラスに塗抹し，乾燥後にギムザ染色する．

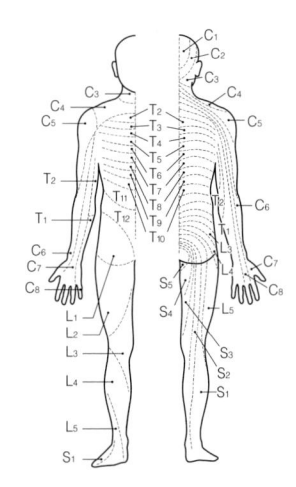

図5 デルマトーム（皮膚分節）

A1 　治療については，通常，抗ウイルス薬はできるだけ速やかに投与することが望ましく，特に易感染宿主の場合は脳や肺への感染を防ぎ，予後を改善させるためにも早急な投与が必要となる．しかし，コンサルトを受けた段階で，皮疹出現から5日経過しておりタイミングとしては遅いが，播種性帯状疱疹が疑わしいこと，必要であればVZVの血清抗体価のチェックに加え抗ウイルス薬（表2）の投与を担当医へ勧めた．その日のうちにVZV血清抗体価のチェックがオーダーとなった．VZV感染症の検査（表3）はいくつかあるが今回は院内でオーダー可能な抗体価の確認を提案した．
　治療薬については，バイタルも比較的落ち着いていることから，

表2 VZV治療薬

治療薬	投与経路	用法・用量	治療期間（日）	注意事項
アシクロビル	経口	1回800mg　1日5回	7〜10	腎不全時は要用量調節
	静注	10mg/kgを8時間ごと		
バラシクロビル	経口	1回1,000mg　1日3回	7	腎不全時は要用量調節 免疫不全患者で毎日8,000mgの用量で血栓性血小板減少性紫斑病/溶血性尿毒症症候群の報告（海外）
ファムシクロビル	経口	1回500mg　1日3回	7	腎不全時は要用量調節

（文献7より引用）

表3 VZV感染症の診断検査

検査	検体	備考
組織培養	水疱液，脳脊髄液，生検組織	・HSVとVZVの鑑別 ・結果まで1週間以上要する
PCR	水疱を擦過したスワブ 痂皮病変のかさぶた 生検組織，脳脊髄液	・感度が高くVZVに特異的 ・リアルタイム法ではワクチン由来株か判断可能 ・特別な機器が必要
直接蛍光抗体法（DFA）	水疱基底部擦過物 （細胞を採取）	・VZVに特異的 ・迅速で培養より感度が高いがPCRより感度は低い
Tzanck smear	水疱基底部擦過物 （細胞を採取）	・多核巨細胞と封入体をみる ・VZVに非特異的，DFAより感度が低く正確ではない
血清診断	急性期と回復期の血清（IgG）	・VZVに特異的 ・ワクチン由来免疫の診断には感度が低い
Capture IgM	急性期の血清（IgM）	・VZVに特異的．IgMを検出する ・通常の確認には不向きであるが，陽性結果は最近あるいは現在のVZV活性を示す ・特別な機器が必要

（文献8より引用）

内服でファムシクロビルが1回500mg 1日3回 7日間処方となった．

発疹は咽頭や膣の粘膜でも見つかるとされるが，今回の患者には発疹出現5日後の段階では口腔内の粘膜に発疹は認められなかった．

バイタルが比較的安定しているため，目に見える皮疹に注意が向けられていたが，血液検査値で高度の貧血が認められ，その原因や輸血を含めた治療も実施すべき病態と考えられた．担当医に確認すると，貧血の是正のため翌日からIr-RBC-LRを1日2単位3日間オーダーとなった．当院転院前の上部消化管出血は吐血，下血はなくジワジワと出血していたと情報提供書にもあったことから，今回も同じような経過の可能性が考えられた．ただし，現在ワルファリンは服用していない．看護師からは便はそれほど黒っぽい印象はないとのことであった．

> 播種性帯状疱疹は原則点滴での治療ですね．

> 担当医に対して，内服薬処方時点で，もう少し積極的に点滴治療を検討してもらうよう相談すればよかったです．

Q3 次のうち播種性帯状疱疹の感染対策で適当なものは？
- 播種性帯状疱疹に罹患した患者が出た場合は接触感染予防策に加え，空気感染予防策を実施し，患者は個室隔離，スタッフはN95マスクを着用し，VZVに感受性のあるスタッフの患者との接触を避ける．
- 播種性帯状疱疹に罹患した患者が出た場合は，一般の患者と同様スタンダードプリコーション（標準予防策）を実施しておけば問題ない．
- 播種性帯状疱疹に罹患した患者が出た場合は標準予防策に加え，接触感染予防策を実施する．患者の隔離は必要ない．

A3 水疱からウイルスが空気中に飛散している可能性があるため，播種性帯状疱疹の感染対策は空気感染予防策を実施する．上記の選択肢からは1番目が妥当な対応である．今回のケースは，播種性帯状疱疹の可能性があることを院内の感染対策委員長へ連絡したところ，本疾患が除外できるまでは個室隔離となった．また，病棟師長にはスタッフのうち，水痘感受性者および妊婦は患者との接触を避けるよう伝え，感染対策も実施された．

3 モニタリング（経過観察）

翌日，様子を伺いに病棟へ足を運ぶと，患者の体温は38℃台で推移しているものの循環動態は特に変わりなく落ち着いていた．輸血は予定どおり施行されていた．ファムシクロビル服用7日目には体温が37℃台になり38℃を超える発熱はみられなくなってきていた．帯状疱疹後神経痛については意識レベルがもともと悪いこともあり，痛みの自覚症状について評価不能で，鎮痛薬や鎮

痛補助薬などは使用せず経過観察となった．また，治療期間中のファムシクロビルの副作用は，上記同様意識レベルが悪いため自覚症状の有無は不明だが，特に問題は認められなかった．

　皮疹発現から10日経過したところで顔面と四肢の水疱は痂皮化が見られたが，前胸部（左乳房下）の皮疹は滲出液を伴い創部の治りが遅かった．輸血後Hbは少し改善が見られ，バイタルも皮疹出現から2週間を経過した頃より体温は36℃台に解熱した．血圧は130/60mmHg前後であり，脈拍も80/分台で皮疹出現前の状態に戻り安定した．低栄養はNSTの介入があるものの，なかなかAlb値は理想的には改善せず継続フォローされ，褥瘡は改善傾向で同様にフォロー継続となった．

　左前胸部の水疱部の培養では以前，尿から検出されていたESBL産生性の*P. mirabilis*が検出されたが，特に抗菌薬の処方もなく，創の治癒とともに乾燥し滲出液もなくなり，自然軽快した．結果的に創部からのESBLに対する感染対策も解除となった．

　最終的にVZVの血清抗体価※3の結果は以下であった．

※3：VZV抗体の基準値
・CF（補体結合反応）：血清4倍未満，髄液1倍未満
・EIA（酵素免疫法）：陰性（IgG：2未満，IgM：0.8未満）

■ 皮疹発現5日目
VZV IgG 判定（＋）
VZV IgG EIA ＞128
VZV IgM 判定（±）
VZV IgM EIA 1.20
VZV/CF 256倍

■ 皮疹発現3週間後
VZV IgG 判定（＋）
VZV IgG EIA ＞128
VZV IgM 判定（＋）
VZV IgM EIA 1.71
VZV/CF 512倍

Q4 この検査結果の解釈および臨床症状から病態の判断として妥当なものは？
- 皮疹発現5日目にIgGが高値を示しており，VZVの初感染が示唆される．
- 急性期と回復期のペア血清でIgMの上昇が見られており，VZV感染が考えられる．
- IgMが有意に上昇していなくても水疱疹が全身性に出ており，臨床上，播種性帯状疱疹として治療することは妥当な対応である．（ただし，他の水疱症を除外する必要がある）

A4

A4 抗体価の判読の基準[9]を以下に示す．

①急性期と回復期のペア血清で，抗体価の有意な上昇，IgM抗体の上昇が見られれば確実性が増す．
②CF：発疹出現後約1週間で陽性となり，3週間前後に最高となり，その後下降し，1年以内に検出感度以下になる．
③EIA：発疹出現後1週間以内にIgM抗体が上昇し，1〜2週間で最高となりその後1ヵ月くらいで下降する．IgG抗体は1週後くらいから上昇し，2〜4週後最高となり下降するが，抗体価は長期持続する．
帯状疱疹は発症時より高いIgG抗体価を示し，IgM抗体価の上昇率は低い．

上記判読の基準を今回のケースに当てはめてみると，
①IgM抗体の軽度上昇が見られる
②CF法では陽性である
③EIAでは発症時より高いIgG抗体価を示し，IgM抗体価の上昇率は低いことは播種性帯状疱疹の経過に合致する．

近年，高齢者の水痘（播種性帯状疱疹）が散見され，多くは再感染と考えられている．本症例もVZV-IgM抗体が陽性化する過程でIgG値が＞128と高値を示し，水痘の初診時にこの値をとることは考えにくく，再感染と考えらえた．

皮疹発現から4週間後には全身の皮疹はほぼ消失し，顔面もきれいになった（**図6**）．

慢性期病棟に入院中の免疫抑制薬および副腎皮質ステロイドなどの投与のない患者が播種性帯状疱疹を発症した症例であった．幸い，他の患者，スタッフへの感染は認められなかった．

■ 検査所見
（コンサルト4日目）
血液検査：WBC 4,700/μL，Hb 6.8g/dL，Hct 20.0％，
Plt 29.8×10⁴/μL，Na 134mEq/L，K 2.6mEq/L，
Cl 80mEq/L，BUN 52.2mg/dL，Cr 0.62mg/dL，
Glu 158mg/dL，AST 34U/L，ALT 15U/L，γ-GTP 23U/L
（コンサルト8日目）
血液検査：WBC 7,700/μL，Hb 8.0g/dL，Hct 24.2％，
Plt 29.5×10⁴/μL，Na 130mEq/L，K 3.2mEq/L，
Cl 84mEq/L，BUN 56.2mg/dL，Cr 0.61mg/dL，
Glu 168mg/dL，AST 28U/L，ALT 10U/L，γ-GTP 24U/L，
CRP 0.58mg/dL

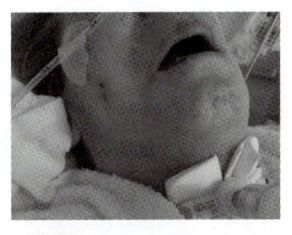

図6 顔の皮疹の消失（4週間後）（→口絵 vii）

（コンサルト26日目）
　血液検査：WBC 6,300/μL，Hb 6.7g/dL，Hct 20.6%，
　　　Plt 16.3×10⁴/μL，Na 124mEq/L，K 3.3mEq/L，
　　　Cl 79mEq/L，BUN 61.9mg/dL，Cr 0.81mg/dL，
　　　Glu 132mg/dL，AST 21U/L，ALT 7U/L，γ-GTP 20U/L，
　　　CRP 2.27mg/dL

4　施設による治療へのアプローチの違い
a 院内で培養検査もグラム染色もできない場合
　今回はウイルス感染が疑われ，培養検査は一見不要に思われるが，播種性帯状疱疹後にレンサ球菌感染症を発症することもあり，皮膚の適切な経過観察が必要である．痂皮化せずに排膿するような場合は膿を培養検体として提出し，続発性の細菌感染症が起こっていないことを確認してもよいかもしれない．易感染宿主の場合は，治癒までに時間がかかることもあり，適切なフォローアップを心がけたい．

b 院内でグラム染色をできる場合
　検査，モニタリングについては上記施設同様であり，院内でグラム染色できる場合は，排膿しているときはグラム染色を行うことで細菌感染が起こっているか確認できるかもしれない．グラム染色で細菌感染症が疑われたときは，想定起因菌をターゲットに適切な抗菌薬の提案を行いたい．ギムザ染色も可能であればTzanck試験により鑑別疾患も早期に絞り込めるかもしれない．

本症例から学んださらなる一歩

　帯状疱疹はT3からL3が支配する皮膚分節で高頻度に出現する（図5）．帯状疱疹の発症期間は一般的に7〜10日であるが皮膚が正常に回復するまでには2〜4週を要し，これは今回の症例の経過にも合致した．免疫不全者では免疫能正常者に比較して重症となり水疱疹は1週間以上継続し，多くの湿疹で3週間後でも完全に痂皮化していないとされる．

　三叉神経の眼神経を巻き込む場合，眼部帯状疱疹を発症する．眼の帯状疱疹は抗ウイルス薬で治療しなければ失明に至り予後不良である．幸い今回のケースは眼を巻き込んでいなかったため眼科コンサルトも実施せずに済んだ．Ramsay Hunt症候群では疼痛と水疱疹が外耳道に出現し，顔面神経麻痺がある間は舌の2/3

の味覚を消失する.

　水痘・播種性帯状疱疹は一般的に穏やかであるが,合併症を引き起こすこともある.続発性に皮膚病変に感染を起こしやすくStaphylococcusやStreptococcusなどが最も一般的な病原菌とされ,A群溶連菌の感染により深刻な感染症を引き起こし,結果的に入院が必要になったり死亡することもある[10].まれな合併症に,ライ症候群や無菌性髄膜炎,横断性脊髄炎,血小板減少症,紫斑病,糸球体腎炎,心筋炎,関節炎,精巣炎,ぶどう膜炎,虹彩炎,肝炎などがある.

　本症例は当初,薬疹または細菌感染症が疑われていたが,薬剤師が播種性帯状疱疹の可能性を考え,担当医に検査および治療について提案を実施し軽快したケースであった.また,院内感染対策については発症から5日経過してしまったものの,その後は適切な感染予防策も実施することができ,院内感染もなく治療を進めることができた.反省点としてはもう少し早くに播種性帯状疱疹に気づいていれば,治療も早期に開始でき水疱の痂皮化を促進できたかもしれない.また,播種性帯状疱疹のためアシクロビルの静注を強く推奨すればよかった.

　市中でも発症から診断までに時間がかかるケースはよくあると考えられる.帯状疱疹後神経痛についての早期治療と皮疹出現後72時間以上経過してからの治療では痛みの改善については変わりがないことが報告されている[11-13]ものの,抗ウイルス薬の使用が帯状疱疹後神経痛を軽減することは明らかであり,可能な限り早期診断のもと治療開始が望ましいだろう.

　また,帯状疱疹後神経痛に対する推奨鎮痛薬はいくつかあり(**表4**),ペインコントロールにも薬剤師が積極的に関われればよかったが,今回のケースでは痛みの評価が不能のため鎮痛薬について特に処方提案はしなかった.このような意識レベルの悪い患者に対して,この分野で積極的に関与できず歯がゆい思いをした.

　米国では,1998年から2004年にかけて,帯状疱疹の予防や重症化の防止効果に関する大規模臨床試験が実施され,その結果,高齢者に水痘ワクチンを接種すると帯状疱疹の発症と症状が半分程度になることが明らかとなり[14],米国予防接種諮問委員会(Advisory Committee on Immunization Practices；ACIP)では帯状疱疹予防として60歳以上に帯状疱疹ワクチン接種を勧めている.

　日本でも日本環境感染学会から「院内感染対策としてのワクチンガイドライン第1版」[15]が公表されており,医療関係者が発症すると重症化の可能性のみならず,周囲の患者や医療関係者への

感染源となることから，免疫を獲得した上で実習・勤務を開始することを原則とすることが推奨されている．また，未罹患の者にワクチンで免疫を獲得する場合の接種回数は2回を原則とすることが推奨されている[※4]．

皮疹は見たことがあれば医師の場合，そこで一発診断も可能なケースが多いが，見たことがない皮疹でも患者背景や病態を把握し臨床推論を駆使して確診に近づけるようなアプローチを薬剤師も医師に提案したい．

※4：2015年現在，帯状疱疹予防のためのワクチンはわが国にはなく，米国の帯状疱疹予防のためのワクチンは日本の水痘ワクチンとは規格が違っている．

表4 帯状疱疹後神経痛に対する経口ステロイドと鎮痛薬

治療薬	初期投与量	最大投与量	注意事項
麻薬性鎮痛薬 （オキシコドン換算）	必要に応じて5mgを4時間ごと 投与量は，短時間作用型薬剤と組み合わせた長時間作用型オピオイドに切り替えて継続も可能	最大投与量なし	嘔気・嘔吐，便秘，鎮静，めまい
トラマドール	50mgを1日1〜2回	1日400mg （1日4回　1回100mg） （75歳以上は1日300mg）	嘔気・嘔吐，便秘，鎮静，めまい，けいれん，起立性低血圧
ガバペンチン※	1日1回就寝前　1回300mg 1日3回　1回100〜300mg	1日2,400mg# （1日3回　1回800mg） 腎機能低下時減量	鎮静，めまい，末梢浮腫
プレガバリン	1日1回就寝前　1回75mg 1日2回　1回75mg	1日300mg# （1日2回　1回150mg） 腎機能低下時減量	鎮静，めまい，末梢浮腫
三環系抗うつ薬 （特にノルトリプチリン）	1日1回就寝前　1回25mg	1日150mg	鎮静，口渇，視調節障害，排尿困難
副腎皮質ステロイド(経口) （プレドニゾロン換算）	1日60mg　7日間 7日ごとに半量に減量 15mg　7日間服用後終了	1日60mg	胃腸障害，嘔気，精神変調，浮腫

※：わが国での保険適用なし
#：わが国での最大投与量

（文献8より引用，一部改変）

プロフェッショナルな対応の極意！

▶▶ 抗菌薬を提案する前に必ず患者背景と患者バイタルを確認する！
▶▶ 播種性帯状疱疹は病院において集団感染を引き起こすことのある感染力の強いウイルス感染症である！

- ▶▶ 播種性帯状疱疹は患者隔離の上，接触感染予防策に加え空気感染予防策を実施する！
- ▶▶ 播種性帯状疱疹患者への感受性医療スタッフの接触は回避が望ましい！
- ▶▶ 皮膚および神経損傷を最小限にするため早期に（可能であれば皮疹出現後72時間以内に）抗ウイルス薬の投与開始が望ましい！
- ▶▶ 抗ヘルペスウイルス薬は皮疹を速やかに治癒させ，運動麻痺，眼の病変，髄膜炎などの合併症を予防する！
- ▶▶ 抗ウイルス薬は急性期の疼痛を早期に軽減し，帯状疱疹後神経痛軽減にも効果が期待できる！
- ▶▶ Compromised hostの帯状疱疹には入院の上，アシクロビルを点滴静注！
- ▶▶ 抗ウイルス薬は腎機能に応じて用量調節が必要なものが多く，副作用にも注意！
- ▶▶ 麻疹，水痘は細胞性免疫が大切．抗体価は液性免疫で陰性でも発症しない人もいる！

医師から薬剤師へのアドバイス

- 高齢者の帯状疱疹では帯状疱疹後神経痛の頻度が増します．治療のタイミングである72時間に厳格にこだわらずに，それを超えても痛みが強い場合には治療を考慮してもよいでしょう（ただし，抗ウイルス薬は高いですので，その際は効果が期待できない可能性と金額を伝えましょう）．
- 播種性帯状疱疹というカテゴリーを知りましょう．通常の帯状疱疹と違い，デルマトームを越える場合（通常は3分節以上）で，その際はウイルス量が多いため水痘と同様に空気感染対策となります．免疫不全患者の帯状疱疹も播種性でなくとも空気感染とする方がよいとされます．
- 播種性帯状疱疹や三叉神経領域の帯状疱疹は原則抗ウイルス薬の点滴治療です．
- 帯状疱疹か迷う場合も多いでしょう．その場合には，帯状疱疹として対応する方が患者さんのためにも感染対策上もよいでしょう．
- 薬剤師さんは鎮痛へのサポートもぜひお願いします．

引用文献

1) Balfour HH Jr, et al : Prevention or modification of varicella using zoster immune plasma. Am J Dis Child, 131 : 693-696, 1977.
2) Choo PW, et al : The epidemiology of varicella and its complications. J Infenct Dis, 172 : 706-712, 1995.
3) 日本医薬情報センター：重篤副作用疾患別対応マニュアル，第1集，2006.
4) 清水 宏：あたらしい皮膚科学，第2版，中山書店，2011.
5) 日本医薬情報センター：重篤副作用疾患別対応マニュアル，第3集，2008.

6) 日本感染症学会 編:感染症専門医テキスト 第Ⅰ部解説編, 南江堂, 2011.
7) Dworkin RH, et al : Recommendations for the management of herpes zoster. Clin Infect Dis, 44 (Suppl 1) : S1-S26, 2007.
8) American Academy of Pediatrics : RED BOOK, 2009.
9) 黒川 清ほか編:臨床検査データブック2013-2014, 医学書院, 2013.
10) Centers for Disease Control and Prevention : Epidemiology and prevention of vaccine-preventable diseases, 12th edition, In : Atkinson W, et al, eds, Public Health Foundation, 2011.
11) Wood MJ, et al : Treatment of acute herpes zoster : effect of early (<48 h) versus late (48-72h) therapy with acyclovir and valaciclovir on prolonged pain. J Infect Dis, 178 (Suppl 1) : S81-S84, 1998.
12) Decroix J, et al : Factors influencing pain outcome in herpes zoster : an observational study with valaciclovir. Valaciclovir International Zoster Assessment Group (VIZA). J Eur Acad Dermatol Venereol, 14 : 23-33, 2000.
13) Kurokawa I, et al : Clinical correlates of prolonged pain in Japanese patients with acute herpes zoster. J Int Med Res, 30 : 56-65, 2002.
14) Oxman MN, et al : A vaccine to prevent herpes zoster and postherpetic neuralgia in older adults. N Engl J Med, 352 : 2271-2284, 2005.
15) 日本環境感染学会:院内感染対策としてのワクチンガイドライン 第1版, 環境感染誌, 24 (Suppl) : S1-S11, 2009.

5 皮膚軟部組織感染症

サッカー練習中の外傷と 3日後の発熱と皮膚発赤

医師からの問い合わせ

3日前に外来で縫合した頭部外傷の患者さん，発熱があり再受診しました．創部から排膿したので洗浄しました．おすすめの抗菌薬は？

症例

- **患　者**　17歳　男性
- **主　訴**　発熱，右眼瞼部の疼痛，発赤，腫脹
- **現病歴**
  2月某日，サッカーの朝練中に相手の歯が右眼の上部に当たる．意識消失なし．同日外来を受診し，右眉毛部の約3cmの裂傷に対して6針縫合，右上眼瞼の1cm弱の裂傷に対しては1針縫合(5-0エチロン®)．受傷3日目の朝，頭痛で目が覚め，気分が悪くなり再受診．38℃台の発熱があり，右眉毛部を1針抜糸すると大量に排膿したため洗浄し，抗菌薬での治療のため入院となった．抗菌薬の選択について薬剤師にコンサルトとなる．
- **既往歴**　右足関節骨折 ギプス固定　1日入院(3年前)
- **アレルギー歴**　なし
- **副作用歴**　オセルタミビル(幻覚)
- **社会歴**　喫煙歴：なし　　飲酒：なし
- **処方歴**　内服薬：なし
- **身体所見**
  身　長：170cm，体重：59kg
  全身状態：良好
  Japan Coma Scale：0
  バイタルサイン：血圧134/72mmHg，脈拍80/分，呼吸数16/分，体温38.2℃，SpO₂ 99%(室内気)
  頭頸部：貧血・黄疸なし，咽頭発赤なし．右眉毛の所に発赤，熱感あり．右顔面全体に浮腫あり(図1)
  胸　部：胸部に圧痛なし
  心　音：整　心雑音なし
  肺　音：crackle, wheezeなし
  腹　部：平坦軟，圧痛なし
  背　部：CVA(肋骨脊柱角)叩打痛なし
  皮　膚：皮疹なし
- **検査所見(入院時)**
  血液検査：WBC 11,700/μL (Baso 0.1%, Eosino 0.2%, Lympho 13.5%, Mono 6.6%, Neutr 79.6%),

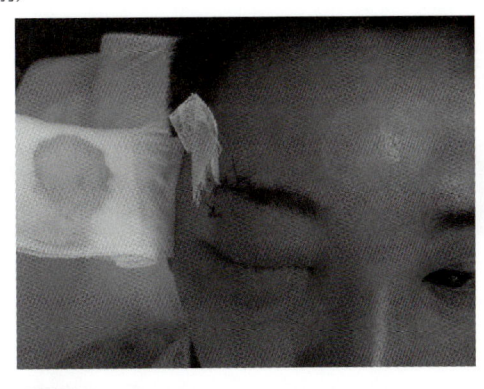

図1　右眉毛部の創部洗浄処置後(入院時)
(→口絵 viii)

Hb 16.1g/dL, Hct 46.4%, Plt 21.1×10⁴/μL, Na 144mEq/L, K 4.7mEq/L, Cl 105mEq/L, BUN 10.8mg/dL, Cr 0.88mg/dL, Glu 118mg/dL, AST 22U/L, ALT 17U/L, γ-GTP 25U/L, CRP 3.65mg/dL
胸部単純X線：浸潤影なし（**図2**）
頭部単純X線およびCT：単純X線写真上，異常所見なし（**図3**）．CT上も異常所見なし
インフルエンザ迅速検査：陰性

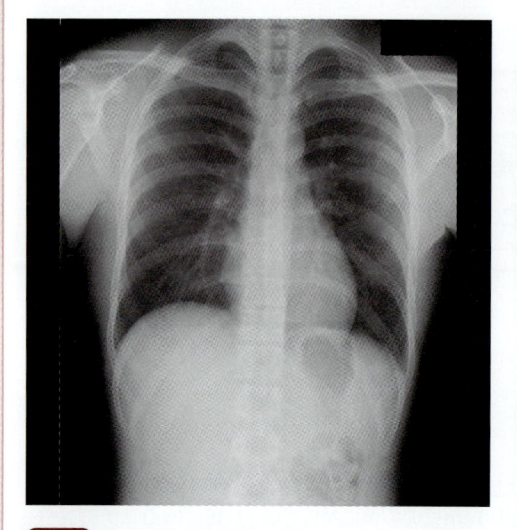

図2 胸部単純X線写真（立位）

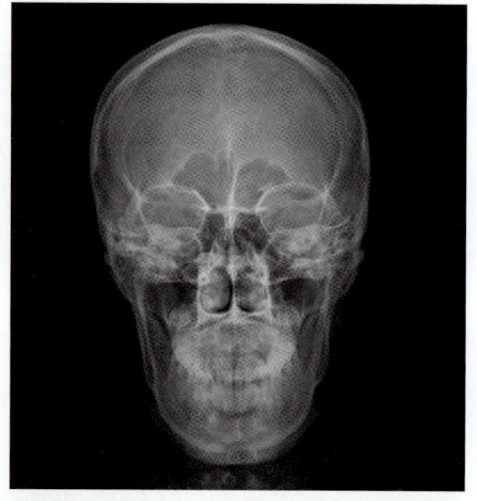

図3 頭部単純X線写真（入院時）

Q1 ここまでのカルテ情報から，担当医へどんな抗菌薬をおすすめしますか？　A1

抗菌薬の提案に向けたベッドサイド・外来での情報収集

　カルテを確認すると，3日前にサッカーの練習中，接触した際に相手の歯が顔面に当たり右眉毛部，右上眼瞼の裂傷のため外来受診し縫合処置されていた．受傷3日後に発熱と創部の腫脹，疼痛，発赤，熱感が出現し，再度外来受診した．その際，右眉毛部の縫合1針抜糸すると大量に排膿したため洗浄処置された．呼吸器症状は特になく，バイタルサインも特に問題はなかった．病歴として基礎疾患は特になく，定期的な内服薬もなく，アレルギー歴もなかった．副作用歴にはオセルタミビルで幻覚の既往があった．
　ベッドサイドで本人に経過を確認すると，「入院前日の日中に突然の悪寒を経験していた．このとき創部の熱感，腫脹はなかっ

た．翌朝，頭痛と発熱で目が覚め，気分が悪いため外来受診した．」という経緯であった．訪室時，体温は38.2℃と発熱を認めるものの血圧は134/72mmHg，脈拍は80/分，呼吸数は16/分で酸素飽和度は室内気で99％と循環動態は安定しており，本人は食欲もあり嘔気・嘔吐はなかった．創部は，すでに洗浄されガーゼが挿入されていた（**図1**）．創部だけではなく右顔面全体の浮腫が見られ，創部周辺は熱感および発赤が認められた．眼瞼周囲は開眼できないくらい腫れていた．本人に腫れはいつからか確認すると入院当日からであり，それまではそれほど腫れはひどくなかったとのことであった．

　3日前の処置の様子を担当医に確認すると，顔面ということもあり，創部の洗浄を念入りには実施していなかった．また，感染予防目的の抗菌薬も特に処方されていなかった．今回感染を起こしたため，創部の洗浄と点滴治療を実施するため入院となっていた．

プロブレムリストでここまでの情報を整理！

- #1　発熱
- #2　WBC・CRP上昇
- #3　創部（右眼眉周辺）
    - －3日前に受傷（部活動中に相手の歯で受傷）
    - －右眉毛部6針縫合，右上眼瞼部1針縫合
    - －右眉毛部創部から排膿あり
    - －発赤，腫脹，熱感，疼痛あり
- #4　頭痛あり
- #5　嘔気・嘔吐なし
- #6　顔面の浮腫は受傷3日後からひどくなる

Q2 医師の提示している疾患も含め注意すべき鑑別疾患はありませんか？　**A2**

抗菌薬の提案と経過

1　抗菌薬提案前の頭の中の鑑別疾患

　本症例で鑑別すべき疾患は，以下の5つである．

> **A2** 薬剤師が注目すべき鑑別疾患5つ
> ①縫合糸膿瘍
> ②丹毒
> ③蜂窩織炎
> ④壊死性筋膜炎
> ⑤インフルエンザ

a 縫合糸膿瘍

　縫合糸膿瘍は，深部縫合糸を中心に生じる細菌感染であり，一般的に皮下組織や皮膚創瘢痕部に膿瘍を形成する．瘻孔形成や排膿も見られることもある．顔面の外傷では縫合の際，一般的に筋層・真皮縫合は5-0 PDS®などの吸収糸，皮膚は5-0もしくは6-0ナイロンなどの非吸収糸で縫合する．筋層・真皮縫合の際は，後に縫合糸膿瘍となることが多いため，ナイロンなどの非吸収糸を用いない．発症の経過は縫合後すぐに発症するケースと月単位で経過した後に発症するケースなどがある．縫合後に熱が出たり疼痛が持続したりする場合は，本疾患も疑われる．今回の症例では，縫合は皮膚のみであり筋層や真皮は縫合していないが，縫合糸に沿った感染が成立している可能性もある．

b 丹　毒

　丹毒は*Streptococcus pyogenes*（A群レンサ球菌）による感染症で，突然，顔や四肢が鮮紅色に腫脹する．身体的特徴として，特に鼻唇溝に沿って境界明瞭な浸潤局面ができ，表在性に急速に進行し激痛を伴う．リンパ管のうっ滞や閉塞により弛緩性浮腫を表皮に生じる．発症2〜3日後に弛緩性水疱を生じることもある．より深い軟部組織に及ぶことはまれとされる[1]．今回のケースでは境界が不明瞭な発赤，腫脹がみられることから病変の主座はもっと深い組織と考えられる．

c 蜂窩織炎

　蜂窩織炎は，限局性の疼痛，発赤，腫脹および熱感に特徴づけられる皮膚の急性炎症である．病変の主座は真皮から皮下組織の感染症である（図4）．四肢に好発し，発熱などの全身性の炎症所見を伴うことが多い．起因菌としては，*Staphylococcus aureus*（黄色ブドウ球菌）や*S. pyogenes*（A群レンサ球菌）のように，皮膚に存在する細菌によって起こることもあるが，外因性の細菌によって起こることもある．疫学情報を含む詳細な病歴聴取が起因菌の同定の手がかりとなる．開放創など明らかな侵入門戸がある

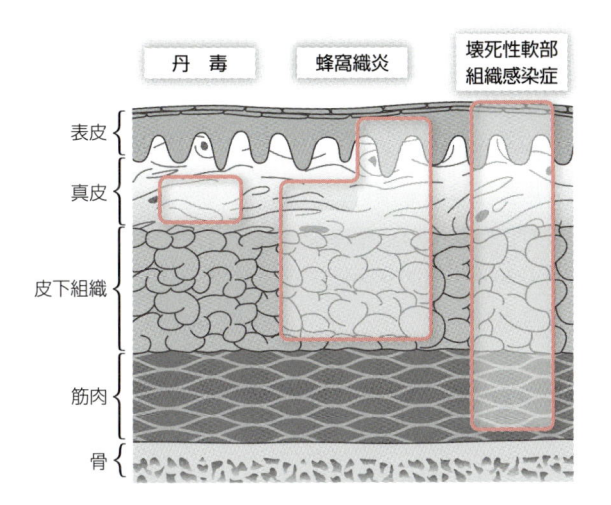

図4 皮膚の深さによる感染症の分類
乳頭部分は真皮乳頭を表す．丹毒は真皮，蜂窩織炎は真皮以下，時に表皮も含む．壊死性軟部組織感染症は表皮から筋肉までの全層を表している．

場合はグラム染色と培養から確定診断に重要な情報が得られる．これらの所見がない場合は，起因菌の同定は困難であり，病変の針吸引術や蜂窩織炎の皮膚生検でも培養の20%程度しか陽性にならないとされる[1]．S. agalactiae（B群レンサ球菌）に起因する蜂窩織炎は高齢者や糖尿病を基礎疾患に持つ場合に多い．Haemophilus influenzaeは副鼻腔炎，中耳炎，喉頭蓋炎を伴った小児の眼窩周囲の蜂窩織炎の原因となる．

d 壊死性筋膜炎

壊死性筋膜炎はS. pyogenes，好気性菌や嫌気性菌の混合感染，Clostridium perfringensによるガス壊疽の一部症状として起こる．Panton-Valentine leukocidin（PVL）を産生するMRSAも壊死性筋膜炎を起こすことが報告されている．疼痛や不明熱が唯一の症状の場合，診断が遅れることがある．腫脹が出現し，強い浮腫と圧痛が続く．さらに進行すると，暗紅色の表皮の硬結が青色や紫色の液体で満たされた水疱とともに出現する．後に皮膚はもろくなり，青色，褐色，黒色を帯びる．この段階までには真皮乳頭の血管網の血栓が高度となる．感染が深部筋膜まで及ぶと灰褐色になる．末期段階ではショックや多臓器不全の症状を示す．深部筋膜や筋肉に至る迅速な外科的切開が必須であり，壊死組織は外科的に切除すべきである．切除した組織はグラム染色と培養を行うことにより菌の推定，同定に有用な情報となる．

e インフルエンザ

　発熱の原因の説明が今回の受傷と関連づけられればシンプルに論理立てられるが(Occam's razor：オッカムの剃刀※)，受診時期がインフルエンザの流行シーズンで，例えば学校でインフルエンザが流行しているなど，周囲にインフルエンザに罹患している者がいた場合，接触によりインフルエンザに罹患し，細菌感染とは別の原因で発熱を起こしている可能性もある．病態を評価する際はその妥当性を評価することが大切となる．

2　起因菌をつめながらの抗菌薬処方提案

　表皮の感染症に対する防御には角層バリアが大きく寄与しており，角層が咬傷などにより破壊されるとより深い組織への細菌の侵入を許してしまう．今回のケースは，相手の歯が当たることで口腔内の細菌や皮膚常在菌などが侵入し，感染を引き起こしたと考えられた．咬傷感染の危険因子を**表1**に示す．また，発症までの経過および境界が不明瞭な創部の発赤，右の顔面全体が腫れていることから，蜂窩織炎を起こしていると考えられた．初めの発熱時には一過性に菌血症も引き起こしていたであろうと推察された．幸い水疱や皮膚の変色などはなかったため，壊死性筋膜炎は否定的と考えられた．

　通常は，各種検体の培養を提出するところである．しかし，コンサルトを受けた段階で創部の洗浄はすでに2回実施されており，培養は血液培養も含めオーダーされていなかった．排膿した経緯から，その部位からの穿刺液のグラム染色によってある程度起因菌を推定できたかもしれなかったが，今回は実施されなかった．そこで，疫学的情報と病歴から起因菌を想定して抗菌薬を選択することにした．培養やグラム染色情報がないからといって，ただやみくもに抗菌薬を選択するのではなく，起因菌を想定した上で妥当な抗菌薬を選択することが抗菌薬治療のマネジメントには大切である．

A1　一般的に，動物咬傷の感染創からは平均3〜5種の複数菌が検出される．イヌ，ネコ咬傷に比較しヒト咬傷は意外とたちが悪い．健常なヒトの口腔内に常在している細菌(**表2**)は42種[8]とも190種以上[9]ともされ，その菌量は唾液1mL当たり10^8存在しているとされる．これはイヌやネコに比較しても多い．また，ヒトの口腔に常在している細菌は，高率でβ-ラクタマーゼ産生菌である[4]ことは他の動物咬傷との大きな違いである．咬傷では口腔内の細菌に加え，皮膚常在菌である S. aureus，そのほかに環境

※：オッカムの剃刀：「ある事柄を説明するためには，必要以上に多くを仮定するべきでない」とする指針．「同じことを説明するなら，複雑な仮説よりも単純な仮説の方が良い」と言い換えることもできる．思考節約の原理とも呼ばれる．医学の分野では多様な症状が1つまたは説明する際に必要最小限の疾患が原因で出現していると推論を立てる方法である．説明する際に仮定から除外しても疾患を否定できたわけではない．

表1 咬傷感染の危険因子

- 手，足，顔の咬傷
- 頭皮，顔面の咬傷
- 骨・関節への波及
- 治療開始の遅延(12時間以上)
- ネコ咬傷
- 50歳以上
- 免疫抑制のある患者
- 無脾症
- 慢性アルコール中毒
- 糖尿病
- 血管疾患
- 影響を受けた四肢の以前からの浮腫
- 腱滑膜炎
- 腱/神経損傷または断裂

(文献2-4より引用)

5 皮膚軟部組織感染症

表2 ヒト咬傷で検出される細菌

好気性菌		嫌気性菌
• *Acinetobacter* sp. • *Aggregatibacter aphrophilus* • *Corynebacterium* sp. • *Eikenella corrodens* • *Enterobacter cloacae* • その他の *Enterobacter* sp. • *Escherichia coli* • *Haemophilus influenzae* • *Haemophilus parainfluenzae* • *Klebsiella pneumoniae* • *Micrococcus* sp. • *Moraxella catarrhalis* • その他の *Moraxella* sp.	• *Neisseria gonorrhoeae* • その他の *Neisseria* sp. • *Nocardia* sp. • *Proteus mirabilis* • *Pseudomonas aeruginosa* • その他の *Pseudomonas* sp. • *Serratia marcescens* • *Staphylococcus aureus* • *Staphylococcus epidermidis* • *Staphylococcus intermedius* • *Staphylococcus saprophyticus* • α-, β-, γ-streptococci	• *Acidaminococcus* sp. • *Actinomyces* sp. • *Anaerococcus prevotii* • *Bacteroides fragilis* • *Clostridium* sp. • *Eubacterium* sp. • *Fusobacterium nucleatum* • *Peptostreptococcus anaerobius* • *Prevotella* sp. • *Propionibacterium acnes* • *Propionibacterium propionicus* • その他の *Propionibacterium* sp.

まれ		
• *Actinomyces* sp. • *Clostridium tetani*	• HBV, HCV • Herpes simplex virus	• *Mycobacterium tuberculosis* • *Treponema pallidum*

（文献5-7より引用，一部改変）

の細菌が感染の原因となる．咬傷で検出される *S. aureus* についてはMRSAの検出は低いとされている．また，ヒト咬傷による蜂窩織炎や膿瘍では *Fusobacterium* や *Bacteroides* などの嫌気性菌，好気性および嫌気性レンサ球菌，*Eikenella corrodens* が原因となる．*E. corrodens* は第一世代セフェム系抗菌薬に耐性であり[10]，蜂窩織炎だからセファゾリン（CEZ）と単純にはいかない．患者背景から起因菌を想定して抗菌薬の処方提案ができるかが腕の見せどころでもある．

今回は顔面の蜂窩織炎で目を巻き込んでいること，洗浄が不十分だった可能性から口腔内細菌，特に嫌気性菌カバーを考慮し，同時にMSSAもカバーに入れるためスルバクタム/アンピシリン（SBT/ABPC）を1回3g 1日3回点滴静注を提案し，実施となった．今回のケースは抗菌薬に対するアレルギー歴はなく，抗菌薬選択に対する制限は特になかった．*Pseudomonas aeruginosa* を含むグラム陰性桿菌による蜂窩織炎は，入院中の免疫不全患者に多く，耐性傾向が強い細菌のため培養や薬剤感受性結果が治療に重要になる．しかし，今回のケースでは市中での咬傷が原因と考えられ *P. aeruginosa* のカバーは不要と考えられた．

> 本来であればCEZでもいいとは自分は思います．ただ，この症例であれば自分もSBT/ABPCにしていたと思います．というのも，顔面でも目のそばですので，目を巻き込みかねないからです．顔面の蜂窩織炎でも目を巻き込んでいる場合には入院点滴の絶対適応で，できれば目へ波及していないか，眼科受診が望ましいでしょう．

3 モニタリング（経過観察）

　抗菌薬治療開始から2日間は38℃の発熱がみられたが，3日目には解熱して右顔面の浮腫も軽減し，創部の発赤，熱感，腫脹も改善してきていた．入院時，開眼できなかった右眼も開眼できるようになってきていた（**図5**）．食欲もあり下痢症状などは特にみられなかった．鎮痛薬としてロキソプロフェン錠を入院1日目と2日目に1回ずつ使用していたが，3日目からは痛みも軽減し，鎮痛薬の使用も不要となっていた．また，治療開始から3日間は，創部の洗浄を1日3回繰り返し，3日目には排膿もなくなったため，ポケットへのガーゼ挿入もなくなり，ガーゼを当てるだけとなった．治療5日目，訪室すると病室で昼食のほかにドーナツを食べて顔色も良く，元気そうにしていた．浮腫もだいぶ改善し，普通に開眼できるようになっており，経過が良好のためその日の午前のうちに抜糸となった（**図6**）．

　この段階で今後の内服薬へのスイッチを担当医に相談する．クラブラン酸/アモキシシリン錠（250mg）とアモキシシリンカプセル（250mg）の内服薬を1回各1錠，1カプセル 1日3回毎食後服用へのスイッチを担当医へ提案した．点滴治療は7日間継続後，経過良好であれば中止とし，その後は内服薬へ変更し退院予定となった．抜糸後も特に問題なく経過良好のため，治療7日目に予定通り点滴治療を終了し，内服薬へスイッチとなった．退院にあたり，症状は改善しているが内服薬はきっちり飲みきるようにと本人に伝え，本人も理解して退院となった．退院後は創部の悪化なく経過した．

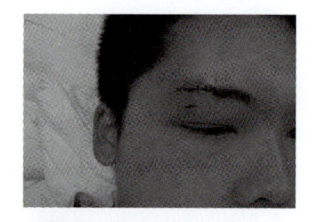

図5 創部（治療3日目）
（→口絵 viii）

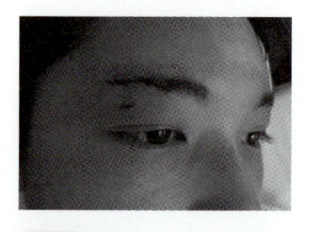

図6 創部
（治療5日目：抜糸後）
（→口絵 viii）

■ 検査所見
（治療3日目）
　血液検査：WBC 6,200/μL, Hb 14.2g/dL, Hct 41.0%, Plt 17.3×10⁴/μL, Na 143mEq/L, K 4.2mEq/L, Cl 108mEq/L, BUN 7.7mg/dL, Cr 0.69mg/dL, Glu 106mg/dL, CRP 2.06mg/dL

（治療5日目）
　血液検査：WBC 3,800/μL, Hb 14.6g/dL, Hct 43.4%, Plt 19.8×10⁴/μL, Na 145mEq/L, K 4.3mEq/L, Cl 105mEq/L, BUN 6.8mg/dL, Cr 0.79mg/dL, Glu 98mg/dL, CRP 0.62mg/dL

4 施設による治療へのアプローチの違い

a 院内で培養検査もグラム染色もできない場合

　院内で培養検査およびグラム染色を実施できない施設の場合，

今回のケースのように患者背景からエンピリックに抗菌薬開始もやむを得ない．このとき，動物咬傷で問題となる微生物について疫学情報を知っていれば，妥当な抗菌薬選択について医師に提案できるであろう．急なコンサルトにも対応できるように日頃からどんな細菌がどこから検出しやすいのかをまとめておきたい．

b 院内でグラム染色をできる場合

皮膚軟部組織感染症の際，創部から検体を採取する場合は深い部位から吸引することが大切である．検体を採取しても陽性率は決して高くない．しかし，起因菌をつめる上では必須の検査であり，グラム染色で細菌が認められたり，培養で同定された場合は起因菌としてほぼ確定であり薬剤感受性結果をもとに最適な抗菌薬へと変更することも可能となる．ぜひとも抗菌薬開始前に適切な検体採取を提案したい．

本症例から学んださらなる一歩

通常，ヒト咬傷は手や指が多く，口腔内の細菌をはじめとした複数菌感染を起こし，治療が遅れると悪化を招く．蜂窩織炎を起こしている場合，吸引での培養でも菌の検出率は20％とされ[1]，治療については組織の損傷，創の深さが大切なポイントとなる．

起因菌としてはviridans streptococci，特にS. anginosusが最も多く，S. aureusは30～40％で受傷から3～4日経過後に発症する．ヒト咬傷ではMRSAの頻度は低いとされるが，市中感染型のMRSA（CA-MRSA）が報告されるようになり，これからは注意が必要となるであろう．また，検出される細菌はペニシリン耐性またはβ-ラクタマーゼ産生菌の可能性が高く，治療にはβ-ラクタマーゼ阻害薬を配合したペニシリン系抗菌薬またはβ-ラクタマーゼに安定な抗菌薬の選択が妥当である（**表3**）．創部からカンジダが検出されるケースもあるが，その病原性はよく分かっていない．HIVはヒトの唾液から検出されることもあるが，咬傷によってHIV感染が成立する可能性は低いとされる．もし相手がHIV陽性の場合は，その後の対応について専門家に意見を求めた方が良いだろう．HBVやHCVはヒト咬傷により感染するリスクがあり，必要に応じて受傷者がHBs抗体を保有していなければHBIG（HBs抗体を含んだ免疫グロブリン）を注射した上で，後日B型肝炎ワクチンを接種する．なお，HCVはワクチンがないため，定期検査でフォローアップとなる．

表3 咬傷感染症のエンピリック治療薬

経　口	注　射
・クラブラン酸/アモキシシリン(CVA/AMPC) ・モキシフロキサシン(MFLX) ・シプロフロキサシン(CPFX)＋クリンダマイシン(CLDM) ・アジスロマイシン(AZM) ・スルファメトキサゾール/トリメトプリム(ST)＋CLDM 　or メトロニダゾール(MNZ) ・セフロキシム アキセチル(CXM-AX) ・ドキシサイクリン(DOXY)(8歳以上)±CLDM ・レボフロキサシン(LVFX)	・スルバクタム/アンピシリン(SBT/ABPC) ・タゾバクタム/ピペラシリン(TAZ/PIPC) ・CPFX＋CLDM ・AZM ・LVFX ・ST＋CLDM

(文献4,10より著者作成)

　咬傷に対する抗菌薬の予防投与についてのエビデンスはないが，本症例のように十分な洗浄ができなかった場合は汚染されているとみなし，受傷後から3～5日間の内服抗菌薬の予防投与は妥当な対応だったかもしれない．また，適切なフォローアップと患者教育が重要であり，外来フォローだからこそ経過観察が大切と考えられる．本人が感染の徴候をチェックし，その徴候に気づいたり，24～48時間以内に調子が悪くなったら今回の症例のようにすぐに再受診するように伝えておくことは，医療機関へのアクセスの良い日本では治療戦略の一つと考えられる．

　今回は治療経過が良好であったが，検出率が低くても起因菌をつめる作業として，血液培養および深部の膿培養の実施を強く提案しておけば良かった．また，骨髄炎の評価のためのX線などの写真撮影はフォローアップする上で大切となる．

　ヒト咬傷のほかに，イヌやネコの咬傷の場合には，ヒトとは違った細菌も口腔内に保菌している(**表4**)．*Pasteurella multocida*が起因菌となることが多く，そのほかに*Capnocytophaga canimorsus*などが感染を起こすことがある．*P. multocida*は多くのイヌ，ネコの口腔に常在しており，咬傷により感染する．咬まれた後，1日程度で傷が疼痛を伴い，発赤，腫脹がみられる．所属リンパ節が腫大し，糖尿病，免疫機能低下例では敗血症も合併する．ペニシリン系やセフェム系，テトラサイクリン系抗菌薬も効果がある．全身状態が悪ければ血液培養を実施しておき，エンピリックに広域抗菌薬を開始しておくことは妥当な判断であろう．

　動物咬傷のマネジメントでは狂犬病や野兎病，破傷風の予防も重要である[4,10]とされる．ただし，日本国内での狂犬病の発症は1956年を最後に報告されておらず，まれに輸入感染事例として報告されているのみである．

表4 動物咬傷で検出される細菌

好気性菌		嫌気性菌
• *Acinetobacter* sp. • *Actinobacillus lignieresii* • *Aeromonas hydrophila* • *Aggregatibacter actinomycetemcomitans* • *Aggregatibacter aphrophilus* • *Bacillus subtilis* • その他の *Bacillus* sp. • *Bergeyella zoohelicum* • *Bordetella* sp. • *Brucella canis* • *Capnocytophaga canimorsus* • *Capnocytophaga cynodegmi* • *Chromobacterium* sp. • *Clostridium perfringens* • *Corynebacterium* sp. • *Eikenella corrodens* • *Enterobacter* sp. • *Escherichia coli* • *Flavobacterium* sp. • *Haemophilus felis* • *Haemophilus influenzae* • *Haemophilus parainfluenzae*	• *Klebsiella pneumoniae* • *Micrococcus* sp. • *Moraxella catarrhalis* • その他の *Moraxella* sp. • *Neisseria weaveri* • その他の *Neisseria* sp. • *Pasteurella multocida* • その他の *Pasteurella* sp. • *Proteus mirabilis* • *Pseudomonas aeruginosa* • その他の *Pseudomonas* sp. • *Serratia marcescens* • *Staphylococcus aureus* • *Staphylococcus epidermidis* • *Staphylococcus intermedius* • *Staphylococcus saprophyticus* • α-, β-, γ-streptococci	• *Actinomyces* sp. • *Bacteroides fragilis*(イヌ咬傷) • *Eubacterium* sp. • *Fusobacterium* sp. • *Leptotrichia* sp. • *Peptococcus* sp. • *Peptostreptococcus* sp. • *Porphyromonas* sp. • *Prevotella* sp. • *Propionibacterium acnes* • *Propionibacterium propionicus* • その他の *Propionibacterium* sp. • *Veillonella* sp.
まれ		
• *Afipia felis* • *Blastomyces dermatitidis* • *Clostridium tetani* • *Francisella tularensis*	• *Leptospira* sp. • Rabies virus • Rio Bravo virus • *Spirillum minus*	• *Sporotrichia* sp. • *Streptobacillus* sp. • *Yersinia pestis* • その他の *Yersinia* sp.

(文献11-16より引用,一部改変)

　動物咬傷はどんな動物か,受傷からの時間経過によってある程度起因菌を想定することができる.病歴聴取から得られる情報が治療を進めるために大切となる.軟部組織感染症では適切な処置を受けた後,一般的に治療期間は7～14日とされるが,化膿性関節炎や骨髄炎などを発症した場合は3週間から6週間の治療期間が必要となる.最後に動物咬傷のマネジメントのポイントについて**表5**にまとめる.

表5 動物咬傷のマネジメントのポイント

医療機関到着前
- 傷口はできるだけ早く簡単な洗浄を実施する.
  望ましい洗浄方法は19ゲージの針と大きめの注射器を用いて,生理食塩液または乳酸リンゲル液を用いて高圧注水する方法がある.

医療機関到着後
1. 受傷者からの病歴聴取(損傷の状況,アレルギー歴,最後の破傷風,狂犬病※の予防接種時期など).
2. 咬傷とその周辺の組織への損傷の程度だけでなく,関節の状態も評価する.
3. 骨折が疑われる場合にはX線写真を検討.
4. 美容形成的な修復の必要性の評価.
5. 感染の危険因子を評価し,感染が疑われる場合には創部の培養検体を提出する.

※:日本国内でイヌに咬まれることで狂犬病を発症する危険性はほとんどない.

(文献4より引用,一部改変)

プロフェッショナルな対応の極意!

▶▶ 抗菌薬を提案する前に必ず患者背景と患者バイタルを確認する!
▶▶ 咬傷は受診までの経過の情報を注意深く聴取する!
▶▶ ヒト咬傷の際の感染で問題となるのは多くの場合,嫌気性菌を含む複数菌感染!
▶▶ 皮膚軟部組織感染症は感染部位の深さを評価!
▶▶ 皮膚軟部組織感染症の炎症部位の広がりの時間経過を把握する!
▶▶ ヒト口腔内の細菌は高率でβ-ラクタマーゼを産生する!
▶▶ イヌ,ネコ咬傷では*P. multocida*が検出されることが多く,感染症発症の経過も24時間以内と早い!
▶▶ ヒト咬傷の際には,創部の十分な洗浄に加え抗菌薬の予防投与も考慮!
▶▶ 易感染宿主など危険因子を持つ場合の動物咬傷では重症化のリスクが高い!
▶▶ 動物咬傷では菌血症,膿瘍形成や骨髄炎,化膿性関節炎,感染性心内膜炎,髄膜炎などの合併症にも要注意!
▶▶ 動物咬傷の中でもヒト咬傷は感染リスクが高い!
▶▶ ヒトの口の中は動物の中でも汚いと認識しておく!
▶▶ 咬傷対応で最も大切なことは受傷後の可能な限り迅速な創部の洗浄!

医師から薬剤師へのアドバイス

- 本症例はサッカーによる単純な外傷ではなく，動物咬傷という位置づけが重要です．動物咬傷では高率に感染しますので，抗菌薬投与の敷居は低くてよいでしょう．
- 通常はネコやイヌのことが多いですが，最も厄介（高率に感染する）なのは人間にかまれた傷という知識を持ちましょう．
- 患者さんは「人間にかまれた」とは恥ずかしくて言わないことがあります．こちらから聞きましょう．
- 皮膚軟部組織感染症の治療原則はドレナージです．発熱などの全身症状がなければ必ずしも抗菌薬は必要ありません（咬傷は別です）．
- 顔面の皮膚軟部組織感染症は眼のそばの場合は原則入院点滴として，眼への波及がないかの確認のため眼科受診がよいでしょう．

引用文献

1) Longo DL, et al：Harrison's principles of internal medicine, 18th edition, McGraw-Hill, 2011.
2) Griego RD, et al：Dog, cat, and human bites：a review. J Am Acad Dermatol, 33：1019-1029, 1995.
3) Schlossberg D, et al：Clinical infectious disease, Cambridge University Press, 2008.
4) Smith PF, et al：Treating mammalian bite wounds. J Clin Pharm Ther, 25：85-99, 2000.
5) Goldstein EJ, et al：Human and animal bite wounds. Am Fam Physician, 36：101-109, 1987.
6) Shah HN, et al：Ecophysiology and taxonomy of *Bacteroides* and related taxa. Clin Infect Dis, 16（Suppl 4）：S160-S167, 1993.
7) Wiley JF：Mammalian bites. Review of evaluation and management. Clin Pediatr, 29：283-287, 1990.
8) Kelly IP, et al：The management of human bite injuries of the hand. Injury, 27：481-484, 1996.
9) Barrett J, et al：Human bites. Available from：〈http://emedicine.medscape.com/article/218901-overview〉
10) Thomas N, et al：Animal bite-associated infections：microbiology and treatment. Expert Rev Anti Infect Ther, 9：215-226, 2011.
11) Aghababian RV, et al：Mammalian bite wounds. Ann Emerg Med, 9：79-83, 1980.
12) Callaham M：Controversies in antibiotic choices for bite wounds. Ann Emerg Med, 17：1321-1330, 1988.
13) Weber DJ, et al：Infections resulting from animal bites. Infect Dis Clin North Am, 5：663-680, 1991.
14) Goldstein EJ, et al：Dog bite wounds and infection：a prospective clinical study. Ann Emerg Med, 9：508-512, 1980.
15) Brook I：Microbiology of human and animal bite wounds in children. Pediatr Infect Dis J, 6：29-32, 1987.
16) Brook I：Bacteriologic study of paronychia in children. Am J Surg, 141：703-705, 1981.

5 皮膚軟部組織感染症

慢性硬膜下血腫の穿頭術後の皮膚発赤と発熱

医師からの問い合わせ

2週間前に慢性硬膜下血腫の手術をした患者さんに発熱と皮膚の発赤が見られます．おすすめの抗菌薬は？

症 例

■ **患　者**　93歳　男性
■ **主　訴**　発熱，左前頭部の皮膚発赤
■ **現病歴**
　3ヵ月前に頭部打撲で当院へ救急搬送され，急性硬膜下血腫の診断で保存的加療とリハビリテーションを行っていた．その後，歩行困難が出現し，4週間前に左慢性硬膜下血腫のドレナージ術を施行．その後再発を認め，2週間前にも再手術を施行．術後2週間経過して発熱と術後創部周辺の発赤，熱感，腫脹を認め抗菌薬について薬剤師にコンサルトとなった．
■ **既往歴**　高血圧（内服治療），心筋梗塞（7年前：カテーテル治療，内服治療），めまい（近医通院：詳細不明）
■ **アレルギー歴**　なし
■ **社会歴**　喫煙歴：なし　飲酒：ほとんどなし
■ **処方薬**
　【内服薬】
　ランソプラゾール口腔内崩壊錠15mg　　1回1錠　1日1回朝食後
　一硝酸イソソルビド錠20mg　　　　　　1回1錠　1日2回朝夕食後
　テルミサルタン錠40mg　　　　　　　　1回1錠　1日2回朝夕食後
　五苓散料　　　　　　　　　　　　　　1回2g　　1日3回毎食後
　（チクロピジンとアスピリンは入院後も継続服用していたが，血腫増大が認められたため，1度目の血腫除去術1週間前には服用を中止している）
■ **身体所見**
　身　　長：170cm，体重：71kg
　全身状態：悪くない
　Japan Coma Scale（JCS）：0
　バイタルサイン：血圧120/60mmHg，脈拍65/分，呼吸数20/分，体温38.0℃，SpO₂ 99％（室内気）
　頭頸部：貧血・黄疸なし，咽頭発赤なし
　胸　部：胸部に圧痛なし
　心　音：整　心雑音なし
　肺　音：crackle，wheezeなし
　腹　部：平坦軟，圧痛なし
　背　部：CVA（肋骨脊柱角）叩打痛なし
　皮膚（左前頭部）：創部周囲の発赤，腫脹，熱感あり（**図1**）

5 皮膚軟部組織感染症

■ 検査所見(コンサルト時)

血液検査：WBC 5,500/μL, Hb 10.9g/dL, Hct 30.6%, Plt 14.5×10⁴/μL, Na 142mEq/L, K 4.1mEq/L, Cl 105mEq/L, BUN 25.7mg/dL, Cr 2.20mg/dL, Glu 143mg/dL, AST 14U/L, ALT 9U/L, γ-GTP 47U/L, CRP 3.89mg/dL

頭部CT：(1回目術前)左慢性硬膜下血腫, Mid-line shiftあり(図2), 2回目術後はMid-line shiftの改善を認める(図3)

尿グラム染色：白血球(－), 有意な細菌を認めず(図4)

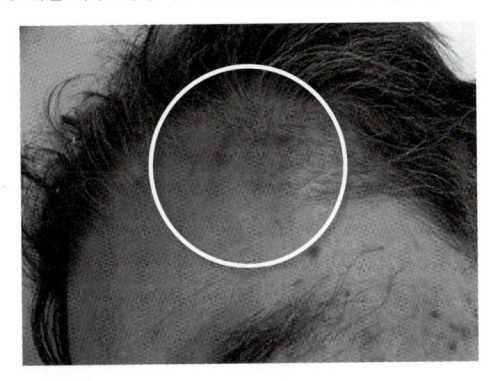

図1 頭部写真(コンサルト時)(→口絵 viii)

図2 頭部CT(1回目術前)

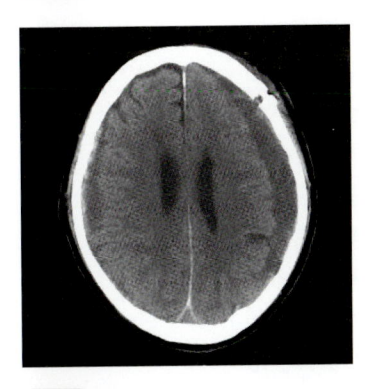

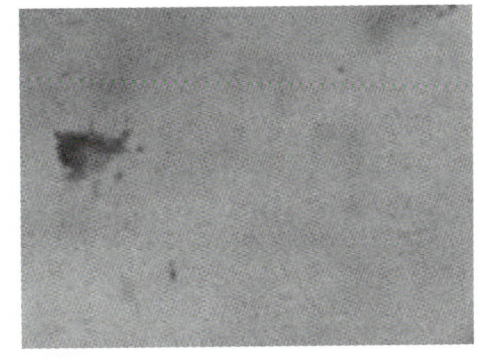

図3 頭部CT(コンサルト時)

図4 尿グラム染色所見(1,000倍視野)(→口絵 viii)

Q1 ここまでのカルテ情報から, 担当医へどんな抗菌薬をおすすめしますか？

抗菌薬の提案に向けたベッドサイド・外来での情報収集

病室に患者の様子をみに行くとベッドに腰かけテレビをみていた. 意識レベルはクリアで, 93歳とは思えないほど会話の受け答えははっきりしていた. 体温は38.0℃と発熱のため顔が火照っ

ている様子がうかがえた．現在，手足の動きは問題なく，病棟では独歩で日常生活動作（ADL）は自立していた．

　バイタルサインは血圧が120/60mmHg，脈拍は65/分と循環動態は安定しており，呼吸数は20/分，酸素飽和度は室内気で99％，肺雑音はなく呼吸状態も落ち着いていた．最近，痰が多くなったエピソードも特になかった．CVA叩打痛もなく，頻尿や排尿時痛の訴えもなかった．

　本人と話していて気になったのが，会話している最中，しきりに穿頭術後の左前頭部を手で触っていることだった．本人にそのことを確認すると無意識に手で触っている様子だった．トイレに行った後はちゃんと手を洗っているか確認すると「だいたい洗っていると思う」と曖昧な返答をされた．発熱のため体が少しだるいとのことであったが頭痛はなく，項部硬直，Jolt accentuation of headache，Kernig's sign，Brudzinski's signといった髄膜刺激徴候も陰性であり，術後髄膜炎などは否定的な感じを受けた．左前頭部の痛みも特にないと話されていたが，発赤と熱感，腫脹が認められた（**図1**）．

　術後の経過をカルテで確認すると，1回目は左慢性硬膜下血腫に対する穿頭血腫洗浄術でドレーン留置はなく経過は順調であったが，手術5日目に病室で転倒して後頭部打撲のエピソードがあった．その1週間後に血腫の増大が認められ，再度同部位の血腫除去術が施行された．この時はドレーンを留置し術後4日目に抜去し，術後8日目には抜糸となっていた．抜糸2日後に病棟看護師が創部の発赤に気付き担当医に報告していたが，創部からは滲出液や排膿はなく経過観察となっていた．経過中に本人から頭痛の訴えは特になかった．7年前に心筋梗塞に対し，カテーテル治療歴があり，抗血小板薬を内服していた．今回入院後もチクロピジンとアスピリンの内服を継続しながら内科的治療が実施されていたが，血腫増大が認められたため，1度目の血腫除去術1週間前に服用が中止となっていた．アレルギー歴や副作用歴は特になく，肝機能も問題なかったが，腎機能はCcrが20mL/min程度に低下しており，薬剤の投与は通常よりも注意が必要な状態であると判断した．中耳炎や副鼻腔炎の既往歴は特になく，ここ最近，新たに処方された薬剤も特になかった．

　今回は慢性硬膜下血腫に対する穿頭血腫除去術を2回施行された患者に術後の発熱と創部の発赤，腫脹，熱感が認められたため，担当医が術後感染を懸念し，抗菌薬の選択について薬剤師にコンサルトとなったケースであった．

5 皮膚軟部組織感染症

> **プロブレムリストでここまでの情報を整理！**
> - #1 発熱
> - #2 術後創部周辺の発赤・腫脹・熱感あり
> - #3 CRP上昇
> - #4 慢性硬膜下血腫穿頭血腫除去術2回（1ヵ月以内）
> - #5 抗菌薬使用歴
>   － 周術期抗菌薬としてセファゾリン（CEZ）を手術日のみ使用
> - #6 入院期間およそ3ヵ月経過
> - #7 腎機能低下
>   － Ccr 21mL/min
> - #8 意識レベルクリア
>   － JCS 0
> - #9 頭痛なし
>   － 項部硬直，Kernig's signなどの髄膜刺激徴候なし

Q2 医師の提示している疾患も含め注意すべき鑑別疾患はありませんか？ **A2**

抗菌薬の提案と経過

1 抗菌薬提案前の頭の中の鑑別疾患

本症例で鑑別すべき疾患は，以下の4つである．

A2 **薬剤師が注目すべき鑑別疾患4つ**
①術後創部感染症
②手術手技とは関係ない本人の手を介した蜂窩織炎
③感染性硬膜下血腫・硬膜下膿瘍
④院内細菌性髄膜炎

a 術後創部感染症

手術部位感染（SSI）は感染創部の深さで分類され，それぞれの基準が定義されている（**表1**）[1]．一般に脳神経外科における手術部位感染は比較的少なく，その中でも穿頭血腫除去術は開頭手術に比較し侵襲性も少なく術後感染を起こすことはほとんどない[2-4]．ただし，今回のケースは同じ部位に2回の穿頭術が施行され，皮

表1 手術部位感染（SSI）の定義の基準

表層切開創SSI

感染は手術後30日以内に発症して，かつ感染は切開部の皮膚または皮下組織に限定され，かつ以下の少なくとも1つに該当するもの：
1. 表層切開創からの排膿がある．
2. 表層切開創から無菌的に採取した体液または組織培養で微生物が分離される．
3. 限局する腫脹，疼痛，圧痛，発赤，熱感のうち少なくとも1つの感染徴候を認め，切開排膿の必要性があり，培養により微生物が分離される．
4. 手術医または主治医が表層切開創SSIであると診断した場合．

除外基準
1. 縫合部の膿瘍（炎症はわずかで，排膿は縫合部位に限られる）
2. 会陰切開術または新生児の環状切除術部位の感染
3. 感染した熱傷
4. 筋膜および筋層まで広がった切開部のSSI（深部切開創SSI参照）

注：会陰切開術，環状切除術部位，および熱傷の感染については特別な基準を用いる．

深部切開創SSI

インプラントを留置しない場合は手術後30日以内に，留置した場合は1年以内に感染が発生し，感染が手術手技に関連していると考えられ，かつ感染は切開部深層の軟部組織（筋膜および筋層など）に及び，かつ以下の少なくとも1つに該当するもの：
1. 手術部位の臓器/体腔からではなく，深部切開創からの排膿
2. 深部切開創は自然に離開または外科医が慎重に切開したもので，患者に発熱（＞38℃），局所の疼痛，圧痛の徴候や症状が少なくとも1つあって，培養が陽性である．
3. 切開部深層の関係する膿瘍その他の感染の証拠が，直接的な検査，再手術の際，組織病理学的または放射線医学的な検査で見いだせる．
4. 手術医または主治医が深部切開創SSIであると診断した場合．

注：1. 切開部位の表層，深層の双方に及ぶ感染は，深部切開創SSIとする．
　　2. 切開部から排膿する臓器/体腔SSIは深部切開創SSIとする．

臓器/体腔SSI

インプラントを留置しない場合は手術後30日以内に，留置した場合は1年以内に感染が発生し，感染が手術手技に関連していると考えられ，かつ感染は切開部位以外で手術時に開いたかまたは触れた（臓器，体腔など）部分に及び，かつ以下の少なくとも1つに該当するもの：
1. 刺創を通じて臓器/体腔の留置ドレーンからの排膿がある．
2. 臓器/体腔から無菌的に採取した体液または組織の培養で微生物が分離される．
3. 臓器/体腔に及ぶ膿瘍，その他の感染の証拠が，直接的な検査，再手術の際，組織病理学的または放射線医学的な検査で見いだせる．
4. 手術医または主治医が臓器/体腔SSIであると診断した場合．

注：ドレーンのために開けた創の周囲が感染した場合はSSIではない．その深さによって皮膚あるいは組織の感染と考えられる．

（文献1より引用，一部改変）

膚バリア機能が低下していた可能性が考えられる．手術部位の経過は抜糸後の滲出液も特になく，表面上は傷もみられなかったが，コンサルト時は発熱に加え創部の発赤と腫脹，熱感が認められていることから，術後創部感染症の可能性も考えられる．

b 手術手技とは関係ない本人の手を介した蜂窩織炎

蜂窩織炎は限局性の疼痛，発赤，腫脹および熱感に特徴づけられる表皮から皮下組織の感染症である．四肢に好発し，発熱などの全身症状を伴うことが多い．起因菌としては*Staphylococcus* aureusやStreptococcus pyogenesのように皮膚や付属器に存在する細菌によって起こる場合と外因性の細菌によって起こる場合がある．コンサルト時の頭部CTでは穿頭術を施行した周辺の皮膚に浮腫が認められ，手術手技とは関係ない本人の手を介した蜂窩織炎も鑑別として考えられる(**図3**)．今回のケースでは自分でトイレに独歩で行っており，不衛生な手で創部を触ったことにより腸内細菌科の細菌による感染を起こしている可能性も考えられる．開放創はなく排膿もないことから，起因菌の同定は困難かもしれない．

c 感染性硬膜下血腫・硬膜下膿瘍

慢性硬膜下血腫に対する穿頭術後に頭蓋内感染症を認めることは非常にまれであるとされる．感染性硬膜下血腫は，硬膜下膿瘍とは病態が異なり，既存の硬膜下血腫に血行性に感染するもので，外傷や副鼻腔炎などは関与せず，起因菌もさまざまであるとされる．一般的に，硬膜下膿瘍と比べ感染による症状は軽いとされるが，排膿を完全にするために開頭術を行い，被膜全摘出術が必要になることもある．一方，硬膜下膿瘍では，外傷，脳外科手術，副鼻腔炎や耳の感染がリスクとなる．硬膜下膿瘍は脳膿瘍と同様に頭痛，てんかん発作などが現れることがあり，治療しなければ症状が進行し不幸な転帰をたどる．治療は膿瘍のドレナージで全身的な抗菌薬の投与が必要となる．脳膿瘍と同様，種々の細菌が起因菌となる．

d 院内細菌性髄膜炎

細菌性髄膜炎は内科的救急疾患であり，早期から適切な治療が行われないと致死的な経過をたどる重篤な感染症である．脳外科手術ではV-Pシャント※が細菌性髄膜炎のリスクが高く，種々の細菌が起因菌となる可能性があり，S. aureusやS. epidermidis，Enterococcus spp., Pseudomonas aeruginosaなどが報告されている．高齢者では項部硬直やKernig's signなどの特徴的な髄膜刺激徴候が認められないこともある．発熱は多くの症例で認められるものの，微熱程度のこともあり，嘔気・嘔吐や意識障害，頭痛が認められない症例も報告されている[5]．今回のケースは超高齢者であり，細菌性髄膜炎は腰椎穿刺を実施してみなければ分からないが，シャント留置はなく，穿頭術後の髄膜炎の報告はあるものの可能性としては低いかもしれない．

2 起因菌をつめながらの抗菌薬処方提案

細菌性髄膜炎は内科的救急疾患であり，本疾患が疑われた場合は可能な限り速やかに適切な抗菌薬治療の開始が望まれる．しか

※：シャントチューブ：頭蓋内圧が亢進し，中枢神経の圧迫を解除するために余分な髄液を生理的な範囲で他の体腔に流すものである．シャントチューブを体に埋設する手術をシャント手術と呼ぶ．主なシャント手術には，脳室から髄液を腹腔に導く脳室-腹腔シャント(V-Pシャント)，脳室から心房に髄液を導く脳室-心房シャント(V-Aシャント)，腰椎くも膜下腔から腹腔へ髄液を導く腰椎-腹腔シャント(L-Pシャント)がある．

し，院内発症の細菌性髄膜炎は特異的症状を呈しないこともあり，本疾患を疑うきっかけがなかなか得られないこともある．患者背景からは細菌性髄膜炎も否定できないが，意識障害はなく，バイタルも安定していたため，鑑別疾患としての優先順位は低いと考えた．また，入院患者の発熱の原因の多くを占める尿路感染症についても尿のグラム染色所見で白血球を認めず，優位な細菌も認められないことから今回は可能性が低いと考えられた．

一方で，開放創はなく排膿も認められていないが，術後創部の発赤，腫脹と発熱から皮膚軟部組織感染症が最も疑われた．本人は頭痛や創部の痛みを訴えていないため，髄膜炎や硬膜下膿瘍までは感染が波及していないかもしれないが，高齢者のため特異的な所見が得られていない可能性もある．

A1 起因菌としては，入院が長いことも考慮すると，MRSAを含めたS. aureusのカバーが必要と考えられた．担当医は腎機能があまりよくないことを懸念しており，バンコマイシン（VCM）の使用は控えたいとのことであった．そこで，院内のアンチバイオグラムを参照し，S. aureusを含めたグラム陽性菌カバーとしてミノサイクリン（MINO）を1回100mg 1日2回点滴静注を提案した．また，本人がしきりに患部を手で触っていたことから，腸内細菌科の細菌もカバーするため，セフトリアキソン（CTRX）を1回2g 1日1回点滴静注の併用も提案し実施となった．治療開始にあたり，MINOによるめまい症状の発現の可能性とそれによる転倒に注意する旨を本人，病棟看護師へ伝えた．

医師と相談の結果，MINOとCTRXの併用治療が開始となり，血液培養は実施となったが，穿刺培養および腰椎穿刺は実施とならなかった．意識障害などの神経症状があればVCMの使用も推奨しようと思ったが，意識障害はなく全身状態も良かったことから上記治療を提案した．ただし，意識障害が少しでもみられたら細菌性髄膜炎も鑑別に入れ，腰椎穿刺および抗菌薬の変更も考慮してもらうこととした．

3 モニタリング（経過観察）

抗菌薬治療開始翌日，様子を伺いに病棟へ行くと，体温は39.1℃まで上昇し，本人は前日よりもだるそうにしていたが意識レベルの低下はなく，循環動態も安定していた．頭痛は認めず，頭部の発赤，腫脹，熱感は変わらず悪化もなさそうだった．治療開始からまだ間もないことから，抗菌薬の効果はあと数日の使用をもって評価する旨を担当医と確認し，現行の抗菌薬治療が継続となった．

> MINOとCTRXはアンタゴニズムがあるとされますので本当は使いたくない組み合わせですね．

> そうですね．当時はアンタゴニズムを意識していませんでした．一般的に静菌的な抗菌薬と殺菌的な抗菌薬の併用はそれぞれの作用を減弱してしまう可能性があるとされていますね．（この部分は議論の余地があるテーマかもしれません．*In vitro*ではなく人体への投与では効果にどの程度影響あるか…）

治療3日目，体温は37.1℃に低下し，血圧は120/70mmHg，脈拍は70/分，呼吸数は18/分で室内気で酸素飽和度99%と循環動態および呼吸状態は変わらず安定していた．

治療4日目，午前中は特に発熱もなく落ち着いていて，局所の熱感，腫脹も改善してきているようにみえた．しかし，午後から38℃台へ体温が上昇し，看護師によると手足に脱力が出ている様子とのことであった．担当医によると，頭部画像所見では新規発症の脳梗塞や出血は特に認めず，発熱による一過性のものと考えているとのことだった．治療後の発熱により，穿頭術を同じ場所に2回実施していることもあり，感染が悪化した場合の頭蓋内への感染の波及を心配していた．もし感染が波及し，硬膜内膿瘍や脳室まで波及したら開頭術が必要になるため，そうなる前に何とか感染をコントロールするために抗菌薬を変更したいとのことであった．この時点で抗菌薬治療について評価を行う．

超高齢で腎機能もCcr 20mL/min前後と低下しており，起因菌もはっきりしていない．当初想定された起因菌としてはMRSAを含めた*S. aureus*と*Escherichia coli*などの腸内細菌科の細菌であったが，抗菌薬変更にあたり抗菌スペクトルは基質特異性拡張型β-ラクタマーゼ（ESBL）産生菌を考慮する程度で，新たな想定起因菌の追加について考えにくかった．

担当医は腎機能をこれ以上悪くしたくないため，VCMの使用は避けたいと当初から希望があった．そこで腸内細菌科細菌のESBL産生菌カバーも考えメロペネム（MEPM）を1回1g 1日2回，MRSAを含めたグラム陽性菌カバーとしてリネゾリド（LZD）を1回600mg 1日2回点滴静注を提案した．その日のうちに抗菌薬は変更となり投与開始となった．抗菌薬変更後も改善なければ開創してburr hole capを除去し，硬膜下腔の拡大が認められた場合は後方から穿頭ドレナージを実施するとのことであった．

LZDはVCMよりも腎臓への負担は少ないことが予想されるが，血小板減少には注意が必要であり，治療1週間以上経過してからの血小板数のモニタリングは特に注意を払うよう担当医に提案し，同時に採血時のチェックを実施した．

抗菌薬変更翌日より体温は37℃前半で推移し，皮膚症状の悪化も特に認められなかった．この時点で治療開始前に採取した尿培養と血液培養の同定結果が報告され，ともに陰性であった．

抗菌薬変更4日目からは解熱し，変更8日目には皮膚の発赤は少し残っていたが，熱感，腫脹は消失し（**図5**），血小板数の低下なく経過していた．便が少しゆるくなったとの本人の訴えから，

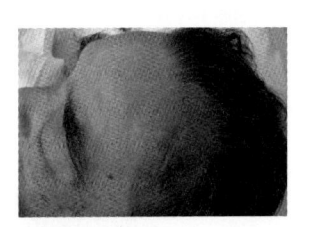

図5 頭部写真
（抗菌薬変更8日目）
（→口絵 viii）

CDトキシンの確認を担当医に提案した．検査が実施となり結果は陰性であったため，耐性乳酸菌製剤を1回1g，1日3回毎食後処方となり，軟便までで下痢はなく経過された．また，点滴治療に伴い，治療期間中の尿回数が1日15回前後の頻尿となり，夜間が少しつらいと話していたが，点滴治療終了とともに尿回数は1日8回前後に減少し落ち着いた．また，治療経過中の本人からの頭痛の訴えはなかった．

抗菌薬治療は変更後14日間投与され，治療期間全体を通し，腎機能，肝機能の悪化なく，血小板数の大幅な減少も認めず，重篤な副作用の発現を認めずに治療を終了することができた．

抗血小板薬は感染の治療終了10日後よりアスピリンのみ再開となった．治療終了後の感染の再燃はなく，慢性硬膜下血腫の増悪も認めず，さらに2ヵ月のリハビリを行った後，高齢者介護施設へ退院となった．

■ 検査所見
（治療3日目）
　血液検査：WBC 5,500/μL，Hb 9.5g/dL，Hct 26.9%，Plt 11.8×10^4/μL，Na 143mEq/L，K 4.3mEq/L，Cl 108mEq/L，BUN 26.4mg/dL，Cr 2.00mg/dL，Glu 111mg/dL，CRP 6.34mg/dL

（治療5日目）
　血液検査：WBC 5,300/μL，Hb 9.2g/dL，Hct 26.4%，Plt 11.3×10^4/μL，Na 141mEq/L，K 4.1mEq/L，Cl 103mEq/L，BUN 25.4mg/dL，Cr 1.86mg/dL，Glu 102mg/dL，CRP 6.11mg/dL

（治療8日目）
　血液検査：WBC 5,500/μL，Hb 11.1g/dL，Hct 31.3%，Plt 14.1×10^4/μL，Na 140mEq/L，K 4.4mEq/L，Cl 101mEq/L，BUN 19.9mg/dL，Cr 1.75mg/dL，Glu 100mg/dL，CRP 4.96mg/dL

（治療11日目）
　血液検査：WBC 5,300/μL，Hb 10.3g/dL，Hct 29.6%，Plt 12.3×10^4/μL，Na 139mEq/L，K 4.4mEq/L，Cl 103mEq/L，BUN 19.6mg/dL，Cr 1.76mg/dL，Glu 96mg/dL，CRP 2.65mg/dL

（治療14日目）
　血液検査：WBC 4,600/μL，Hb 9.4g/dL，Hct 27.6%，Plt 9.4×10^4/μL，Na 144mEq/L，K 4.6mEq/L，Cl 104mEq/L，BUN 22.7mg/dL，Cr 1.72mg/dL，Glu 90mg/dL，CRP 1.04mg/dL

（治療17日目）
　血液検査：WBC 4,300/μL，Hb 9.2g/dL，Hct 27.1%，Plt 8.0×10^4/μL，Na 140mEq/L，K 4.5mEq/L，Cl 103mEq/L，BUN 19.9mg/dL，Cr 1.62mg/dL，Glu 82mg/dL，CRP 0.49mg/dL

4 施設による治療へのアプローチの違い

a 院内で培養検査もグラム染色もできない場合

グラム染色をできない施設では，患者背景から想定される起因菌をカバーする抗菌薬を開始する．今回のケースのように，入院期間が長く，感染部位が穿頭術後の場合は，施設内での細菌の検出状況を踏まえた上で薬剤耐性菌をカバーすることも必要と考えられる．血液培養は必須であるが，起因菌を絞りきれない場合は，臨床症状および経過から診断された感染症に対してしっかり抗菌薬を使い切るスタンスで治療にあたる．

b 院内でグラム染色をできる場合

院内でグラム染色をできる場合は，皮膚や深部の膿瘍の穿刺吸引液で細菌が認められたらある程度起因菌を絞った抗菌薬を提案することが可能かもしれない．髄膜炎が疑われ腰椎穿刺した場合は，髄液のグラム染色で細菌が認められたら早期に起因菌を推定可能であるが，培養結果が出るまでは広域抗菌薬で治療を開始し，細菌が同定され薬剤感受性が確認できてから最適治療へ変更するのが妥当である．

本症例から学んださらなる一歩

本症例は起因菌をつめることができなかったが，幸い外科的治療の介入なく内科的な治療だけで症状が改善した．結果的に硬膜下までは感染が波及していたのかどうか不明であるものの，臨床症状，経過からは，おそらく硬膜下まで感染が波及する前に治癒することができたと考えられた．

LZD，MEPMの併用レジュメは起因菌を絞りきれずに実施した結果であり，over treatmentであった可能性は否定できない．しかし，患者背景から万一頭蓋内に膿瘍があれば好気性菌と嫌気性菌が関与する複数菌感染症を起こしていた可能性もあり，広域抗菌薬の使用はやむを得ないと考えられた．

治療開始前に血液培養が実施されたが，創部の穿刺液や切開排膿液の培養も起因菌をつめる上では実施すべきだったかもしれない．また，手術部位感染の危険因子の評価も治療にあたり実施しておきたい（**表2**）．

脳神経外科手術後の頭蓋内感染症は，周術期の抗菌薬投与が適切に行われる今日では非常に少なくなっており[6]，特に慢性硬膜下血腫に対する穿頭術後に頭蓋内感染症を認めることは非常にま

表2 手術部位感染の危険因子

患者
・年齢
・栄養状態
・糖尿病
・喫煙
・肥満
・離れた部位に同時に存在する感染
・微生物の定着
・免疫反応の変化
・手術前入院期間

手術
・手洗い時間
・患者の皮膚消毒
・術前の剃毛
・術前の皮膚の準備
・手術時間
・抗菌薬の予防投与
・手術室の換気
・手術機器の不適切な滅菌
・手術野の異物
・ドレナージ
・手術手技

（文献1より引用）

れとされる．しかし，穿頭術後に発症し開頭術を要した感染性硬膜下血腫の症例も報告されており[7]，高齢者や感染症を有する易感染宿主の慢性硬膜下血腫では，感染性硬膜下血腫を鑑別疾患の一つに挙げてもよいかもしれない[8,9]．

今回のケースにシャントはなかったが，脳外科手術の中でもV-Pシャントカテーテルは感染のリスクが高く，シャント感染では発熱が最も信頼性のある所見で，遅発性髄膜炎の場合，髄膜刺激徴候などが見られるのは1/3にすぎないとされる[10]．また，院内細菌性髄膜炎では髄膜刺激徴候は50%以下しかみられないとの報告もあり[11]，高齢者で脳外科手術，特にV-Pシャント術後の病歴は，腰椎穿刺実施の閾値は低くしておいてよいかもしれない．

今回使用したLZDは定常状態では脳脊髄液に血中濃度の80%が移行するとされ，組織移行性は良好でブドウ球菌性髄膜炎に有効性があるとされるが，第一選択はVCMとされる[11]．今回は担当医のVCMは避けたいとの意向からLZDを提案したが，結果的には組織移行性の面でも良好な治療効果が得られたと考えられた．

慢性硬膜下血腫に対する術後の抗凝固薬や抗血小板薬の再開時期には明確なエビデンスはないが[12]，今回のように経過をみながら再開するのが妥当であろう．

プロフェッショナルな対応の極意！

▶▶ 抗菌薬を提案する前に必ず患者背景と患者バイタルを確認する！
▶▶ 手術部位感染を疑ったらその術式，経過を把握する！
▶▶ 起因菌をつめる努力は全ての感染症に共通し，穿刺液培養も検討する！
▶▶ 皮膚軟部組織感染症や手術部位感染では感染の深さを評価する！
▶▶ 皮膚軟部組織感染症の治療に対する有効性の評価には皮膚の発赤・腫脹・熱感の確認を！
▶▶ 手術部位感染のコントロールにはドレナージ，デブリードマンも検討する！
▶▶ 脳外科術後の既往，特に開頭やシャント造設では細菌性髄膜炎も鑑別に髄膜刺激徴候の確認を！
▶▶ 院内細菌性髄膜炎では髄膜刺激徴候が陰性のこともあり，腰椎穿刺の閾値は低くてよいかもしれない！

医師から薬剤師へのアドバイス

- 適切な培養を提出できない場合には，全身状態がよければnarrowなレジュメから徐々にエスカレーションしていくというのは悪い選択肢ではないと考えます．
- しかし，今後さらに信頼が得られたら，「抗菌薬選択のためにも（副作用が起こった時のためにも），何より患者さんのためにも」局所の培養を提出していただくようにお願いしましょう．
- 治療開始後良くならないとなった場合，コンサルタントのこれ以上の失敗は，信頼関係が構築されていない初期にはあまり良いことではありません．ここは抗菌薬適正使用よりも，「泥臭くてもよいから治す」として，成功事例を積み重ねることに専念するのが，コンサルタントの一つの重要なスキルと考えます．
- VCMが原因での腎機能悪化は近年では少なくなっているとされます．そのようなことが仮に起こったとしても，より迅速に対応するためにコンサルタントがいます．ぜひ信頼を得たらVCMを使用して大丈夫だという事例も増やしましょう．「腎機能障害が心配」に配慮するあまりにVCMを使用しないとして主治医の不安に対応するのではなく，コンサルタントとして主治医と一緒にみているという姿勢をみせることで安心してもらえるようになりましょう．

引用文献

1) Mangram AJ, et al : Guideline for prevention of surgical site infection, 1999. Hospital Infection Control Practices Advisory Committee. Infect Control Hosp Epidemiol, 20 : 250-278, 1999.
2) Mori K, et al : Surgical treatment of chronic subdural hematoma in 500 consecutive cases : clinical characteristics, surgical outcome, complications, and recurrence rate. Neurol Med Chir, 41 : 371-381, 2001.
3) Rohde V, et al : Complications of burr-hole craniostomy and closed-system drainage for chronic subdural hematomas : a retrospective analysis of 376 patients. Neurosurg Rev, 25 : 89-94, 2002.
4) Blomstedt GC : Infections in neurosurgery : a retrospective study of 1143 patients and 1517 operations. Acta Neurochir, 78 : 81-90, 1985.
5) Kodaira M, et al : Bacterial meningitis in the elderly with neurosurgical procedures. Kansenshogaku Zasshi, 65 : 1550-1554, 1991.
6) McClelland S, 3rd, et al : Postoperative central nervous system infection : incidence and associated factors in 2111 neurosurgical procedures. Clin Infect Dis, 45 : 55-59, 2007.
7) Kobayashi N, et al : Infected organized subdural hematoma after burr hole operation : a case report. Jpn J Neurosurg, 18 : 464-469, 2009.
8) Choi CH, et al : A case of infected subdural hematoma. J Korean Neurosurg Soc, 34 : 271-273, 2003.
9) 本田 優ほか : 慢性硬膜下血腫術後に生じたinfected subdural hematomaの1例．脳神経, 54 : 703-706, 2002.
10) Gardner P, et al : Infections of central nervous system shunts. Med Clin North Am, 69 : 297-314, 1985.
11) van de Beek D, et al : Nosocomial bacterial meningitis. N Engl J Med, 362 : 146-154, 2010.
12) Ducruet AF, et al : The surgical management of chronic subdural hematoma. Neurosurg Rev, 35 : 155-169, 2012.

6 カテーテル関連血流感染症

中心静脈カテーテル留置患者の発熱

> **医師からの問い合わせ**
>
> 転入院前から中心静脈(CV)カテーテル留置中の患者さん，発熱とCV刺入部の発赤を認めます．とりあえず1日前からメロペネムを開始しています．おすすめの抗菌薬は？

症例

- **患者** 80歳 女性
- **主訴** 発語困難
- **現病歴**
  当院入院6日前，A病院で尿路感染症の診断でフロモキセフ(FMOX)の点滴加療が開始された．FMOX開始3日目より下痢が続き，完全静脈栄養(total parenteral nutrition；TPN)管理となる．当院入院当日の朝より発語がなく，当院へ救急搬送され脳塞栓症と診断される．当院入院後，脳塞栓症の治療を行いながらTPN継続となっていた．入院2週間経過後に39℃の発熱を認め，CVカテーテル抜去およびメロペネム(MEPM)が開始となっていた．入院時に検査したCDトキシンは陰性であり，入院後，下痢症状は治まっていた．今後の抗菌薬治療について薬剤師にコンサルトとなった．
- **既往歴** 高血圧(30年前)，糖尿病(40年前)，胆石手術(30年前)，PTCA(経皮的冠動脈形成術)(20年前)，糖尿病網膜症(レーザー治療)，腎盂腎炎(2年前)，脊柱管狭窄症(1年前)，狭心症(1年前)，神経因性膀胱(1年前)
- **アレルギー歴** あり(茄子で呼吸困難の既往)
- **社会歴** 喫煙歴：なし　飲酒：機会飲酒
- **処方歴**
  【内服薬】
  ファモチジン徐放錠20mg　　1回1錠　1日2回朝夕食後
  耐性乳酸菌製剤　　　　　　1回1g　 1日3回毎食後
  テルミサルタン錠20mg　　　1回1錠　1日2回朝夕食後
  フロセミド錠20mg　　　　　1回1錠　1日1回朝食後
  アテノロール錠25mg　　　　1回2錠　1日2回朝夕食後
  ワルファリン錠1mg　　　　 1回2錠　1日1回朝食後
  五苓散料　　　　　　　　　1回2g　 1日3回毎食後
  ドキサゾシン錠1mg　　　　 1回1錠　1日2回朝夕食後
  【注射薬】
  高カロリー輸液用　糖・電解質・アミノ酸・総合ビタミン液　1,000mL (CVカテーテル抜去に伴い中止)
  中止に伴い以下の輸液が開始となった．
  ビタミンB$_1$・糖・電解質・アミノ酸液　500mL　6時間かけて点滴静注
  3号輸液　500mL　12時間かけて点滴静注

アセテートリンゲル液　500mL　12時間かけて点滴静注
MEPM　1回0.5g 1日4回　2時間かけて点滴静注

■ **身体所見**
　身　　長：150cm，体重：42kg
　全身状態：落ち着いている
　Japan Coma Scale：Ⅰ-2
　バイタルサイン：血圧170/80mmHg，脈拍70/分，呼吸数22/分，体温39.2℃，SpO$_2$ 97%（O$_2$ 1L マスク）
　頭 頸 部：結膜貧血あり・黄疸なし，咽頭発赤なし
　胸　　部：胸部に圧痛なし
　心　　音：不整　心雑音なし
　肺　　音：crackle，wheezeなし
　腹　　部：平坦軟，圧痛なし
　背　　部：CVA（肋骨脊柱角）叩打痛なし
　鼠 径 部：CVカテーテル留置部位の発赤，熱感，腫脹あり

■ **その他**
　抗菌薬の使用歴：2週間以内に他院でFMOX　3日間の使用歴あり
　転入院時より尿道カテーテルの留置継続

■ **検査所見（コンサルト1日前：発熱時）**
　血液検査：WBC 6,360/μL, Hb 8.9g/dL, Hct 30.2%, Plt 18.6×10^4/μL, Na 136mEq/L, K 4.0mEq/L,
　　　　　　Cl 99mEq/L, BUN 27.3mg/dL, Cr 1.41mg/dL, Glu 217mg/dL, AST 15U/L, ALT 7U/L,
　　　　　　γ-GTP 14U/L, β-D-グルカン 121.5pg/mL
　胸部単純X線：左肺野で軽度透過性低下（**図1**）
　喀痰（気管内採痰）グラム染色：Miller&Jones分類 P1，Geckler分類 3，多核白血球（1＋）（**図2, 3, 4**）
　尿 検 査：タンパク（3＋），潜血（2＋），赤血球4～6/HPF，白血球21～30/HPF，硝子円柱（－），
　　　　　　顆粒円柱（－），細菌（＋）

■ **検査所見（コンサルト時）**
　血液検査：WBC 14,700/μL, Hb 8.0g/dL, Hct 24.2%, Plt 18.9×10^4/μL, Na 131mEq/L, K 4.4mEq/L,
　　　　　　Cl 95mEq/L, BUN 39.6mg/dL, Cr 1.62mg/dL, Glu 364mg/dL, AST 19U/L, ALT 11U/L,
　　　　　　γ-GTP 25U/L, CRP 10.18mg/dL, PT-INR 1.90

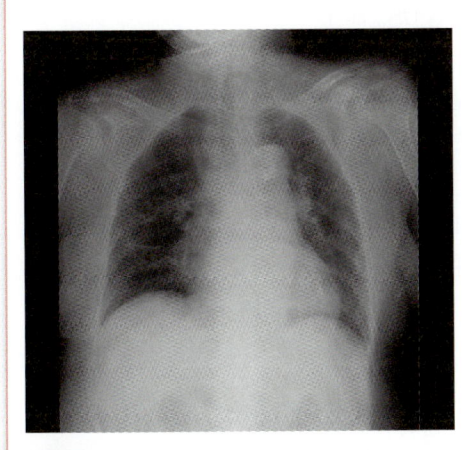

図1 胸部単純X線写真（臥位）

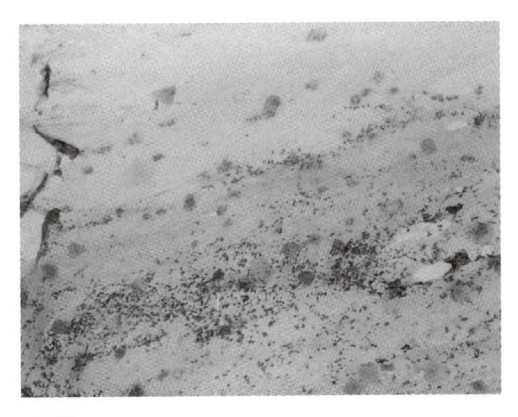

図2 喀痰グラム染色所見（100倍視野）（→口絵 ix）

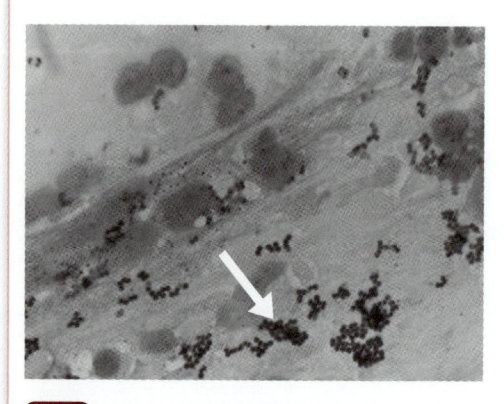

図3 喀痰グラム染色所見（1,000倍）（→口絵 ix）
矢印の菌：GPC in cluster

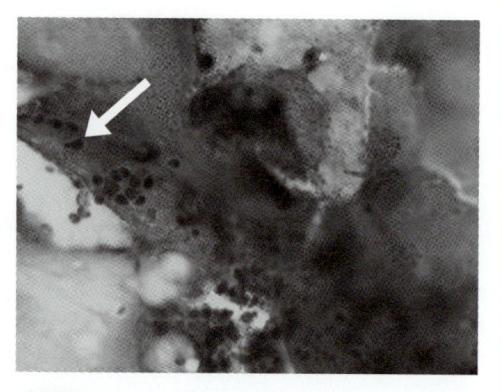

図4 喀痰グラム染色所見（1,000倍）（→口絵 ix）
矢印の菌：GP huge

Q1 ここまでのカルテ情報から，担当医へどんな抗菌薬をおすすめしますか？

A1

抗菌薬の提案に向けたベッドサイド・外来での情報収集

　ベッドサイドに患者の様子をみに行くと，意識レベルは覚醒しているものの失語のため発語はなく，意欲低下もあり，こちらの問いかけに対しはっきりとした回答は得られない状況だった．ベッド上ではリハビリを実施していたが，両下肢拘縮1/5，両上肢麻痺4/5とベッドでの臥床時間が長い状態であった．

　嚥下障害があるため，入院時よりNGチューブが留置されていた．多少，気道分泌物が多いものの喀痰はサクションで対応しており，crackleは聴取されなかった．前日の発熱時にはSpO$_2$が室内気で93%まで低下したが，酸素をマスクで1L送気後は，SpO$_2$は97%と呼吸状態は安定していた．また，前日の発熱（最高体温が39.2℃まで上昇した）から翌日には37℃まで下がり，循環動態も安定していた．

　カルテを確認したところ，前医での処置で下痢を理由になぜCVカテーテルが留置されたのか疑問がよぎるがそこは保留しておくことにして，病歴から尿路感染症（UTI）の診断で投与されたFMOXが入院時に中止となっていたことが分かった．入院当初は37℃前半の発熱が認められたが自然に解熱し，臨床症状も落ち着いていた．下痢症状については入院4日目まで便は緩かったが，

その後は症状も治まり，逆に便秘傾向となっていた．入院時に検査したCDトキシンは陰性であった．

入院後の経過は，心原性塞栓症としてヘパリンとワルファリン治療が開始され，高血圧については下痢が治まってから前医処方が再開となっていた．また，血糖コントロールが不良のため，インスリンのスケール処置が実施されていた．CVカテーテルおよび尿道カテーテルの留置は継続されていた．

当院入院2週間を経過したところで今回の急な発熱があり，CVカテーテルの刺入部を確認するとその周囲が赤くなっていた（図5）．カテーテル関連血流感染（CRBSI）を疑い，その日のうちにCVカテーテルは抜去となり，カテーテルの先端培養と血液培養2セットが実施となった．翌日には発赤は消失した．担当医は発熱の原因としてCRBSI，肺炎，UTIを想定しCVカテーテル抜去とMEPMを開始し，今後の抗菌薬選択について薬剤師にコンサルトした経緯であった．

> ここでは炎症の4徴である「発赤・熱感・腫脹・疼痛」をしっかり確認できるとよいですね．

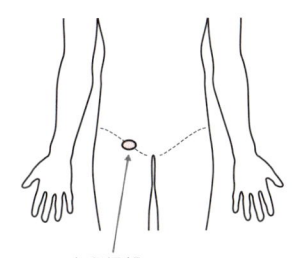

右鼠径部
CVカテーテル刺入部
発赤，熱感，腫脹あり

図5 CVカテーテル留置部のシェーマ

プロブレムリストでここまでの情報を整理！

- #1 発熱
- #2 CRP高値
- #3 CVカテーテル刺入部（右鼠径部）の発赤，熱感，腫脹あり
    - －CVカテーテル留置18日目
- #4 嚥下障害
    - －脳梗塞後NGチューブ留置
- #5 尿一般検査で細菌尿
    - －尿道カテーテルの留置あり（2週間以上）
- #6 糖尿病の既往
    - －血糖コントロール不良
- #7 抗菌薬の使用歴あり
    - －2週間以内にUTIとして他院でFMOX点滴静注
- #8 下痢の既往
    - －TPN管理
    - －CDトキシン陰性
- #9 呼吸器症状特になし
    - －喀痰グラム染色では上皮細胞多数，GPC in clusterおよびGP huge

■ #10 失語はあるものの意識レベル問題なし, 循環動態問題なし

Q2 医師の提示している疾患も含め注意すべき鑑別疾患はありませんか？　**A2**

抗菌薬の提案と経過

1 抗菌薬提案前の頭の中の鑑別疾患

本症例で鑑別すべき疾患は, 以下の4つである.

A2

薬剤師が注目すべき鑑別疾患4つ
① カテーテル関連血流感染症 (CRBSI)
② 腎盂腎炎
③ 誤嚥性肺炎
④ クロストリジウム・ディフィシル感染症 (CDI)

a カテーテル関連血流感染症 (CRBSI)

CRBSIはCVカテーテルのようなデバイスに起因する感染症であり, UTI, 肺炎に並ぶ院内で主に発症する感染症である. 皮膚バリア能の破綻により感染が成立する経路も多岐にわたり (**図6**), 起因菌としてコアグラーゼ陰性ブドウ球菌 (CNS) と黄色ブドウ球菌 (*Staphylococcus aureus*) が6〜7割を占める. 抗菌薬使用後のCRBSIではカンジダ属が原因となることもあり, 侵襲性カンジダ感染症のリスクファクターには, 皮膚バリア能の破綻に加え, 病原体が体内へ侵入するのを防いでいる好中球の減少などが挙げられる (**表1**)[1].

CVカテーテルの留置部位として最も感染リスクの高い部位が鼠径部であり, 特に黄色ブドウ球菌以外に腸内細菌科の細菌による汚染リスクが高い. CRBSIを疑ったらデバイスの抜去が基本である. 刺入部の局所症状ははっきりしないことも多く, 発赤がないことを理由に本疾患を否定はできないが, 発赤があったらCRBSIが強く疑われる.

b 腎盂腎炎

尿道カテーテルの留置は入院中のUTIのリスクになり, 逆行性に細菌感染を起こし腎盂腎炎を発症することもある. 前医で腎盂

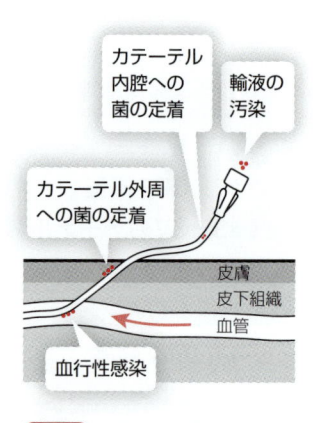

図6 カテーテル感染の生じる部位

表1 侵襲性カンジダ感染症のリスクファクター

- 血管カテーテル (特にCVカテーテル)
- 長期の好中球減少
- 広域抗菌薬の投与
- カンジダの定着
- 外科手術
- 腎不全
- ステロイド薬投与
- 重症患者
- 長期ICU入院
- がん化学療法

(文献1より引用)

腎炎の治療歴があることからその再発も考えられる．
　今回の症例は，CVA叩打痛について本人が痛がる素振りを見せないものの尿道カテーテルを留置していることから，UTIも鑑別疾患の一つに挙げたい．治療期間についても腎盂腎炎であれば2週間きっちり抗菌薬を使用すべきであるが，本症例は治療歴が3日であり，Partially treatedになっていた可能性も考えられる．

c 誤嚥性肺炎

　誤嚥性肺炎は，数時間というより数日，または数週間の期間をおいて緩徐に起こる．口腔内容物（嫌気性菌優位の好気性菌を含む種々雑多な細菌）を誤嚥し混合感染を引き起こす．
　今回の症例は脳梗塞を発症し，嚥下障害によるNGチューブを留置していることから，不顕性誤嚥（silent aspiration）も起こしていると考えられ，誤嚥性肺炎のリスクが高い患者と考えられる．また，喀痰のグラム染色では鏡検上，グラム陽性菌優位（図3，4）であるものの，polymicrobial pattern（複数菌感染の所見）であり，上皮細胞も多く，所見上は誤嚥性肺炎も鑑別に挙がる．しかし，呼吸器症状が乏しいこと，抗菌薬投与翌日には解熱して臨床症状も落ち着いていることは，肺炎の自然経過には少し合わないかもしれない．

d *Clostridium difficile* 感染症（CDI）

　過去の抗菌薬使用歴と関連した下痢で，下痢便中にトキシンAとトキシンBの両方または一方が検出された場合にCDIと診断される．抗菌薬関連下痢症の11〜30％，抗菌薬関連大腸炎の60〜75％，偽膜性大腸炎の90〜100％に *C. difficile* が関係するとされる[2]．近年，第3の毒素とされるbinary toxinが問題視されている．検査でトキシンAやBが偽陰性の場合もあり，トキシンが陰性だからといって完全に本疾患の除外はできないが，今回は抗菌薬の使用歴はあるものの下痢症状が落ち着いていることからCDIが遷延しているとは考えにくい．

2　起因菌をつめながらの抗菌薬処方提案

　入院中の発熱の鑑別疾患としては，肺炎やUTIに加え，CVカテーテルなどのデバイスが留置されている場合はCRBSIが鑑別の上位に挙がる．胸部単純X線上は左肺野の透過性の低下は認められるものの，SpO_2は1L程度の酸素投与で97％であり，呼吸数も22回/分と多少頻呼吸であるが呼吸器症状は比較的落ち着いている．また，喀痰のグラム染色所見からは上皮細胞が多く，GPC in clusterとGP hugeが認められるが，白血球（好中球）が

少ないこと，呼吸器症状が落ち着いていることから上気道に定着している菌がみえている可能性が高いと考えられた．

また，尿道カテーテルを留置していること，前医でUTIの診断でFMOXを投与していたことから，UTIの再発の可能性も考えられる．グラム染色所見がないため菌の推定は困難であるが，尿一般検査で白血球と細菌が認められており，UTIとして治療することも妥当な判断であろう．起因菌としては院内であっても多くは腸内細菌科のグラム陰性桿菌が問題となることが多い．したがって，これらの細菌をカバーする抗菌薬を使用することが妥当であろう．その意味では，エンピリックに開始されたMEPMは十分これらをカバーすることができると考える．

A1
前日の発熱時にCVカテーテルの刺入部に発赤と熱感，腫脹があったこと，CVカテーテル抜去により解熱している経過から，CRBSIが濃厚と考えられた．CRBSIの代表的な起因菌には，黄色ブドウ球菌やカンジダのほかに表皮ブドウ球菌(*S. epidermidis*)やSPACE※などが想定される．

ここで，MEPMの使用により解熱しているものの，抗菌薬の使用歴，および院内での発症を考えると，MRSAをカバーした抗菌薬をエンピリックに開始した方が無難であると考えられた．また，刺入部が鼠径であることから腸内細菌科のグラム陰性桿菌も起因菌として想定された．そこで，現在のMEPMは継続のまま，血液培養でMRSAが陰性と分かるまではバンコマイシン(VCM)を併用することを医師に提案した．VCM開始の際は，腎機能も低下しているためTDMで投与量の調節提案も実施する旨を伝えた．

担当医としては，CVカテーテル抜去およびMEPM使用により解熱が得られたため，血液培養の結果が出るまで現在のMEPMを継続し経過観察するとのことであった．

※：SPACE：*Serratia* sp., *Pseudomonas aeruginosa*, *Acinetobacter* sp., *Citrobacter* sp., *Enterobacter* sp.の頭文字をとった略．

3　モニタリング(経過観察)

CVカテーテル抜去およびMEPM開始翌日から解熱し，その後，発熱は認められず，循環動態も安定していた．

治療5日目に発熱時に採取した，カテーテル先端培養と血液培養の仮報告が報告される．

- **血液培養仮報告(発熱時)**　2セット中1セット陽性
  酵母様真菌(＋)
- **カテーテル先端培養(発熱時)**
  酵母様真菌(＋)

血液培養から検出されたのは黄色ブドウ球菌ではなく，酵母様真菌であった．発熱なく臨床症状は安定しているが，この報告結果からカンジダ血症であることが分かる．担当医に抗真菌薬として腎機能も悪いことから投与量の調節が不要のミカファンギン（MCFG）を1回100mg 1日1回点滴静注開始を提案した．この時点でMEPMは中止となりMCFGが開始となった．

CRBSIの代表的な合併症は，感染性心内膜炎（IE），骨髄炎，感染性血栓性静脈炎，深部臓器膿瘍などがあり，培養結果が判明するまでに時間がかかったので，まずはIEと眼内炎および深部臓器膿瘍を否定するため，<u>眼科コンサルト</u>および検査として経胸壁心エコー（TTE）と腹部CTのチェックを提案し実施となった．幸い，眼科からは両眼，白内障術後の人工水晶体挿入眼で眼底は汎光凝固施行後の停止糖尿病網膜症であるものの，カンジダ眼内炎などの真菌感染症を疑う所見は前眼部，中間透光体，眼底を通して認められないとのことであった．また，TTEの所見もVegetationは特に認められず，腹部CTにも特に臓器に膿瘍らしきものは映っていないとのことであった．また，MCFG開始3日目に，再検の血液培養を実施するよう担当医に提案し実施となった．

検体採取6日目，尿培養と喀痰培養の最終結果が報告された．

■ 尿培養　　10^7CFU/mL
　Morganella morganii（モルガン菌）（3＋）
　Escherichia coli（大腸菌）（3＋）
■ 喀痰培養（気管内採痰）
　MRSA（1＋）
　Klebsiella pneumoniae（肺炎桿菌）（1＋）
　真菌の発育を認めず

培養結果は尿中菌量が多く，UTIの可能性も考えられたが，尿道カテーテルを留置していることから定着菌が検出された可能性も高いと考えられた．抗菌薬治療2日目には解熱しており，CVカテーテル抜去で解熱していることから，CRBSIが発熱の原因と考えられた．治療初期に使用したMEPMは確かに検出菌には感性（S）であったが，治療経過からは腎盂腎炎の可能性は低いと考えられた．

検体採取10日目，血液培養の最終結果が上がる．

■ 血液培養（2セット中1セット陽性）
　Candida parapsilosis（＋）
■ カテーテル先端培養
　C. parapsilosis（＋）

カンジダなので目はみないといけないですが，そのほかの合併症検索をしなくてはいけない人かと言われるとそうでもないですね．培養結果が判明するまでに時間がかかった場合には合併症検索実施はありだと思います．

どのような病態のときに積極的に膿瘍検索を実施すべきでしょうか？

CRBSIでは，カテーテルを抜去して適切な抗菌薬を投与して72時間以内に解熱しない場合は合併症の検索をする必要があります．また，これ以外でも，新たな心雑音が聞こえる（IEの検索）とか，腰が痛い（骨髄炎の検索）とか，目の見え具合がおかしい（カンジダ眼内炎の検索）などというときは合併症の検索が必要です．

■ 各種真菌薬のMIC（μg/mL）
アムホテリシンB（0.5），フルシトシン（0.5），フルコナゾール（0.5），イトラコナゾール（0.25），ボリコナゾール（≦0.015），ミカファンギン（0.25）

Q3 この細菌培養同定結果の解釈と今後の治療方針で妥当なものは？
- 血液培養で2セット中1セットしか *C. parapsilosis* が検出されていないのでコンタミネーションである．CVカテーテルも抜去され，発熱もなくバイタルも安定しているため，抗真菌薬は不要であると担当医へ連絡する．
- カテーテル先端培養および血液培養から1セットでも *C. parapsilosis* が検出されていることから真菌血症である．検出されたのが *C. parapsilosis* のため，MCFGからフルコナゾール（FLCZ）へ早急に変更し，1週間きっちり使いきってもらうよう担当医へ連絡する．
- カテーテル先端培養および血液培養から1セットでも *C. parapsilosis* が検出されていることから真菌血症である．現在バイタルは安定しており，発熱もない．したがって，現在のMCFGで経過観察しながら，治療開始3日目に再検した血液培養で陰性であれば，その日から起算して2週間きっちり治療を継続するよう担当医へ連絡する．

A3 今回のケースはカテーテル先端培養と血液培養の両方から *C. parapsilosis* が検出されており，真の起因菌であり，CRBSIを起こしていると考えられる．カンジダ属は表皮ブドウ球菌などと違い，血液培養の結果は1セットでも陽性であれば真の起因菌として対応する[3]．また，その治療方針については，エンピリックにMCFGで治療開始後に今回のような *C. parapsilosis* が検出された場合や，FLCZをエンピリックに使用していて *C. glabrata* が検出された場合には，通常，これらの起因菌はその抗真菌薬のMICが高いことが一般的であるが，臨床症状が落ち着いていれば継続投与が可能であるとガイドライン上でも記載されている．つまり，患者の臨床症状が落ち着いていれば，治療している抗真菌薬に対して検出された真菌のMICが高くてもあわてて変更する必要はない．感染部位により移行性も考慮する必要はあるものの，経過をみながらその臨床効果を慎重にモニタリングしていくことが大切な姿勢である．各種抗真菌薬のスペクトラムを**表2**[4-8]に示す．

Q3-2つ目の薬剤変更部分については間違いではないが，上記理由により，それほど焦って変更する必要はなく，それよりも治療期間を1週間としていることに問題がある．治療期間について

表2 抗真菌薬のスペクトラム

	FLCZ	ITCZ	VRCZ	MCFG	CPFG	L-AMB	5-FC*
C. albicans	◎	◎	◎	◎	◎	◎	◎
C. tropicalis	◎	◎	◎	◎	◎	◎	◎
C. parapsilosis	◎	◎	◎	○	○	◎	◎
C. glabrata	△#	△#	○	◎	◎	○	◎
C. krusei	×	△#	◎	◎	◎	○	△
C. lusitaniae	○	○	○	◎	◎	×	◎
C. guilliermondii	◎	◎	◎	○	○	○	◎
Aspergillus sp.	×	○	◎	○	○	◎	×
Cryptococcus sp.	◎	○	○	×	×	◎	○
Zygomycota	×	×	×	×	×	◎	×
Trichosporon spp.	△	○	○	×	×	△	○

◎：活性良好，○：活性あり，△：活性の可能性，×：活性なし
FLCZ：フルコナゾール，ITCZ：イトラコナゾール，VRCZ：ボリコナゾール，MCFG：ミカファンギン，CPFG：カスポファンギン，L-AMB：アムホテリシンB，5-FC：フルシトシン
＊：単剤では耐性が獲得されやすい　＃：用量依存的感受性または耐性

（文献4-8より著者作成）

は米国感染症学会（IDSA）のガイドライン[8, 9]でも，真菌血症の治療では血液培養陰性化後2週間の治療を推奨している．中途半端な治療で半年後，1年後に内臓に真菌膿瘍ができて再発，などといった不幸なことにならないようにするためにも，きっちり血液培養陰性化を確認し，コンセンサスの得られている治療期間を守ることが大切である．

　幸い，再検の血液培養ではC. parapsilosisを認めず，現在のMCFGの効果が得られていると考えられた．臨床症状が安定しているため，このまま現在の治療を継続し，きっちり2週間治療後（総投与期間16日間）に治療は終了となった．

　抗菌薬，抗真菌薬治療実施中，特にアレルギー症状は認められず，また下痢症状も発現なく経過した．また，MCFG治療に伴いβ-D-グルカン[10]の値は低下していった．

　CVカテーテル抜去後，高カロリー輸液から経管栄養に切り替わり，感染のコントロールがついてインスリンからグリメピリドおよびボグリボースの内服により血糖もコントロールがついた．また，ワルファリンも抗菌薬使用による多少のPT-INRの上昇を認めたが，最終的には1.8前後で落ち着いた．

　その後，入院期間中，誤嚥性肺炎を一度発症したが，治療後落

ち着き，発熱もなくリハビリを継続しながら経皮内視鏡的胃ろう造設術(PEG)を行った後，介護付有料老人ホームへ退院となった．

■ 検査所見
(治療開始から5日目：MCFG開始日)
　血液検査：WBC 4,200/μL，Hb 8.3g/dL，Hct 26.0%，
　　　Plt 23.5×10⁴/μL，Na 138mEq/L，K 4.2mEq/L，
　　　Cl 102mEq/L，BUN 49.1mg/dL，Cr 1.74mg/dL，
　　　Glu 118mg/dL，AST 20U/L，ALT 11U/L，γ-GTP 18U/L，
　　　CRP 4.06mg/dL，PT-INR 3.22
(治療開始から10日目：MCFG使用6日目)
　血液検査：WBC 5,700/μL，Hb 8.8g/dL，Hct 26.6%，
　　　Plt 32.9×10⁴/μL，Na 141mEq/L，K 3.7mEq/L，
　　　Cl 103mEq/L，BUN 43.2mg/dL，Cr 1.25mg/dL，
　　　Glu 175mg/dL，AST 15U/L，ALT 10U/L，γ-GTP 16U/L，
　　　CRP 0.68mg/dL，β-D-グルカン 28.8pg/mL
(治療開始から22日目：MCFG使用中止2日目)
　血液検査：WBC 4,400/μL，Hb 8.5g/dL，Hct 26.0%，
　　　Plt 22.1×10⁴/μL，Na 140mEq/L，K 4.3mEq/L，
　　　Cl 103mEq/L，BUN 59.4mg/dL，Cr 1.81mg/dL，
　　　Glu 94mg/dL，AST 15U/L，ALT 13U/L，γ-GTP 23U/L，
　　　CRP 3.86mg/dL，β-D-グルカン 19.0pg/mL，PT-INR 3.18
(治療開始から40日目)
　血液検査：β-D-グルカン 12.9pg/mL，PT-INR 1.73

4　施設による治療へのアプローチの違い

a 院内で培養検査もグラム染色もできない場合

　院内でグラム染色も培養検査もできない施設では，CRBSIを疑ったらまず原因となっているデバイスの抜去を第一に考える．カテーテル先端培養に加え，忘れずに血液培養2セット採取後にエンピリックに抗菌薬を開始する．抗菌薬開始にあたり，入院患者であれば肺炎やUTIを発症していないか臨床症状を確認し，否定できれば，CRBSIの主な原因菌である黄色ブドウ球菌をカバーする抗菌薬を開始する．施設内でMRSAの検出率が高い場合は，VCMを培養結果が判明するまで使用することは妥当な判断と考える．培養結果が判明したら薬剤感受性の結果をもとに最適治療薬への変更を検討することが大切である．

b 院内で培養検査をできる場合

　院内に細菌検査室がある施設でカテーテルが抜去できない場合には，カテーテルからの血液培養と末梢血からの血液培養の時間差を根拠にCRBSIを診断する方法もある．この場合，カテーテルからの採血が2時間以上早く培養陽性になった場合に診断される(感度：89〜90%，特異度：72〜87%)[11]．

しかし，院内に細菌検査室がある施設以外は，通常この方法での診断は現実的ではなく，細菌検査を外部委託している多くの施設では，CRBSIを疑ったらCVカテーテル抜去と血液培養に加えエンピリックに抗菌薬を開始することが妥当であろう．

本症例から学んださらなる一歩

本症例は最終的に*C. parapsilosis*によるCRBSIとして治療を実施した．CRBSIの診断においてカテーテル刺入部位の感染所見は特異的であり，今回のように所見がある場合の診断は容易である．一方で，カテーテル刺入部位の感染所見の感度は極めて低いため，感染所見を欠くことはCRBSIの診断を除外することにはならない[9]ことを知っておくことは，臨床の場でCRBSIのマネジメントを行う上で大切なことである．

今回は，適切な検査が実施され，起因菌を拾うことで最適治療に貢献できた．IDSAガイドライン[9]では，鼠径部に留置されたCVカテーテル感染の重症感染症については，グラム陽性菌に加え，グラム陰性桿菌とカンジダ属を含めたエンピリック治療が推奨されている．治療開始時にMRSAをカバーするため，培養結果でMRSAを否定できるまではVCMを開始してもらっても良かったかもしれない．

米国では，カンジダ血症は入院患者の血流感染症の起因菌の第4位であり，粗死亡率は30～60％とされる．今回のケースは，CVカテーテル抜去と抗菌薬使用2日目より解熱し，その後，発熱が認められなかったことから，血液培養を実施していなければ抗真菌薬投与には至らなかったと考えられ，血液培養の重要性を再認識した症例であった．

本症例のようにCRBSIではCVカテーテルを抜去しただけで解熱することも多く，CRBSIを疑ったら「CVカテ抜去」とだけ認識している臨床医もいるかもしれない．CRBSIの場合，菌血症の原因をうやむやにしていては，その後，黄色ブドウ球菌であればIEや骨髄炎を起こしたり，カンジダであれば眼内炎を起こし，月単位で症状が進行して予後不良の原因となる．そこで薬剤師は，血液培養などが実施されていなければ，適切な検査および治療を積極的に提案したい．

CVカテーテルの刺入部については，ICUで熟練スタッフが挿入し，短期間の適切な管理下では挿入部位によるCRBSIの発生

表3 CRBSIの主な起因菌別の抗菌薬の治療期間

起因菌	推奨治療期間
黄色ブドウ球菌（MRSA含む）	最低2週間
コアグラーゼ陰性Staphylococcus（CNS）	5〜7日間（カテーテル抜去の場合）
腸球菌	1〜2週間
グラム陰性桿菌	1〜2週間
Candida spp.	血液培養陰性確認後2週間

（文献9より引用）

に有意差がなかったという報告[12]がある．しかし，一般的には挿入部位によるCRBSIの頻度は，鼠径部19.8％，鎖骨下4.5％[13]とされるように，明らかに鼠径部の感染リスクが高い．米国疾病管理予防センター（CDC）による血管内留置カテーテル由来感染の予防のためのガイドライン[14]でも，刺入部位について，成人では大腿静脈（鼠径部）を避けるとされている（エビデンスレベルA）．

また，各種起因菌により推奨される最低治療期間が異なるため（**表3**），これらを理解しておくことが肝要である．CNSが起因菌の場合，例外的にCVカテーテルを留置したまま抗菌薬のロック治療をしながら10〜14日間の抗菌薬投与をするレジュメもある．しかし，感染症専門医などのスタッフがいる場合以外はこの治療戦略はリスクが高いため，実践するのは避けた方がよいであろう．やはり基本が大切である．

プロフェッショナルな対応の極意！

- ▶▶ 抗菌薬を提案する前に必ず患者背景と患者バイタルを確認する！
- ▶▶ カテーテルのないところにCRBSIなし！
- ▶▶ CVカテーテル留置患者の発熱時には必ずカテーテル刺入部の確認を！
- ▶▶ CRBSIを疑ったら可能であればデバイスの抜去を第一に考える！
- ▶▶ CRBSIを疑ったら治療開始はブドウ球菌カバーから！
- ▶▶ 血液培養で真菌が検出されたら速やかに抗真菌薬の投与と眼科コンサルトおよび眼底検査を！
- ▶▶ 血液培養で真菌が検出されたら治療に伴う陰性確認を忘れずに！

▶▶ CRBSIの標準治療期間は起因菌により異なり，解熱しバイタルが安定していても最低治療期間はきっちり使う！
▶▶ カテ先培養は小手先培養，記念のカテ先のみの培養はやめましょう！
▶▶ CRBSIのエンピリック治療にはリネゾリド(LZD)は推奨されない！

医師から薬剤師へのアドバイス

- CRBSIで刺入部の炎症所見があるものは数％しかないとされますが，あった場合には極めて有用な所見ですので，それに気がつく一人に薬剤師さんもなってください．
- カンジダが血液培養から1セットでも生えてきた場合にはコンタミネーションとは考えません．そのほとんどはCRBSIと考えますので，カテーテル抜去のみで良くなっているようでも，治療開始をお願いします．
- カンジダが血液培養から生えてきた場合には，目の症状がなくても眼科受診が必要です．眼内炎があれば眼球移行性も踏まえた抗真菌薬の選択になります．また，真菌性眼内炎を見逃して視力障害を来した場合には，日本でも訴訟では勝てないといわれています．
- CRBSIのマネジメントはTDMなども含めて薬剤師さんが一番活躍できる分野と考えます．CRBSIを起こす全ての微生物のマネジメントが的確にできるようになりましょう．

引用文献

1) Eggimann P, et al : Epidemiology of *Candida* species infections in critically ill non-immunosuppressed patients. Lancet Infect Dis, 3 : 685-702, 2003.
2) 高久史麿：臨床検査データブック2013-2014．医学書院，2013．
3) Pien BC, et al : The clinical and prognostic importance of positive blood cultures in adults. Am J Med, 123 : 819-828, 2010.
4) Gilbert DN, et al : The Sanford guide to antimicrobial therapy, 43rd edition, Antimicrobial Therapy, 2013.
5) 青木 眞：レジデントのための感染症診療マニュアル，第2版，医学書院，2008．
6) 日本化学療法学会 抗菌化学療法法認定医認定制度審議委員会：抗菌薬適正使用生涯教育テキスト，改訂版，2013．
7) Madell GL, et al : Principles and practice of infectious diseases, 7th edition, Elsevier, 2010.
8) Pappas PG, et al : Clinical practice guidelines for the management of candidiasis : 2009 update by the Infectious Diseases Society of America. Clin Infect Dis, 48 : 503-535, 2009.
9) Mermel LA, et al : Clinical practice guidelines for the diagnosis and management of intravascular catheter-related infection : 2009 update by the Infectious Diseases Society of America. Clin Infect Dis, 49 : 1-45, 2009.
10) Jaijakul S, et al : (1,3)-β-D-glucan as a prognostic marker of treatment response in invasive candidiasis. Clin Infect Dis, 55 : 521-526, 2012.

11) Blot F, et al : Diagnosis of catheter-related bacteraemia : a prospective comparison of the time to positivity of hub-blood versus peripheral-blood cultures. Lancet, 354 : 1071-1077, 1999.
12) Deshpande KS, et al : The incidence of infectious complications of central venous catheters at the subclavian, internal jugular, and femoral sites in an intensive care unit population. Crit Care Med, 33 : 13-20, 2005.
13) Merrer J, et al : Complications of femoral and subclavian venous catheterization in critically ill patients : a randomized controlled trial. JAMA, 286 : 700-707, 2001.
14) O'Grady NP, et al : Guidelines for the prevention of intravascular catheter-related infections. Am J Infect Control, 39 (Suppl 1) : S1-S34, 2011.

7 脳膿瘍

食欲低下から体重が減少し歩行困難に至った患者

医師からの問い合わせ

昨日，多発性脳梗塞の疑いで入院した患者さん，感染症もありそうです．おすすめの抗菌薬は？

症例

- **患 者** 66歳　男性
- **主 訴** 歩けない，両下肢脱力
- **現病歴**
  1ヵ月前より食欲低下，体重減少の精査のためA病院に入院し，補液，食事療法を行いながら検査を行っていた．1週間前より発熱があり冷却，NSAIDsによる対症療法を行っていた．4日前より両下肢脱力を訴え歩行困難となる．3日前には症状が進行し歩行不能となり当院紹介入院となった．入院後，多発性脳梗塞が疑われ治療を開始し，感染症の合併症も考えられたため，抗菌薬の選択について薬剤師にコンサルトとなった．
- **既往歴** 食欲低下・めまい（1ヵ月前）
- **アレルギー歴** なし
- **社会歴** 喫煙歴：あり（20本弱）　飲酒：毎日日本酒3合以上
- **処方薬**
  【内服薬】
  テルビナフィン錠125mg　1回1錠　1日1回朝食後
  （当院入院後は中止）
  【注射薬】
  アセテートリンゲル液　　　　　　　500mL　　24時間かけて点滴静注
  ヘパリンナトリウム　　　　　　　　1万単位　アセテートリンゲル液に混注
  ビタミンB_1・糖・電解質・アミノ酸液　500mL　　6時間で点滴静注
  濃グリセリン・果糖配合製剤　　　　1日2回　1回200mL　2時間かけて点滴静注
- **身体所見**
  身　　長：167.6cm，体重：46kg
  全身状態：悪くない
  Japan Coma Scale（JCS）：Ⅰ-2
  バイタルサイン：血圧120/58mmHg，脈拍80/分，呼吸数18/分，体温37.6℃，SpO_2 99%（室内気）
  頭 頸 部：貧血・黄疸なし，咽頭発赤なし
  胸　　部：胸部に圧痛なし
  心　　音：整　心雑音なし
  肺　　音：crackle，wheezeなし
  腹　　部：平坦軟，圧痛なし

背　　部：CVA（肋骨脊柱角）叩打痛なし
転入院前から尿道留置カテーテルあり
■ 検査所見（入院時）
血液検査：WBC 13,000/μL, Hb 9.8g/dL, Hct 27.6%,
Plt 34.0×10⁴/μL, Na 133mEq/L, K 3.2mEq/L,
Cl 96mEq/L, BUN 19.9mg/dL, Cr 0.60mg/dL,
Glu 129mg/dL, AST 40U/L, ALT 15U/L,
γ-GTP 51U/L, CRP 19.42mg/dL,
CPK 1,801U/L
胸部単純X線：浸潤影なし（図1）
頭部MRI：左側頭後頭葉に中程度の梗塞巣，右小脳・両側後頭葉などに小梗塞巣を認める（図2, 3）
■ 検査所見（コンサルト時：入院2日目）
血液検査：WBC 12,500/μL, Hb 9.2g/dL, Hct 26.2%,
Plt 39.7×10⁴/μL, Na 136mEq/L, K 3.4 mEq/L,
Cl 98mEq/L, BUN 16.5mg/dL, Cr 0.52mg/dL,
Glu 98mg/dL, AST 75U/L, ALT 28U/L, γ-GTP 75U/L, CRP 16.42mg/dL, CPK 1,676U/L
喀痰（気管内採痰）グラム染色：Miller&Jones分類P1, Geckler分類3, 多核白血球（1＋），有意な細菌を認めず（図4）
尿グラム染色：白血球（1＋），有意な細菌を認めず（図5）
頭部MRA：異常所見なし

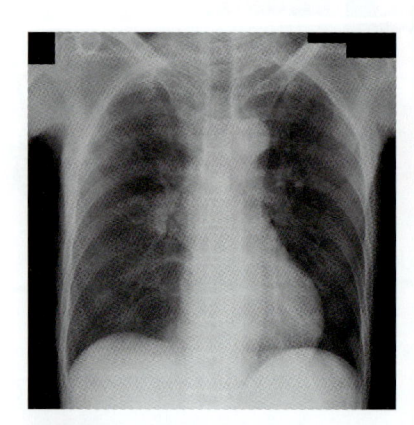

図1　胸部単純X線写真（臥位）

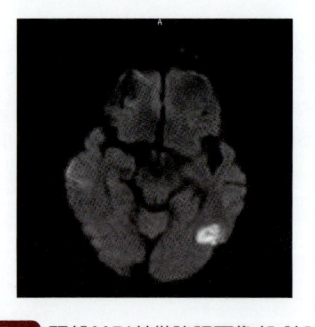

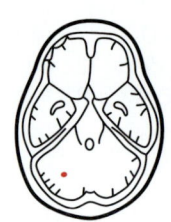

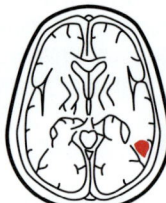

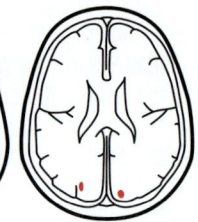

図2　頭部MRI拡散強調画像（入院時）　　図3　頭部MRI画像所見（入院時シェーマ）

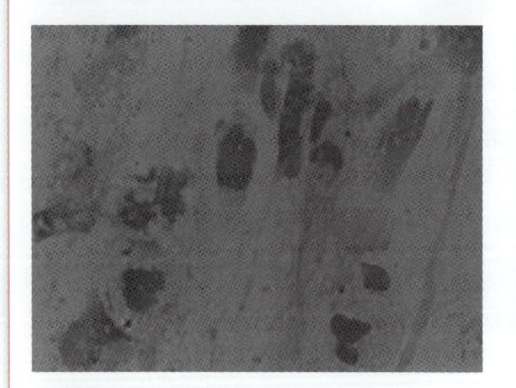

図4　喀痰グラム染色所見（1,000倍視野）（→口絵 ix）

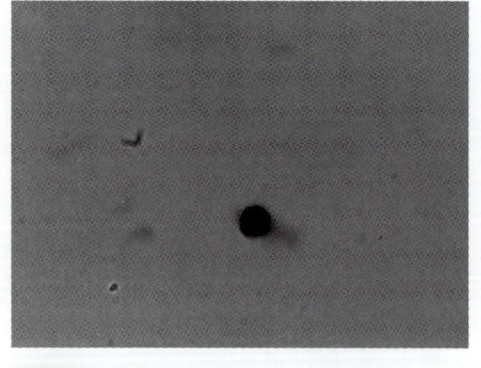

図5　尿グラム染色所見（1,000倍視野）（→口絵 ix）

Q1 ここまでのカルテ情報から，担当医へどんな抗菌薬をおすすめしますか？

抗菌薬の提案に向けたベッドサイド・外来での情報収集

　ベッドサイドに患者の様子をみに行くと，下肢脱力もあり活動性が低く，ベッドに臥床して安静にしていた．入院時のJCSはI-2で，名前，生年月日は正答できるが，日付や場所に見当識障害が認められていた．訪室時は会話可能だが声に力がなく，小声で後頭部痛と腰の痛みを訴えていた．どちらも我慢できる程度とのことだった．「2ヵ月前くらいから食欲が低下し，10kg以上体重が減ったため，入院して1ヵ月くらいはいろいろ検査をしたが，どこが悪いのかよく分からないんだ」と話された．

　バイタルサインは体温が37.6℃と微熱はあるものの，血圧120/58mmHg，脈拍は80/分，呼吸数は18回/分，酸素飽和度は室内気で99％と，循環動態および呼吸状態は安定していた．しかし，手指に力が入りにくいため，ナースコールがしっかり押せず，マウスタイプのものに変更となっていた．Manual Muscle Test（MMT）は上肢2/5左右差なし，下肢は右が1/5，左は2/5，上肢は肩拳上と肘屈曲のみが可能で，筋力低下の印象を受けた．むせ込みはないものの，水分の飲み込みが悪いため，嚥下食が出されていた．

　カルテを確認すると，A病院での抗菌薬の使用歴は特になく，4日前より両下肢脱力を訴え，3日前には症状が進行して歩行不能となり，当院紹介入院となっていた．入院時のMRI上では，左側頭後頭葉に中程度の梗塞巣，右小脳・両側後頭葉などに小梗塞巣を認め（図3），心電図モニター上は血栓の原因となるような不整脈は認めないものの，弁膜症性またはTrousseau（トルーソー）症候群※による塞栓症として治療が開始されていた．

　肝・腎機能は特に問題なく，薬剤に関する副作用歴，アレルギー歴もなかった．定期的な内服薬は爪白癬に対してテルビナフィンを服用していたが，CPK上昇の原因として疑われ，当院入院時より中止となっていた．そのほか，基礎疾患は特になく，<u>中耳炎や副鼻腔炎の既往もなかった</u>．最近，歯槽膿漏が気になり歯科受診したいと思っており，その旨を担当医に伝えてあるとのことであった．

※：Trousseau（トルーソー）症候群：Trousseau症候群は，潜在性の悪性腫瘍の遠隔効果により神経症状を生じる傍腫瘍性神経症候群の一つで，悪性腫瘍に伴う血液凝固能の亢進により脳梗塞を生じる病態である．乳癌や子宮癌などの婦人科腫瘍が多く，そのほかに，肺癌，消化器癌，腎臓癌，前立腺癌などの固形癌が原因となりやすい．原疾患の治療と抗凝固療法が必要となる．

> 脳膿瘍を確認するためにも，中耳炎や副鼻腔炎の既往を確認することは大切です．

プロブレムリストでここまでの情報を整理！

- #1 発熱
- #2 白血球, CRP高値
- #3 JCS I-2
- #4 CPK高値
- #5 頭痛（後頭部痛）
- #6 MRIで多発性脳梗塞の疑い
- #7 食欲低下・体重減少
- #8 両上下肢脱力（歩行不能）
- #9 アルコール多飲
- #10 めまい

Q2 医師の提示している疾患も含め注意すべき鑑別疾患はありませんか？ A2

抗菌薬の提案と経過

1 抗菌薬提案前の頭の中の鑑別疾患

本症例で鑑別すべき疾患は，以下の5つである．

A2 薬剤師が注目すべき鑑別疾患5つ
①脳血管障害（多発性脳梗塞）
②原発性・転移性脳腫瘍
③脳膿瘍
④多発性硬化症
⑤神経サルコイドーシス

a 脳血管障害（多発性脳梗塞）

頭部MRIの拡散強調画像（**図2**）で病変が描出されていることから，脳梗塞などの脳血管障害が疑われる．**図3**より多発性脳梗塞が疑われて当院入院となっており，本疾患は鑑別疾患の一つとして挙げられる．担当医が入院時に疑ったTrousseau症候群であれば，腫瘍による全身衰弱から続発性に当院転院直前に脳梗塞を発症したと考えられ，臨床経過としては矛盾なく説明できそうである．また，感染性の塞栓症による脳血管障害とすれば感染性

心内膜炎も想起される．しかし，1ヵ月前から症状が進行し，両下肢の脱力の症状発現からの経過が長いことは，臨床症状が急性の経過をたどる脳血管疾患と合わないかもしれない．

b 原発性・転移性脳腫瘍

原発性脳腫瘍の50〜60％は神経膠腫が占め，髄膜腫が25％，神経鞘腫が10％，それ以外がその他の脳腫瘍である．全身の癌からの脳転移は原発性脳腫瘍よりも圧倒的に多い．症状としては，①亜急性に進行する局所神経症状，②てんかん発作，③頭痛，認知症，人格変化，歩行障害などの非局所性神経変化，などである．全身倦怠感，体重減少，食欲不振，発熱などの全身症状の存在は，原発性脳腫瘍よりも転移性脳腫瘍を示唆する．

今回のケースでは，食欲低下と体重減少，頭痛，歩行障害などの症状は転移性脳腫瘍に合う．しかし，当院入院前にA病院に入院中に全身の腫瘍を検索されていたものの，はっきりした病変はみつからず，対症療法されていた病歴から転移性脳腫瘍の可能性は低いかもしれない．

> 脳腫瘍は肺から来ることが多いですので，胸部単純X線写真の確認が大切です．

> 薬剤師も，医療現場の共通言語である胸部単純X線写真は，医師と一緒になってみられるようになりたいですね．

c 脳膿瘍

脳膿瘍は脳実質内の化膿性炎症であり，頭蓋内感染症としては比較的まれな疾患で，発症率は年間10万人当たり0.3〜1.3人とされる．齲歯，中耳炎や副鼻腔炎などの頭部の感染症や，胸部その他の部位の化膿性感染症，穿通性頭部外傷，脳外科手術などが感染源となり，感染が血流によって脳に及んだ場合に脳膿瘍ができることがある．原発巣によって病変部位と起因菌に特徴がある（表）が，多くの場合，複数菌感染症とされる．

免疫能が正常な場合は，レンサ球菌，腸内細菌科細菌，嫌気性菌，ブドウ球菌が主な起因菌となる．HIV感染などの易感染宿主では*Nocardia*属，*Toxoplasma gondii*，*Aspergillus*属，*Candida*属も起因菌となることがある．インドやアジアでは，抗酸菌感染症（結核腫）が中枢神経系の局所的占拠性病変として最も多いとされる[2]．

今回のケースでは，頭痛，発熱などの非特異的な所見のみで他の感染のフォーカスが見当たらず，本疾患も疑われる．

d 多発性硬化症

多発性硬化症は神経脱髄疾患であり，その特徴は中枢神経系の髄鞘の炎症と選択的な破壊である．再発や寛解の経過をたどる場合から進行性の経過を示す場合もある．

発症頻度は男性よりも女性に多く（約3倍），好発年齢は一般的に20〜40代であるがどの年代でも発症し得る．四肢の脱力は，

表　成人脳膿瘍の原因と部位および起因菌

感染源	膿瘍形成部位	起因菌	エンピリック治療
副鼻腔	前頭葉	好気性 streptococci 嫌気性 streptococci *Haemophilus* spp. *Bacteroides* spp. (non-*fragilis*) *Fusobacterium* spp.	ペニシリン＋ メトロニダゾール or セフォタキシム＋ メトロニダゾール
耳 (中耳炎・ 乳様突起 炎など)	側頭葉, 小脳	*Streptococcus* spp. 腸内細菌科細菌 *Bacteroides* spp. *Pseudomonas aeruginosa*	ペニシリン＋ メトロニダゾール＋ セフタジジム
転移性 多発病変	全脳 (特に中大脳動脈に沿った部位)	原発部位による 　感染性心内膜炎 　　*Staphylococcus aureus* 　　Viridans streptococci 　尿路感染症 　　腸内細菌科細菌 　　*Pseudomonas* spp. 　腹腔内感染症 　　*Streptococcus* spp. 　　腸内細菌科細菌 　　嫌気性菌 　肺膿瘍 　　*Streptococcus* spp. 　　*Actinomyces* spp. 　　*Fusobacterium* spp.	Nafcillin＋ メトロニダゾール＋ セフォタキシム
鋭的外傷	創部周辺	*Staphylococcus aureus* *Clostridium* spp. 腸内細菌科細菌	Nafcillin＋ セフォタキシム
術後		*Staphylococcus epidermidis* *Staphylococcus aureus* 腸内細菌科細菌 *Pseudomonas* spp.	バンコマイシン＋ セフタジジム

（文献1より著者作成）

筋力低下や巧緻運動障害，疲労感，歩行障害などとして現れる．視神経炎は，視力低下や霧視，中心視野での色覚認識の低下として現れる．視覚症状は一側性であることが多いが，両側性に起きることもある．失調は小脳性の振戦として現れることが多い．多発性硬化症の90％以上に膀胱機能障害がみられる．

　臨床症状と経過からは合う部分もあるが，本症例では視覚症状は認められていない．

b 神経サルコイドーシス

サルコイドーシスは非乾酪性肉芽腫を特徴とする原因不明の炎症性疾患である．全ての臓器に障害を及ぼす可能性があるが，最も障害されやすい臓器は肺である．

神経症状は全サルコイドーシスの5～10％程度に認められる比較的なまれな合併症で，病型として中枢神経病変，髄膜病変，水頭症，血管病変，末梢神経病変と分類される．髄液検査ではリンパ球性髄膜炎によりタンパクが軽度上昇し，髄液糖は通常は正常であるが低下することもある．けいれんや認知障害がみられることもある．

今回の症例では，胸部単純Ｘ線写真上は肺門リンパ節の腫脹は認められず，本疾患に特徴的な呼吸器症状を認めないこと，頭部MRI画像上もサルコイド結節のような病変を認められないことから，本疾患の可能性は低いかもしれない．

2　起因菌をつめながらの抗菌薬処方提案

喀痰のグラム染色所見は，膿性部分を少し含む良質検体で，鏡検では上皮細胞をほとんど認めず，全体的に白血球数は少なく有意な細菌も認められなかった（**図4**）．所見および臨床症状からは一般細菌による呼吸器感染症は否定的と考えられた．また，当院入院前から尿道カテーテルを留置していたために細菌尿は考えられたが，尿のグラム染色所見では，白血球は散見されるものの有意な細菌を認めず，尿路感染症も否定的な所見であった（**図5**）．

これらのことから，入院患者で比較的よく見る感染症である肺炎や尿路感染症は否定的な所見であり，臨床症状からは特異的な所見がないため，この段階で感染源を絞り込むことはできなかった．

現在の病状，経過を説明できそうな病態としては，Trousseau症候群か感染性心内膜炎からの塞栓症，または脳膿瘍の可能性が考えられた．担当医と相談の上，血液培養2セットと喀痰の抗酸菌培養，および感染性心内膜炎の確認のため経胸壁心エコー（TTE）を提案し実施となった．TTEでは特にVegetationは認められなかった．そこで，臨床症状は落ち着いていたため抗菌薬を使用せずに数日経過観察を提案した．翌日，腰の痛みに対し腰部のMRIを施行したところ，腰椎にヘルニアを認めたが，化膿性脊椎炎などの所見は認められなかった．

コンサルト3日目，37℃台の微熱が依然続いていた．この日に担当医が脳波検査を実施したところ異常が見つかり，脳炎や脳症の可能性もあるため腰椎穿刺が実施となった．髄液検査値は以下であった．

■ 髄液所見（コンサルト3日目）
（圧が低く少量しか採取できず）
性　　状：水様透明
　　圧　：初圧55mmH₂O
細 胞 数：25/mm³
細胞成分：単核球100%，多核球0%
タンパク：400mg/dL
　　糖　：40mg/dL（髄液糖/血糖比＝0.25）

　髄液は水様透明で細胞数は少ないもののタンパクが高値を示し，髄液糖/血糖比は低い値を示した．担当医は真菌感染症を疑い，ホスフルコナゾール（F-FLCZ）1回800mg 1日1回静注（ローディング），3日目以降1回400mg 1日1回静注（維持量）を開始していた．この段階でヘパリンの点滴治療は中止となり，特に抗凝固薬などの内服薬も処方されなかった．

A1　この時の髄液所見および項部硬直，jolt accentuationが陰性である臨床症状から，髄膜炎の可能性は低いと考えられた．しかし，脳膿瘍の可能性は除外できず，起因菌は不明であるが血液培養結果が出るまでは広域抗菌薬のメロペネム（MEPM）1回1g 1日3回点滴静注をF-FLCZに併用するよう担当医へ提案し実施となった．

> MEPMはスペクトラムとしては取りこぼしがなさそうにみえますが，中枢神経への移行性が悪いです．ここは中枢神経への移行のよい抗菌薬で，レンサ球菌や嫌気性菌をカバーするためにエンピリックにはCTRX＋MNZがよいでしょう．

3　モニタリング（経過観察）

　抗菌薬治療開始翌日に血液培養の仮報告で2セット中1セットからグラム陽性球菌が検出されたことが報告される．治療開始後から発熱のピークは低下傾向を示し，バイタルも落ち着いていたため，この段階でバンコマイシン（VCM）の開始提案はせず，担当医と相談の上，治療は現行のまま同定結果を待つことにした．治療開始4日目には解熱し，喀痰の抗酸菌染色では陰性の報告を受けた．

　治療開始5日目，培養結果が報告される．髄液培養は陰性，血液培養からはMSSAが2セット中1セットから同定された．

Q3 この細菌培養同定結果の解釈と今後の治療方針で妥当なものは？
- 血液培養で2セット中，1セットからMSSAが検出されていることから，コンタミネーションの可能性が高く，抗菌薬治療は中止可能であることを担当医に提案する．
- 血液培養で2セット中，1セットからMSSAが検出されていることから，菌血症を起こしていることは確かなので，最適治療薬としてセファゾリン（CEZ）へのde-escalationを担当医に提案する．
- 血液培養で2セット中，1セットからMSSAが検出されていることから，菌血症を起こしていることは確かであり，脳膿瘍の可能性もあるため中枢神経移行性のよい抗菌薬治療を推奨する． **A3**

A3 今回のケースでは血液培養2セット中1セットからMSSAが検出されており，*Staphylococcus aureus*が血液培養から検出された場合は真の起因菌の可能性は93%であり[3]，コンタミネーションはないと考えることが大切である．つまり，結果からはMSSAの菌血症を起こしていることは確かであり，治療が必要である．今回のケースは，脳膿瘍という中枢神経感染症に罹患している可能性があることが抗菌薬選択の大切なポイントとなる．MSSAの最適治療薬はnafcillinまたはoxacillinとされるが，日本では現在どちらも手に入らないため，第一世代セフェム系薬のCEZが代替薬とされている．しかし，CEZは中枢への移行性が悪いため，本菌による脳膿瘍では第三世代セフェム系抗菌薬を使用する．また，MRSAの場合，移行性はそれほどよくないがVCMが第一選択とされる[4]．

今回のケースでは，本培養結果から担当医がMSSAの菌血症としてCEZに切り替えようとしていたが，脳膿瘍の起因菌としても考えられることから，de-escalationは実施しにくく，現在使用中のMEPMを継続することを提案し継続投与となった．ここでMEPMを継続した根拠は，MSSAをカバーに加え，脳膿瘍は通常，複数菌感染症の形をとることが多いため，嫌気性菌カバーも兼ねることができるためであった．ただし，嫌気性菌カバーにはメトロニダゾール（MNZ）を併用することでもカバー可能となり，欧米でのエンピリック治療ともなっている．

治療7日目，腹部CTを実施したが特に所見は認められなかった．治療11日目に頭部造影MRIが実施となった（**図6**）．結果，リング形成がみられ，膿瘍を示唆する所見であった．担当医によると，造影MRIの所見上も周囲が丸く，脳腫瘍というよりも膿瘍病変と考えられるとのことであった．

この段階であらためて脳膿瘍として治療の本腰を入れた．抗菌

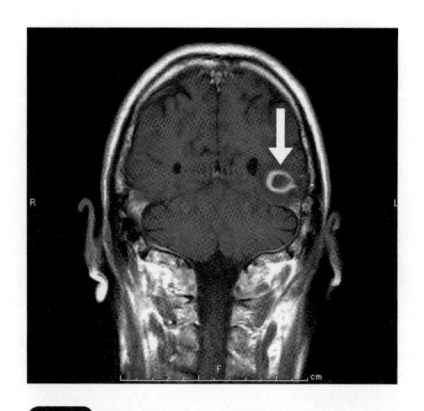

図6 頭部造影MRI画像（T1強調画像）

薬としては，起因菌と考えられるMSSAおよび嫌気性菌も含めた広域抗菌薬でかつ中枢移行性のよいものを考える．臨床症状は落ち着いており，現行のMEPMで経過良好のため，抗真菌薬は中止し，MEPM単剤で経過観察することとなった．脳膿瘍であれば，治療効果の判定はCTまたはMRIによる画像で経過を追いながら観察する．血液検査は比較的早い段階で白血球もCRPも正常値に戻ったが，頭部MRI所見は長く残り長期戦になる可能性があること，治療経過中，膿瘍の拡大が認められたら定位脳手術も必要になるかもしれないこと，そうなれば当院では対応できないことを担当医と相談し，状態が悪くなればすぐに転院して外科的処置も考慮することを確認した．ただし，多発脳膿瘍と考えると，手術の適応から除外する基準の一つともなっており，外科的治療の限界も考えられた．

その後，内科的治療だけであれば最低6～8週間は治療が必要となることを担当医と確認し，治療を継続した．治療3週目に確認の血液培養は陰性であり腫瘍マーカーの結果は以下であった．

```
CEA：6.1ng/mL
AFP：3.5ng/mL
CA19-9：26.3U/mL
SCC：0.9ng/mL
```

また，抗酸菌培養は陰性，HIVも陰性であった．

治療4週目に左前腕～上腕に発赤と癒合疹が認められ，掻爬による線上痕も見られた．病棟ではMEPMに対するアレルギー反応と思われていたが，よくみると一部に限局しており，点滴薬によるアレルギー反応とは少し考えにくく，病衣を新しく着替えて

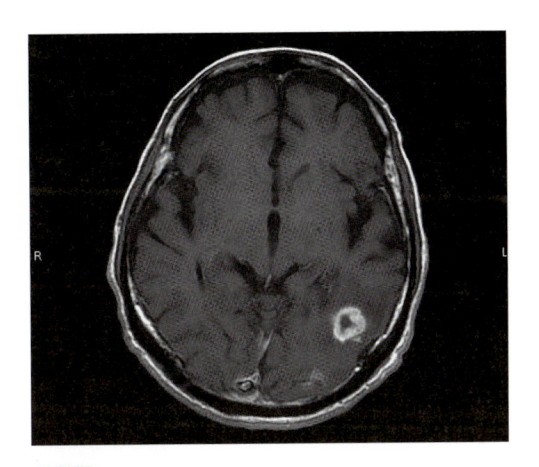

図7 頭部造影MRI画像（T1強調画像）
（治療4週目）

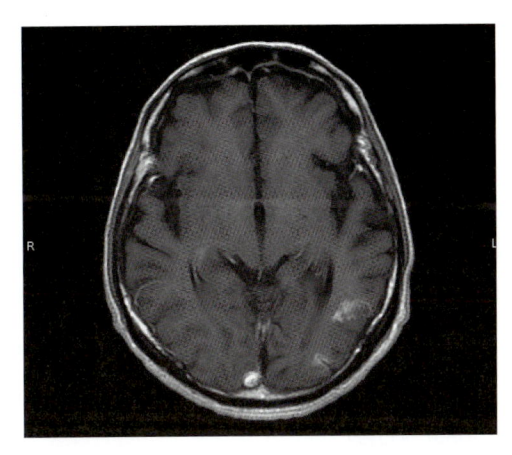

図8 頭部造影MRI画像（T1強調画像）
（治療終了2週目：治療開始から10週目）

　から症状が出たことから，接触皮膚炎のような症状の可能性が高いと考えられた．そこで，抗ヒスタミン薬の内服薬追加を提案し処方となった．MEPMは中止せずに継続し，発赤が全身性に広がるなどの悪化が見られたら中止することとして継続となった．その後，発赤は改善し，MEPMも継続投与が可能であった．治療4週目の頭部造影MRI画像所見を**図7**に示す．

　治療5週目には便がゆるくなる症状を本人が訴えたため，酪酸菌製剤が内服薬として追加処方された．その後は下痢もせず経過した．MRIで膿瘍の縮小を確認しながら担当医と相談の上，最終的に8週間治療を継続し終了となった．その後，発熱，頭痛もなく再燃も認められなかった．治療経過中に歯科を受診したところ歯周病の進行がみられ，歯周ポケットもあり，多量に歯石沈着を認めたため，歯石除去と口腔ケア（口腔内感染除去）と義歯を新製した．治療終了から2週間経過後（治療開始から10週間経過）の頭部造影MRI画像（**図8**）では膿瘍の明らかな縮小が認められた．

　治療終了後からリハビリも意欲的に進め，当院入院から7ヵ月後に退院し，介護老人保健施設へ入所となった．

■ **検査所見**
（治療5日目）
　血液検査：WBC 8,400/μL，Hb 9.4g/dL，Hct 26.5%，
　　　　　　Plt 61.4×10⁴/μL，Na 125mEq/L，K 3.9mEq/L，
　　　　　　Cl 88mEq/L，BUN 9.8mg/dL，Cr 0.34mg/dL，
　　　　　　Glu 83mg/dL，AST 36U/L，ALT 32U/L，γ-GTP 94U/L，
　　　　　　CRP 3.41mg/dL

（治療9日目）
　血液検査：WBC 7,090/μL，Hb 12.6g/dL，Hct 41.5％，
　　　　　Plt 31.0×10⁴/μL，Na 140mEq/L，K 3.8mEq/L，
　　　　　Cl 100mEq/L，BUN 14.6mg/dL，Cr 0.52mg/dL，
　　　　　Glu 78mg/dL，AST 31U/L，ALT 27U/L，γ-GTP 16U/L，
　　　　　CRP 0.05mg/dL以下
（治療15日目）
　血液検査：WBC 7,510/μL，Hb 12.6g/dL，Hct 40.9％，
　　　　　Plt 35.5×10⁴/μL，Na 139mEq/L，K 3.7mEq/L，
　　　　　Cl 98mEq/L，BUN 14.2mg/dL，Cr 0.50mg/dL，
　　　　　Glu 108mg/dL，AST 27U/L，ALT 24U/L，γ-GTP 17U/L，
　　　　　CRP 0.05mg/dL以下
（治療29日目）
　血液検査：WBC 5,300/μL，Hb 10.0g/dL，Hct 27.8％，
　　　　　Plt 45.7×10⁴/μL，Na 138mEq/L，K 2.9mEq/L，
　　　　　Cl 100mEq/L，BUN 5.0mg/dL，Cr 0.30mg/dL，
　　　　　AST 18U/L，ALT 11U/L，γ-GTP 28U/L，CRP 0.05mg/
　　　　　dL以下，Alb 3.5g/dL
（治療48日目）
　血液検査：WBC 6,900/μL，Hb 10.1g/dL，Hct 28.2％，
　　　　　Plt 44.8×10⁴/μL，Na 139mEq/L，K 2.7mEq/L，
　　　　　Cl 101mEq/L，BUN 6.4mg/dL，Cr 0.34mg/dL，
　　　　　Glu 71mg/dL，AST 43U/L，ALT 35U/L，γ-GTP 31U/L，
　　　　　CRP 0.05mg/dL以下
（治療開始から61日目：治療終了5日目）
　血液検査：WBC 8,200/μL，Hb 10.3g/dL，Hct 29.3％，
　　　　　Plt 33.0×10⁴/μL，Na 140mEq/L，K 3.9mEq/L，
　　　　　Cl 102mEq/L，BUN 7.0mg/dL，Cr 0.41mg/dL，
　　　　　Glu 72mg/dL，AST 42U/L，ALT 41U/L，γ-GTP 26U/L，
　　　　　CRP 0.06mg/dL，Alb 3.3g/dL
（治療開始から112日目：治療終了56日目）
　血液検査：WBC 9,400/μL，Hb 12.0g/dL，Hct 35.2％，
　　　　　Plt 41.6×10⁴/μL，Na 139mEq/L，K 4.4mEq/L，
　　　　　Cl 100mEq/L，BUN 10.2mg/dL，Cr 0.53mg/dL，
　　　　　Glu 78mg/dL，AST 20U/L，ALT 15U/L，γ-GTP 20U/L，
　　　　　CRP 0.05mg/dL以下，Alb 4.1g/dL

4　施設による治療へのアプローチの違い
a 院内で培養検査もグラム染色もできない場合

　グラム染色をできない施設では，患者背景から想定される起因菌をカバーする抗菌薬を投与する．血液培養は抗菌薬開始前に実施しておく．脳膿瘍の原因検索は頭頸部に限らず広く検索する必要があり，感染巣が明らかになった場合は，ある程度，起因菌の想定が可能となるかもしれない．ただし，複数菌感染症のことが多く，治療に当たっては広域抗菌薬で広くカバーする必要があるだろう．治療期間は頭部CTまたはMRIでモニタリングしながら，

患者状態の悪化や膿瘍の拡大が見られたら外科的治療も検討する．治療期間は最低6～8週間であろう．治療が長期となるため副作用も注意深くモニタリングしたい．

b 院内でグラム染色をできる場合

院内でグラム染色ができ，かつ，定位的脳手術（生検）ができる施設では，吸引された検体のグラム染色から起因菌の推定が可能となる．また，培養で起因菌が同定されれば薬剤感受性結果を評価しながら最適抗菌薬を選択可能となる．適切なドレナージ・デブリードマンがなされた場合，治療期間は2～3週間で十分なこともある．脳膿瘍以外の感染巣がある場合は合わせて感染源の治療も行う．治療開始前の血液培養の実施とモニタリングは上記施設と同様である．

本症例から学んださらなる一歩

本症例は幸い内科的治療のみで回復したが，文献報告でもよくみるように，診断に辿り着くまでに時間がかかったケースであった．これは脳膿瘍に特異的臨床症状というものがないことにも起因しており，疑わなければなかなか診断に至らない難しさを経験した症例であった．

典型的な脳膿瘍は感染性の過程というよりは，増大する頭蓋内占拠性病変のような徴候を呈する．症状の出現頻度はさまざまであり，数時間から数週間あるいは数ヵ月に及ぶこともある．代表的な3症状は頭痛，発熱，局所神経症状であるが，感度・特異度は非常に低い[5]．また，全身の炎症反応がはっきりと現れていない場合，脳腫瘍と鑑別が難しいこともある．脳膿瘍の症状として最も多いものは頭痛で，75％以上の患者に認められるが[6]，今回の症例も後頭部痛を訴えていた．診断時に発熱が見られる患者は50％以下であり，発熱がなくても脳膿瘍は除外できない．25～50％の患者では初発の部分発作または全般発作が出現する可能性がある[1]．不全片麻痺は前頭葉膿瘍の徴候であることが多い．言語障害は側頭葉膿瘍，眼振と運動失調は小脳膿瘍の特徴とされる．特に小脳膿瘍では，頭蓋内圧亢進の徴候として乳頭浮腫，悪心・嘔吐，傾眠，錯乱が主症状となることがある．髄膜刺激症状は脳膿瘍が脳室内穿破するか，感染がくも膜下腔に及んだときに認められる[2]．

また，今回は血液培養からMSSAを同定できた．「原因がよく

分からない○○［症状：(例)食欲低下，発熱，血糖低下など］」は血液培養を実施することで菌血症を拾い上げることができる可能性があり，菌が同定されれば，感染源をある程度想定することもできる．血液培養の重要性を再認識した症例でもあった．

　入院初期に腰椎穿刺を実施していたが，一般的に脳膿瘍のような占拠性病変を有する患者に対する腰椎穿刺は，脳ヘルニアを起こすことがあるため回避が望ましい．また，脳膿瘍の患者の脳脊髄液検査では，髄液の白血球数が5以下で正常値の場合もあり，500以上のケースもある．タンパクや髄液糖もあらゆる値をとることがあり[7]，髄液所見から脳膿瘍についての有益な情報は得られない．脳外科医と相談し，膿瘍に穿刺できない場合には，腰椎穿刺が可能ということであれば，せめて髄液培養提出後に抗菌薬の開始を検討してもよいかもしれない．今回はたまたま脳圧が低く脳ヘルニアを起こさなかったが，この辺は慎重に検査を進めるよう担当医とコミュニケーションを図ってもよかった．

　脳膿瘍の3割近くが中耳炎や乳様突起炎に合併し，耳性膿瘍は主に側頭葉(55〜75%)と小脳(20〜30%)に出現する．小脳膿瘍の90%近くは耳性であるとの報告もある．歯科感染症は脳膿瘍の原因の2%を占めるにすぎないが，特発性脳膿瘍の多くが実際には歯科感染によるものではないかと考えられている[2]．原因菌として多いのは，レンサ球菌，ブドウ球菌，*Bacteroides* spp.，*Fusobacterium* spp.などであり，今回のケースも歯槽膿漏があり歯科治療で歯石除去など口腔ケアの必要があったことから，感染源は歯科感染の可能性が高いと考えられた．TTEではVegetationは認められなかったが，膿瘍形成前に感染性心内膜炎に罹患していた可能性も考えられる．脳膿瘍の治療として8週間点滴治療を実施したことにより，結果的に感染性心内膜炎としての治療もカバーできた．血液培養で嫌気性菌は検出されなかったが，脳膿瘍形成に嫌気性菌も関与していたかもしれない．今回は治療初期からMEPMを使用したがCTXまたはCTRXにMNZの併用治療も一つの選択肢と考えられる[1,8,9]．ただし，治療が長期にわたるため副作用発現に対するモニタリングもしっかり行いたい．

プロフェッショナルな対応の極意！

- ▶▶ 抗菌薬を提案する前に必ず患者背景と患者バイタルを確認する！
- ▶▶ 脳膿瘍では感染症科，脳外科，神経内科，薬剤師など各分野のスペシャリストが集約的に治療にあたる！
- ▶▶ 脳膿瘍では内科的治療の限界を知り，必要であれば外科的治療も考慮する！
- ▶▶ 脳膿瘍であっても起因菌をつめるスタンスは変わらない！
- ▶▶ MSSAによる脳膿瘍ではCEZは中枢神経への移行性が悪く最適治療薬とはならない！
- ▶▶ 脳膿瘍に対する抗菌薬の最適治療期間ははっきりしていないが，一般的に経静脈的に6〜8週間が推奨される！
- ▶▶ 外科手術により適切なデブリードマンがなされたら抗菌薬治療は2〜3週間でよいこともある！
- ▶▶ 血液培養から *S. aureus* が生えたらコンタミネーションなしとして留置カテーテルの確認と感染性心内膜炎および膿瘍の検索を！
- ▶▶ 脳膿瘍の治療経過観察は白血球数，CRPは参考程度．頭部MRIなどの画像をモニタリングする！
- ▶▶ 脳膿瘍では非特異的な症状しかないことが多く，血液検査も多くの場合，正常のため疑わなければ診断に辿り着くまでに時間がかかることが多い！
- ▶▶ 脳膿瘍が疑われたら脳ヘルニアの危険を伴い，検査実施による有益な所見が得られることもめったにないため，リスクとベネフィットを勘案すると腰椎穿刺は避けることが望ましい！

医師から薬剤師へのアドバイス

- 脳膿瘍は背景により抗菌薬のレジュメが変わります．カルバペネム系薬は中枢移行性が決してよくないですので，CTRX＋MNZなどのレジュメも検討しましょう（MNZは静注薬が望ましいです．施設で採用していない場合には内服でもバイオアベイラビリティがよいため代替薬にはなります）．
- 血液培養から *S. aureus* が生えた場合には1セットでもコンタミネーションと考えることは原則ありません．起因菌と考えて抗菌薬レジュメを検討しましょう．
- 治療開始後は，意識状態・神経所見・頭痛など中枢神経感染症で重要な治療後の効果判定パラメータに注目しましょう．もし治療開始後に新たに神経所見が出てくるようであれば，軽微なものでも悪化と考え，再度画像検索および培養提出をして抗菌薬を再検討する方がよいでしょう．

● 脳膿瘍の治療期間はかなり長期になりますので，抗菌薬によるトラブルや医療関連感染症が起こる可能性は高いです．副作用発現時や，*Clostridium difficile*腸炎発生時，カテーテル関連血流感染などが起こった場合には迅速に対応しましょう．

引用文献

1) Mathisen GE, et al : Brain abscess. Clin Infect Dis, 25 : 763-781, 1997.
2) Longo DL, et al : Harrison's principles of internal medicine, 18th edition, McGraw-Hill, 2011.
3) Pien BC, et al : The clinical and prognostic importance of positive blood cultures in adults. Am J Med, 123: 819-828, 2010.
4) Gilbert DN, et al : The Sanford guide to antimicrobial therapy 2013, 43rd edition, Antimicrobial Therapy, 2013.
5) 青木 眞：レジデントのための感染症診療マニュアル，第2版，医学書院，2008.
6) Mampalam TJ, et al : Trends in the management of bacterial brain abscesses : a review of 102 cases over 17 years. Neurosurgery, 23 : 451-458, 1988.
7) Seydoux C, et al : Bacterial brain abscesses : factors influencing mortality and sequelae. Clin Infect Dis, 15 : 394-401, 1992.
8) Jansson AK, et al : Efficacy and safety of cefotaxime in combination with metronidazole for empirical treatment of brain abscess in clinical practice : a retrospective study of 66 consecutive cases. Eur J Clin Microbiol Infect Dis, 23 : 7-14, 2004.
9) Cavuşoglu H, et al : Brain abscess : analysis of results in a series of 51 patients with a combined surgical and medical approach during an 11-year period. Neurosurg Focus, 24 : E9, 2008.

8 感染性心内膜炎

1週間前から
床上生活となっていた高齢患者

> **医師からの問い合わせ**
>
> 昨日，多発性脳梗塞の疑いで入院した患者さん，感染症もありそうです．
> おすすめの抗菌薬は？

症 例

- **患　者**　84歳　女性
- **主　訴**　意識障害，右片麻痺
- **現病歴**
　1週間くらい前から起きるのがつらいと言って床上生活となる．当院入院前日の17時頃，夕食を摂り19時に就寝．食事量は少なめだったがそれまでと変わりなかった．当院入院当日の8時過ぎ，朝食のため家族が起こしに行ったが反応がなく，いびき呼吸だったので救急要請し当院搬送後，入院となった．
- **既往歴**　高血圧(5ヵ月前)，不整脈(心房細動)(5ヵ月前)，足首骨折(30年前)
- **アレルギー歴**　なし
- **社会歴**　飲酒歴：ほとんど飲まない，喫煙歴：なし
- **処方薬(服用歴)**
  【内服薬】
  アスピリン腸溶錠100mg　　　　　　1回1錠　1日1回朝食後
  カンデサルタンシレキセチル錠8mg　1回1錠　1日1回朝食後
  トラセミド錠8mg　　　　　　　　　1回1錠　1日1回朝食後
  【注射薬】
  アセテートリンゲル液　500mL　24時間で点滴静注
  ヘパリンナトリウム　1万単位　アセテートリンゲル液に混合し24時間点滴静注
  末梢アミノ酸製剤輸液　1,000mL　24時間で点滴静注
  濃グリセリン・果糖配合製剤　1回200mL　1日2回点滴静注
- **身体所見(コンサルト時)**
  身　長：150cm，体重：50kg
  全身状態：意識レベルは悪いが循環動態は比較的安定している
  Japan Coma Scale：Ⅲ-100
  バイタルサイン：血圧142/82mmHg，脈拍105/分(不整)，呼吸数28/分，体温38.2℃，SpO₂99%(室内気)
  頭 頸 部：黄疸なし，咽頭発赤なし
  胸　　部：湿性ラ音(crackle)なし，喘鳴(wheeze)なし
  心　　音：不整，心雑音あり(Ⅲ音聴取)
  腹　　部：軟，圧痛なし
  背　　部：CVA(肋骨脊柱角)叩打痛評価未実施

■ 検査所見（コンサルト時）
血液検査：WBC 15,900/μL, Hb 9.0g/dL, Hct 26.7％, Plt 6.0×10⁴/μL, Na 147mEq/L, K 4.7mEq/L, Cl 110mEq/L, BUN 140.0mg/dL, Cr 4.16mg/dL, Glu 129mg/dL, AST 25U/L, ALT 13U/L, CRP 2.85mg/dL, UA 19.6mg/dL, CPK 65U/l, ALB 2.8g/dL
胸部単純X線：明らかな浸潤影なし（図1）
尿グラム染色：白血球は認めるものの有意な細菌は認めない（図2）

■ その他
抗菌薬の使用歴：3ヵ月以内の抗菌薬使用歴なし
入院時に尿道カテーテルを留置

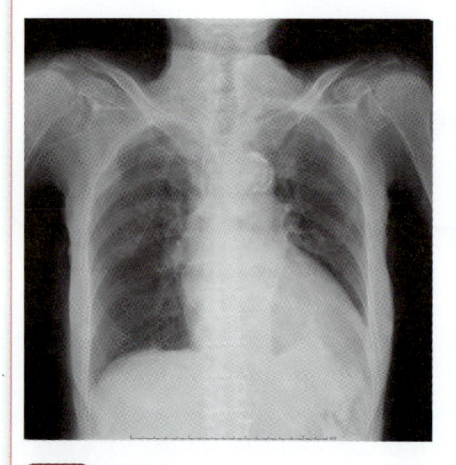

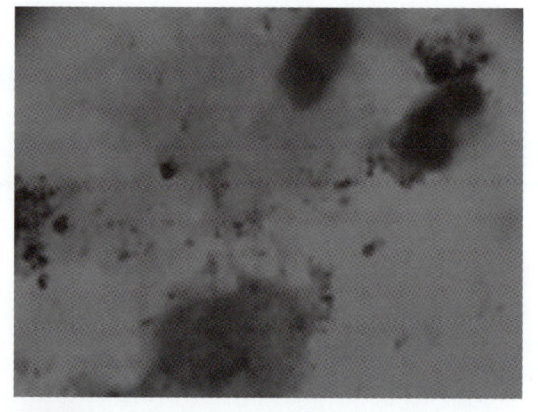

図1 胸部単純X線写真（臥位）

図2 尿グラム染色所見（1,000倍）（→口絵 ix）

Q1 ここまでのカルテ情報から，担当医へどんな抗菌薬をおすすめしますか？

抗菌薬の提案に向けたベッドサイド・外来での情報収集

　病室に足を運ぶと患者は広範な脳梗塞のため入院時より意識レベルはJCS Ⅲ-100と悪く，痛み刺激による開眼も見られない状態であった．担当医によると，MRI画像上，左内頸動脈閉塞と左中大脳動脈支配領域の梗塞（図3）のほか，右前頭葉にも小梗塞巣を認め，心房細動もあったことから，心原性塞栓症として入院時よりヘパリンの持続点滴を開始したとのことであった．体温は38.2℃と発熱を認め，血圧は142/82mmHg，脈拍は105/分であり，頻脈を認めるものの循環動態は比較的安定していた．呼吸状態は室内気でSpO₂ 99％，呼吸数は28/分，CVA叩打痛ははっきりしなかったが，尿路感染症の併発による発熱ではないかと疑

われていた.
　カルテからは既往歴に5ヵ月前に高血圧と不整脈を指摘されており，内服薬はアスピリンと降圧薬，利尿薬を服用していた．一見すると循環動態は破綻していないものの全身状態は悪く，Severe sepsisの状態かどうかははっきりしないが，広域抗菌薬の迅速な投与が必要と思われた．高齢者であるが自宅からの入院で，過去90日以内に入院歴もないことから院内発症の耐性菌感染症とは考えにくかった．ベッドサイドで患者の結膜を観察すると点状出血が認められた(図4)．そのほか，皮膚症状としてJaneway病変やOsler結節，爪下出血などは認められなかった．
　アレルギーや副作用歴は特になかった．入院後，尿道カテーテルを留置されていたが尿の出は悪くBUNとクレアチニン，尿酸値が高値を示しており，高齢者であることから脱水による腎前性腎不全あるいは薬剤性による腎不全の可能性が考えられた．

プロブレムリストでここまでの情報を整理！

- #1　発熱・炎症反応上昇
- #2　意識障害
    - JCS Ⅲ-100
    - 多発脳梗塞の診断
- #3　結膜の点状出血あり
    Janeway病変，Osler結節なし
- #4　心雑音あり(Ⅲ音聴取)
- #5　尿酸値，BUN，クレアチニン高値

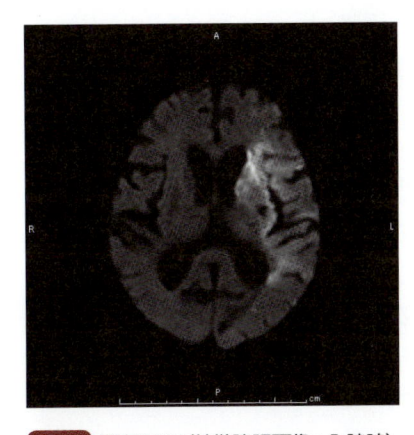

図3　頭部MRI(拡散強調画像：入院時)
図4　結膜の点状出血(→口絵 ix)

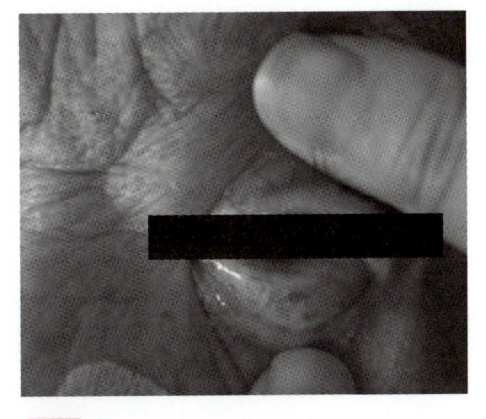

- #6 乏尿
- #7 不整脈，高血圧の既往（5ヵ月前）
- #8 尿グラム染色で細菌を認めず
- #9 3ヵ月以内の抗菌薬使用歴なし

> **Q2** 医師の提示している疾患も含め注意すべき鑑別疾患はありませんか？　**A2**

抗菌薬の提案と経過

1 抗菌薬提案前の頭の中の鑑別疾患

本症例で鑑別すべき疾患は，以下の4つである．

A2 　**薬剤師が注目すべき鑑別疾患4つ**
①感染性心内膜炎（infective endocarditis; IE）
②肺炎
③腎盂腎炎
④脳梗塞による中枢熱

a 感染性心内膜炎（IE）

今回の症例は発熱が認められるものの臨床症状から呼吸器症状もはっきりせず，入院までの経過からは徐々に活動性が低下し，食事も摂らなくなり衰弱してきているといった非特異的症状しか分からない．ただ，広範な多発脳梗塞の原因はIEによる感染性の塞栓であれば説明がつき，結膜の点状出血もIEの可能性を示唆する．基礎疾患のある高齢者では菌血症を疑ったら鑑別に挙げたい疾患の一つである．

b 肺　炎

高齢者の肺炎では，発症早期には明らかな呼吸器症状を認めず，食欲不振や活動性の低下，微熱などの非特異的症状しか呈さないことがある．胸部単純X線写真上も脱水などが存在すると浸潤影もはっきりせず，入院後の補液により脱水の改善とともに次第に胸部写真上の浸潤影が明確になることもある．今回のケースは，呼吸数が28回/分と頻呼吸を認めるものの，室内気で酸素飽和度が99％と酸素化はよく，比較的落ち着いている．頻呼吸は発熱

が原因の可能性も考えられるが，意識レベルが悪いことを考慮すると誤嚥性肺炎も鑑別に挙げられ，呼吸状態を慎重にモニターする必要がある．

c 腎盂腎炎

肺炎と同様，高齢者の腎盂腎炎などでは，CVAの叩打痛を認めないこともあり，発熱のほかに食欲不振，嘔気・嘔吐などの非特異的所見しか示さないこともある．特に脱水などで尿量が減少している場合では，細菌が定着しやすくなり，上行性感染による腎盂腎炎を発症することもある．起因菌としては，市中発症の場合，大腸菌が大多数を占め，*Klebsiella*, *Proteus*, *Enterobacter*などがそれに続く．

今回のグラム染色所見では，尿中に白血球は認められるものの有意な細菌は認められていないため，腎盂腎炎の可能性は低いと考えられる．しかし，尿路の閉塞などが存在している場合は明らかな細菌尿を認めないにもかかわらず，水腎症や菌血症を伴うこともあるため，フォーカスがはっきりしない場合はエコーなどの画像検索も必要かもしれない．

d 脳梗塞による中枢熱

通常は，視床下部を中心とした体温調整中枢により，体温が36℃前後になるように発汗，呼吸数の調節を通じて体温を調節している．体温調節中枢が脳血管障害などにより損傷を受けると，高熱が持続する場合があり，中枢性過高熱と呼ばれる．特徴としては，体温が40℃以上となることが多く，四肢冷感，頭部・顔面紅潮が出現するが発汗を伴わず，解熱薬の効果が期待できないためクーリングが大切となる．体温が上昇すると脳血管障害の病態に悪影響が出るため，肺炎や膀胱炎などの結果として上昇しているのか，脳に病変があるために上昇しているのか，その両者なのかを，主病変の情報，各種検査所見などを合わせて判断が必要となる．今回のケースでは最高体温は38℃程度と40℃以下であり，中枢熱の可能性は低いかもしれない．

2. 起因菌をつめながらの抗菌薬処方提案

血液検査値からは，末梢血の白血球数の上昇に比較しCRPはそれほど高度上昇しているわけではなかった．しかし，全身状態は見るからに悪く，理性的とは言えないが早期の広域抗菌薬開始が必要と思われた．

SepsisやSevere sepsisの定義にきれいに当てはまれば，行動すべき方向性はガイドライン[1]でも明確に記載されており，

Septic shockを呈していれば，薬剤師でも循環動態の維持と可及的速やかな広域抗菌薬の投与が予後に影響することくらいは知っているだろう．しかし，臨床では微妙なケースというのが存在し，今回の症例のように明確に定義づけできない「状態の悪い患者」への対応は医療スタッフのセンスが試される．

A1 身体所見の結膜の点状出血と非特異的な臨床症状から，やはりIEが強く疑われたため，ひとまず経胸壁心エコー（TTE）と血液培養の複数セット実施を担当医に提案した．そこで血液培養はすぐに追加オーダーとなったが，心原性塞栓症の疑いのため翌日実施予定となっていたTTEはそのまま翌日まで持ち越された．

通常，IEの起因菌はグラム陽性菌が圧倒的に多く，その中でも黄色ブドウ球菌やレンサ球菌が心臓の弁に着きやすい（**表1**）．また，IEは強く疑われるものの，まだ確定診断はついておらず，抗菌薬は広域なメロペネム（MEPM）1回0.5g 1日3回を血液培養実施後に使用するよう提案し，すぐにMEPMが投与開始となった．

IEの治療では抗菌薬が長期投与となることもあり，状態が落ち着いていれば抗菌薬投与を待って，血液培養を繰り返し，微生物学的確定診断をつける最大限の努力が必要であるが，今回のケースは血行動態が破綻はしていないものの感染性塞栓による脳梗塞の可能性もあり，状態が悪いことから待てない状態と考えられ，TTEの結果を待たずに抗菌薬を開始することを担当医と相談し決定した．

> ここはIEの確定診断がついていないから広域抗菌薬MEPMという思考は納得できないですねぇ．岸田ならIEの可能性がある，さらにはその感染性塞栓が飛んだことでの脳梗塞の可能性があるため，心内膜炎かつ髄膜炎としてVCM＋セフトリアキソン（CTRX）を髄膜炎doseで推奨ですね．GMに関しては腎機能が悪く見送ります．IE dose，髄膜炎doseという思考が重要かと思います．

> 振り返ってみると，この段階でVCM＋CTRXの併用療法が妥当だったと思います．

> この対応はよいですね．もうこういう場合は，はっきりするまでIEとして対応すればよいです．

表1 感染性心内膜炎の起因菌（％）

グラム陽性菌		グラム陰性菌	
黄色ブドウ球菌	21	大腸菌	2
MSSA	13.5	HACEKグループ	0.8
MRSA	7.5	その他のグラム陰性菌	4.3
コアグラーゼ陰性ブドウ球菌	11.3	真菌/酵母	1.3
レンサ球菌	51.9		
緑色レンサ球菌	33.3		
Streptococcus bovis	1.8		
その他のレンサ球菌	16.8		
腸球菌	9.8		
その他のグラム陽性菌	1.6		

（文献2より引用）

3. モニタリング（経過観察）

入院2日目，意識レベルの改善はなく，最高体温は38.7℃まで上昇していた．血圧は120/56mmHg，脈拍は100/分と循環動態は維持できていたが，前日の1日尿量は650mLであり乏尿のままであった．また，この日より下痢症状が出現していた．

TTEの結果は，僧帽弁に10mmを超えるVegetationを認めるとの結果であった（図5）．そのほか，TTEの報告書からは左室駆出率（EF）が27.1%と心不全を認め，これは入院時の胸部単純X線写真の心肥大を裏付ける結果であった．また，僧房弁逆流症（MR）はIV度であり，Vegetationの可動性は弱いとのことであった．

この段階でIEの診断がついたが起因菌が不明のため，血液培養の結果から起因菌が確定し，薬剤感受性が分かるまでは現在のMEPMを継続することになった．確認のため実施したCDトキシンは陰性であった．

入院3日目に撮影した頭部MRIでは梗塞巣の拡大が認められた（図6）．

入院治療5日目から体温は36.8℃へ解熱したものの，1日尿量は300mLと腎機能の改善は認められず，24時間クレアチニンクリアランスは5mL/時と腎機能がほぼ廃絶していることがうかがえた．

入院治療6日目に各種培養の最終結果が報告された．

■ **血液培養（2セット中2セット陽性）**
γ-streptococcus（＋）

> ここも主治医との兼ね合いでMEPMを使うのは否定はしませんが，せめて髄膜炎doseで2g q8hr（腎機能悪いからここまでいらないか）という思考があるといいですね．

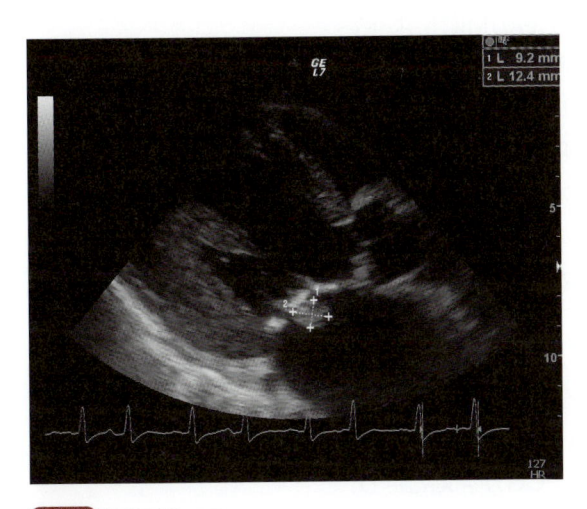

図5　経胸壁心エコー

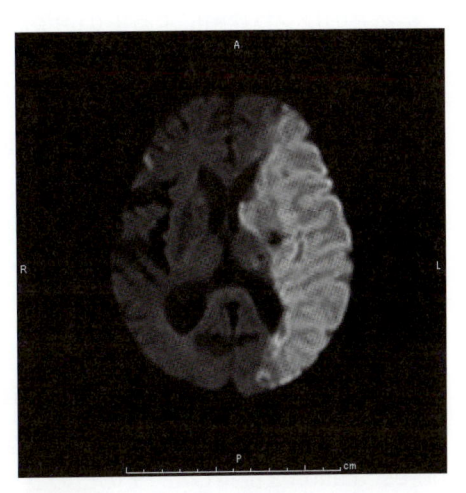

図6　頭部MRI（拡散強調画像：入院4日目）

■ 尿培養（自然尿）
Escherichia coli（1＋）10³CFU/mL

Q3 今回の培養結果から妥当な抗菌薬治療は？

- 血液培養から2セット中2セットで陽性となったγ-streptococcusは，IEの起因菌と考えられる．侵入門戸は不明であるがIEの治療として薬剤感受性からベンジルペニシリン（PCG）が感性（S）であればde-escalationも検討し，治療期間は血液培養陰性から6週間は実施する．
- 血液培養から検出されたγ-streptococcusはIEの起因菌，尿から検出された*E. coli*は尿路感染症の起因菌と考えられる．IEおよび尿路感染症として現在のMEPMを治療開始から6週間きっちり使用する．
- 血液培養から検出されたγ-streptococcusはIEの起因菌，尿から検出された*E. coli*は尿路感染症の起因菌と考えられる．IEおよび尿路感染症として両方の起因菌をカバーするレボフロキサシン（LVFX）を4週間使用する．
- 血液培養から検出されたγ-streptococcusはIEの起因菌と考えられるが，尿から検出された*E. coli*は菌量から起因菌とは考えにくい．IEの治療のためバンコマイシン（VCM）とゲンタマイシン（GM）の併用に切り替え，血液培養陰性後両薬剤とも6週間治療を継続する．

A3

　血液培養から検出されたγ-streptococcusはIEの起因菌と考えられた．薬剤感受性試験の結果PCGに感性（S）であり，尿から検出された*E. coli*はアンピシリン（ABPC）感性（S）でともに感受性良好な菌であった．ただし，尿から検出された*E. coli*は菌量が少ないことから，尿路感染症の治療というよりはIEの治療に重点を置いた治療薬への変更を検討することにした．

　自然弁のレンサ球菌によるIEの治療は，PCGのMICによって推奨治療のオプションがあり（**表2**），MICが実測できれば最適治療薬を選択すべきである．この時，選択される抗菌薬は殺菌性のものを使用し，静菌的なニューキノロン系などの単剤治療は治療失敗の可能性から推奨されていない．また，治療期間については，血液培養陽性による診断後は，抗菌薬治療効果判定のため血液培養が陰性化するまで再検し，陰性確認日から起算した日数を投与する．

　今回のケースでは腎不全から抗菌薬の選択は悩ましいが，PCG感性のため，PCG選択の際は1回100万単位，1日6回点滴静注またはセフトリアキソン（CTRX）1回2g 1日1回点滴静注へのde-escalationを提案した．その日のうちにPCGが開始となり，ヘパリンは投与中止となった．

PCG開始後は発熱もなく下痢も治まっていたが，経過は不良で，尿量は日を追うごとに少なくなってきていた．PCG開始時には1日尿量が250mL程度に減少し，担当医が患者家族にインフォームド・コンセントの結果，積極的な治療を行わない方向となった．具体的には腎不全に対し透析導入をしない，呼吸状態が悪くなっても挿管はしない，心停止の際も胸骨圧迫などの蘇生治療はしない，すなわちDNARである．

　抗菌薬は継続の方向となったが，その後も乏尿は変わらずPCG変更9日目（入院15日目）に患者は永眠された．

■ 検査所見
（治療3日目）
血液検査：WBC 3,400/μL，Hb 7.5g/dL，Hct 23.6%，Plt 4.4×10⁴/μL，
　　　　Na 146mEq/L，K 3.8mEq/L，Cl 115mEq/L，
　　　　BUN 152.5mg/dL，Cr 3.56mg/dL，Glu 134mg/dL，
　　　　AST 39U/L，ALT 15U/L，CRP 1.90mg/dL

表2　レンサ球菌による心内膜炎の推奨治療

	抗菌薬	用法・用量	治療期間（週）
PCG：MIC≦0.125mg/L	① ベンジルペニシリン	200万単位　4時間ごと　点滴静注	4〜6
	② セフトリアキソン	2g　24時間ごと　点滴静注，筋注	4〜6
	③ ベンジルペニシリン ゲンタマイシン	200万単位　4時間ごと　点滴静注 1mg/kg　12時間ごと　点滴静注	2 2
	④ セフトリアキソン ゲンタマイシン	2g　24時間ごと　点滴静注，筋注 1mg/kg　12時間ごと　点滴静注	2 2
PCG：0.125＜MIC≦0.5mg/L	⑤ ベンジルペニシリン ゲンタマイシン	400万単位　4時間ごと　点滴静注 1mg/kg　12時間ごと　点滴静注	4〜6 2
Abiotrophia spp. *Granulicatella* spp.	⑥ ベンジルペニシリン ゲンタマイシン	400万単位　4時間ごと　点滴静注 1mg/kg　12時間ごと　点滴静注	4〜6 4〜6
PCG：MIC＞0.5mg/L またはペニシリンアレルギー	⑦ バンコマイシン ゲンタマイシン	1g　12時間ごと　点滴静注 1mg/kg　12時間ごと　点滴静注	4〜6 ≧2
	⑧ テイコプラニン ゲンタマイシン	10mg/kg　12時間ごと　点滴静注* 1mg/kg　12時間ごと　点滴静注	4〜6 ≧2

＊：Loading Dose　定常状態目標血中トラフ濃度≧20μg/mL（＜60μg/mL）

（文献3より引用，一部改変）

（治療4日目）
　血液検査：WBC 1,300/μL, Hb 8.1g/dL, Hct 24.8%, Plt 5.1×10⁴/μL,
　　　　　　Na 154mEq/L, K 3.6mEq/L, Cl 117mEq/L,
　　　　　　BUN 138.2mg/dL, Cr 3.26mg/dL, Glu 148mg/dL,
　　　　　　AST 36U/L, ALT 14U/L, CRP 1.52mg/dL,
　　　　　　24hrCcr 5mL/min
（治療6日目）
　血液検査：WBC 1,200/μL, Hb 7.2g/dL, Hct 22.0%, Plt 7.7×10⁴/μL,
　　　　　　Na 158mEq/L, K 2.8mEq/L, Cl 121mEq/L,
　　　　　　BUN 133.8mg/dL, Cr 2.92mg/dL, Glu 127mg/dL,
　　　　　　AST 32U/L, ALT 16U/L, CRP 1.97mg/dL,
　　　　　　フィブリノーゲン 363mg/dL, FDP 14μg/mL,
　　　　　　D-ダイマー 10.9μg/mL, TAT 4.0ng/mL
（治療8日目）
　血液検査：WBC 8,000/μL, Hb 7.3g/dL, Hct 22.3%, Plt 6.6×10⁴/μL,
　　　　　　Na 154mEq/L, K 4.2mEq/L, Cl 118mEq/L,
　　　　　　BUN 151.8mg/dL, Cr 3.47mg/dL, Glu 101mg/dL,
　　　　　　AST 45U/L, ALT 11U/L, CRP 2.90mg/dL

4．施設による治療へのアプローチの違い
ａ 院内で培養検査もグラム染色もできない場合

　院内でグラム染色できない施設では，呼吸器検体や泌尿器検体から起因菌を迅速に推定することができないが，Severe sepsisを疑った場合は一刻も早く広域抗菌薬の投与について担当医に提案することが最重要となる．Septic shockを疑った場合は，循環動態の改善が何よりも優先される．輸液やカテコラミンの投与など優先順位の高い対応を迅速に行うことが肝要である．起因菌の同定および薬剤感受性の結果が判明するまでは広域抗菌薬の使用もやむを得ない．起因菌および薬剤感受性が判明した段階でde-escalationを図る．

ｂ 院内でグラム染色をできる場合

　Severe sepsisやSeptic shockが疑われたときの対応は上記に同じである．それ以外に院内に細菌検査室があり，グラム染色結果がすぐに報告される場合は，泌尿器検体や呼吸器検体から得られる情報も総合的に勘案し，妥当な抗菌薬の投与計画を提案する．すなわち，IEで脳梗塞を起こし嚥下障害が起き，誤嚥性肺炎も併発したような場合には，心臓と呼吸器の両方をカバーするような治療を進め，治療期間はIEに合わせるなどである．

本症例から学んださらなる一歩

本症例は入院時にすでに広範な脳梗塞を起こしており，救命は難しいケースであった．今回は非特異的所見がIEを疑う所見であり（**表3**），TTEはその日のうちに実施してもらえばよかった．

また，亡くなる前のバイタルの変化は，一見体温だけを見れば解熱しているようにみえたが，血圧も低下してきており，生体反応として破綻に向かっていることが読み取れた．

IEの半数近くに外科的治療が必要になるとされ，内科的治療の限界を感じた症例でもあった．IEの手術適応を**表4**に示す．

治療開始時の抗菌薬の選択については，TTEでIEが判明した段階でグラム陽性球菌カバーとしてVCMを併用開始しておき，血液培養で起因菌が同定され，薬剤感受性が判明してから最適治療へ変更してもよかったかもしれない．

また，起因菌からはPCGも最適治療薬の一つと考えられるが，腎機能も悪いことからCTRXも治療オプションの一つであり，不要な水分投与を減らす意味からも後者の方を強く推奨してもよかったかもしれない．腎機能低下時の抗菌薬の選択および投与量の調節にこそ積極的に薬剤師が関与し，副作用を最小限にし，効果を最大限に発揮する治療計画を提案したい．

レンサ球菌のうち日本で多くを占める緑色レンサ球菌はα-streptococcusであるが，今回の症例で検出されたのはγ-streptococcusであった．γ溶血（＝溶血を示さない）を示す菌は腸管内に常在するBovisグループやSalivariusグループ，Mutansグループ，Anginosusグループの一部であるいわゆる口腔内の常在菌に多い．このことから，齲歯などから菌血症を起こし，その後，僧帽弁に定着することでIEを起こした可能性が考えられた．また，TTEでⅣ度の僧帽弁逆流症（MR）が認められたことから，IE発症前からMRは存在していた可能性があり，弁膜症としては日本人のIE患者に多いタイプであったと考えられた[2]．

塞栓症を発症する1週間前の段階で，床上生活となるなど体調不良を訴えていたことが病歴からうかがうことができ，この段階で医療機関を受診し，適切な検査のもとIEと診断され治療を受けていれば結果が違っていたかもしれないと思うと悔やまれる症例であった．IEは早期に診断し，弁膜の破壊が進む前や塞栓症などの合併症を発症する前に適切な治療を行う必要があることをあらためて痛感した．

表3 感染性心内膜炎の症状と頻度

症状・所見	頻度（%）
発熱（>38℃）	96
爪下の線状出血	8
Osler結節	3
Janeway病変	5
Roth斑	2
血管の塞栓症状	17
結膜の点状出血	5
脾腫	11
新規の心雑音	48
既存の心雑音の増悪	20
血沈（ESR）の上昇	61
CRPの上昇	62
リウマチ因子の上昇	5
血尿	26

（文献4より引用）

表4 感染性心内膜炎の手術適応

	自己弁および人工弁心内膜炎に共通する病態
Class I	・高度な弁機能障害による持続する心不全
	・左室拡張末期圧や左房圧の上昇を伴う急性弁逆流や肺高血圧
	・真菌や高度耐性菌によるもの
	・弁輪膿瘍や仮性大動脈瘤形成および房室伝導障害など心合併症の出現
	・適切かつ十分な抗菌薬投与にも関わらず7日以上持続する菌血症や悪化する敗血症状態
Class IIa	・塞栓症を繰り返す，または塞栓症発症後も可動性のある10mm以上の疣腫が残存する
	・可動性のある10mm以上の疣腫の増大傾向
Class IIb	・弁形成の可能性がある早期僧帽弁感染症
Class III	・上記のいずれにもあてはまらない疣腫
	人工弁心内膜炎における病態
Class I	・急速に進行する人工弁周囲逆流の出現
Class IIa	・弁置換後2ヵ月以内の早期人工弁感染
	・抗菌薬抵抗性の*Staphylococcus*，グラム陰性菌による感染
	・適切かつ十分な抗菌薬投与後も持続する菌血症で他に感染源がない場合

Class I：評価法，治療が有用，有効であることについて証明されているか，あるいは見解が一致している
Class IIa：データ，見解から有用，有効である可能性が高い
Class IIb：見解により有用性，有効性がそれほど確立されていない
Class III：評価法，治療が有用ではなく，ときに有害となる可能性が証明されているかあるいは有害との見解が広く一致している

（出典：日本感染症学会・日本化学療法学会 JAID/JSC感染症治療ガイド・ガイドライン作成委員会：JAID/JSC感染症治療ガイド，ライフサイエンス，2014）

プロフェッショナルな対応の極意！

▶▶ 抗菌薬を提案する前に必ず患者背景とバイタルを確認する！
▶▶ 発熱患者に対して担当医と一緒にフォーカスを探す！
▶▶ CRPの値は重症とは無関係！
▶▶ 原因がはっきりしない発熱，寝汗，体重減少ではIEも鑑別に！
▶▶ IEを疑ったら早めの心エコー検査を！
▶▶ IEを疑ったら原則として治療よりも起因菌の同定を優先する！
▶▶ 急性のIEで病態が許さないときはEmpiricな抗菌薬選択もやむを得ない！
▶▶ 治療効果の判定は血液培養の陰性化！ 発熱やCRP高値であっても血培陰性化が得られたら治療継続！
▶▶ 起因菌が同定され感受性結果が判明した場合はde-escalationも検討する！
▶▶ IEは抗菌薬のみでは根治できないことがあるため，外科的治療が必要か循環器科にコンサルトを！

▶▶ 治療は長期となるため副作用発現に注意しながらモニタリング実施！
▶▶ 心不全の症状や感染性塞栓による症状が出る場合もある．治療により塞栓が誘発される可能性があることにも注意！

医師から薬剤師へのアドバイス

- 「多発脳梗塞患者さんの発熱」と言えばIEを想起できるように薬剤師さんもなってください．
- 全身状態が悪く，IEが疑われる場合にははっきりするまでIEとして治療すればよいのです．IEの場合には抗菌薬の種類だけではなく投与量も変わります．
- IEで中枢神経への転移性病巣がある場合には，抗菌薬はさらに中枢移行性のよいものでかつ髄膜炎の投与量にする方がよいでしょう．
- IEは抗菌薬の種類だけではなく量も違い，また，治療期間も長いですので抗菌薬に関連した副作用は必発です（薬疹・腎障害など）．ぜひモニタリングなどサポートをお願いします．

引用文献

1) Dellinger RP, et al：Surviving Sepsis Campaign：international guidelines for management of severe sepsis and septic shock, 2012. Intensive Care Med, 39：165-228, 2013.
2) Nakatani S, et al：Recent picture of infective endocarditis in Japan-lessons from Cardiac Disease Registration（CADRE-IE）. Circ J, 77：1558-1564, 2013.
3) Gould FK, et al：Guidelines for the diagnosis and antibiotic treatment of endocarditis in adults：a report of the Working Party of the British Society for Antimicrobial Chemotherapy. J Antimicrob Chemother, 67：269-289, 2012.
4) Murdoch DR, et al：Clinical presentation, etiology and outcome of infective endocarditis in the 21st century：the International Collaboration on Endocarditis-Prospective Cohort Study. Arch Intern Med, 169：463-473, 2009.
5) JAID/JSC感染症治療ガイド・ガイドライン作成委員会：JAID/JSC感染症治療ガイド2014, 日本感染症学会・日本化学療法学会, 2014.

付録

1 感染症の治療効果判定パラメータの例

2 各種抗菌薬投与量の目安

付録1 感染症の治療効果判定パラメータの例

1 臓器非特異的パラメータの例

パラメータ	改善の指標	備考
体温(BT)	解熱(平常体温)	熱型や1日の最高体温のトレンドから状態を評価する.
血圧(BP)	普段の血圧へ戻る	血圧と脈拍数はセットで評価. 循環動態の変化は, 抗菌薬の用法・用量の調節にも影響する.
脈拍数(PR)	普段の脈拍へ戻る	
末梢血白血球数(WBC)	正常化	時系列で評価可能. 好中球減少状態では評価困難.
C反応タンパク(CRP)	正常化	時系列で評価可能. 他の感染症や炎症性疾患の存在で評価困難.
赤沈(ESR)	正常化	反応(上昇や下降)に時間がかかる.
プロカルシトニン(PCT)	正常化	上昇がCRPよりも早い, 重篤な敗血症であれば特異度が高い. 局所の感染症への感度が低い.
昇圧薬の必要量	減少	循環動態の安定化により薬剤必要量が低下する.
血糖	正常化	治療により高血糖や低血糖などコントロール不良からコントロールが取れる.
食欲	改善	高齢者は所見に乏しく元気がない, 食欲がない, いつもと違うという症状で発症することがある. 感染症の治療とともに改善する.
精神状態	改善	

2 臓器特異的パラメータの例

	パラメータ	改善の指標	備考
呼吸器感染症	呼吸数(Resprate rate:RR)	正常化	呼吸状態が安定してくれば一般的に呼吸数は24回/分以下へ. 敗血症では種々の要因で呼吸数は増加する.
	経皮的酸素飽和度(SpO$_2$)	上昇	非侵襲的で簡便である.
	血液ガス分析	正常化	侵襲的. PaO$_2$, PaCO$_2$の評価が可能. 得られる情報からは肺胞換気の状態が評価できる.
	人工呼吸器や酸素の設定	離脱方向へ	時系列で評価したとき臨床症状改善の評価に有用である.
	呼吸苦	改善	
	呼吸音	crackleの改善・消失	
	咳嗽	減少	これらが改善傾向にあれば感染症も良くなっていると考えられる. しかし, 抗菌薬中止に対する情報は乏しい.
	喀痰の量・色	量の低下・黄色から透明へ	
	喀痰のグラム染色	菌の減少・消失 白血球の減少	時系列で評価したとき薬効評価に有用. 検体の質が担保されていることが前提となる.
	胸部写真(単純X線, CT)	浸潤影の縮小・胸水減少	臓器特異的だが抗菌薬の中止時期に対する情報にはなりにくい. 重症度によっては改善に4週間以上要する.

付録1　感染症の治療効果判定パラメータの例

	パラメータ	改善の指標	備考
泌尿器感染症	CVA叩打痛・腰背部痛	消失	症状がある場合は改善に時間がかかることもあり，治療終了後もゆっくり症状が改善していく．
	尿のグラム染色	菌の消失，白血球の減少	早い段階（2〜3日）に菌の減少・消失がみられ，その後，白血球数の減少がみられる．
	頻尿	消失	膀胱炎症状はないことも多いが，あれば指標となる．
	排尿時痛	消失	
	残尿感	消失	
	画像検査	病変範囲の縮小	腎膿瘍などの膿瘍のフォローには重要な検査．腎盂腎炎では治療の指標としてのフォローは不要である．
中枢神経感染症	意識状態（JCS, GCS）	スコアの改善	治療に反応した場合，いずれの指標もある程度劇的に改善が認められるが，感染症の治療は成功していても長期にわたり異常が持続することもある．
	頭痛	消失	
	項部硬直	改善	
	Neck Flection Test	改善	
	局所神経症状	改善	
	けいれん	頻度減少・消失	
	髄液所見	正常化	菌の消失，細胞数減少，タンパク減少，糖上昇．髄液検査は他の指標が改善していれば繰り返し実施する必要はない．
皮膚軟部組織感染症	発赤	縮小，改善	初期の病変部の広がりは継時的にマーカーを利用（壊死性筋膜炎の鑑別）．治療とともにどのパラメータもすみやかに改善する．壊死性筋膜炎では肉眼所見だけではなく，画像でのドレナージ不良部位の確認も重要である．
	疼痛	消失	
	熱感	消失	
	腫張	消失	
	排膿・滲出液	量の減少・消失	
	画像所見	病変範囲の縮小	
循環器系感染症	血液培養	陰性化	心内膜炎では，血液培養での陰性化以外は指標の改善というよりも悪化がないことがモニター上，大切となる．
	転移性病巣	出現なし	
	心不全徴候	出現なし	
	心雑音	増悪なし	
	画像所見	病変範囲の縮小	
消化器感染症	腹痛	消失	肝膿瘍，腹腔内膿瘍，腹膜炎では改善経過が緩やかになることが多い．腹痛の改善は，程度だけでなくその広がりも丁寧に確認し，その縮小が改善の指標となる．
	消化器症状（嘔吐・下痢など）	改善	
	圧痛	消失	
	画像所見	病変範囲の縮小・腹水消失	

付録2 各種抗菌薬投与量の目安

- 各種抗菌薬の投与量は添付文書の記載の用量を掲載しているものもあるが，添付文書記載の用法・用量では用量として少ないものもあるため，次の資料を参考に，一般的に臨床で使用される用量の目安を記載している；各種医薬品添付文書，各種医薬品インタビューフォーム，Clinical Infectious Disease (Cambridge University Press)，サンフォード感染症ガイド2014（ライフサイエンス出版），ネルソン小児感染症ガイド（医学書院），がん患者の感染症診療マニュアル（南山堂），JAID/JSC感染症治療ガイド2014（ライフサイエンス出版），透析患者への投薬ガイドブック（じほう），腎不全と薬の使い方Q&A（じほう）．

- 本一覧は投与量の目安を示しているにすぎず，臨床の場で投与に際しては最新の各種ガイドラインおよび添付文書をご参照いただきたい．

- 小児用量については成人投与量を超えないこと．また，新生児では投与量や投与回数が別に定められている場合があるため，最新の添付文書，各種ガイドラインをご参照いただきたい．

- 妊婦へのリスクについては，次頁のオーストラリア基準の掲載のある医薬品について記載している．FDA分類は2015年6月30日をもって廃止となり，新基準となるため，投与の際には，FDAの新分類も各自ご確認いただきたい．

付録2　各種抗菌薬投与量の目安

カテゴリー	評価基準
A	多数の妊婦および妊娠可能年齢の女性に使用されてきた薬だが，それによって奇形の頻度や胎児に対する直接・間接の有害作用の頻度が増大するといういかなる証拠も観察されていない．
B1	妊婦および妊娠可能年齢の女性への使用経験はまだ限られているが，この薬による奇形やヒト胎児への直接・間接的有害作用の発生頻度増加は観察さていない．動物を用いた研究では，胎仔への障害の発生が増加したという証拠は示されていない．
B2	妊婦および妊娠可能年齢の女性への使用経験はまだ限られているが，この薬による奇形やヒト胎児への直接・間接的有害作用の発生頻度増加は観察さていない．動物を用いた研究は不十分または欠如しているが，入手し得るデータでは，胎仔への障害の発生が増加したという証拠は示されていない．
B3	妊婦および妊娠可能年齢の女性への使用経験はまだ限られているが，この薬による奇形やヒト胎児への直接・間接的有害作用の発生頻度増加は観察さていない．動物を用いた研究では，胎児への障害の発生が増えるという証拠が得られている．しかし，このことがヒトに関してどのような意義を持つかは不明である．
C	催奇形性はないが，その薬理効果によって，胎児や新生児に有害作用を引き起こす薬，または，その疑いのある薬．これらの効果は可逆的なこともある．詳細は注※を参照．
D	ヒト胎児の奇形や不可逆的な障害の発生頻度を増す，または，増すと疑われる，またはその原因と推測される薬．これらの薬にはまた，有害な薬理作用があるかもしれない．詳細は注※を参照．
X	胎児に永久的な障害を引き起こすリスクの高い薬であり，妊娠中あるいは妊娠の可能性がある場合は使用すべきでない．

注※
カテゴリーAは，使用実績からほぼ安全に用いることができる薬剤であり，Bは使用経験が少なく，ヒトでの危険性を示す証拠がまだ見当たらないものである．動物実験の結果により，さらにB1, B2, B3のサブカテゴリーに分かれる．また，催奇形性はないものの胎児や新生児に対する有害作用（胎児毒性）のある薬は，特にカテゴリーCに分類される．したがって，Cに該当する薬がBより危険ということを意味するものではない．カテゴリーDに分類される薬は危険性があっても，治療のために使用されることがあり得る．Xは危険度の高い薬で絶対禁忌にあたる．なお，オーストラリア基準は処方に際しての判断材料を示すもので，偶発的な服用による事後の対応を示すものではない．

（出典：雨森良彦 監，医薬品・治療研究会 編訳：妊娠中の投薬とそのリスク（第4次改定版）－オーストラリア医薬品評価委員会先天異常部会による評価基準，医薬品・治療研究会，2001）

1　抗菌薬

薬品名(一般名)	剤形	投与量 成人	投与量 小児	オーストラリア基準
アジスロマイシン	内服・注射	1回500mg 1日1回	10mg/kg/日 1日1回	B1
アズトレオナム	注射	1回1g 6〜8時間ごと	90〜120mg/kg/日 1日2〜3回	B1
アミカシン	注射	単回投与：1回15mg/kg 1日1回 分割投与：1日15mg/kg 1日2〜3回	単回投与：1回15mg/kg 1日1回 分割投与：1日15mg/kg 1日2〜3回	D
アモキシシリン	内服	1回250〜500mg 1日3回	90mg/kg/日 1日3回	A
アモキシシリン/クラブラン酸	内服	(アモキシシリン:クラブラン酸=2:1製剤) アモキシシリンとして 1回250mg 1日3〜4回	(アモキシシリン:クラブラン酸=14:1製剤) アモキシシリンとして 90mg/kg/日 1日2回	A/B1
アンピシリン	内服・注射	内服：1回500mg 1日4〜6回 注射：1回2g 1日4回	内服：1回12.5〜25mg/kg 1日3回 注射：100〜300mg/kg/日 1日3〜4回	A
アンピシリン/スルバクタム	注射	1回3g 6〜8時間ごと	150mg/kg/日 1日3〜4回	A/−
イミペネム/シラスタチン	注射	1回0.5g 6時間ごと	60〜100mg/kg/日 1日3〜4回	B3
エリスロマイシンエチルコハク酸エステル	内服	1回400mg 1日3回	30〜50mg/kg/日 1日3回	A
エリスロマイシンラクトビオン酸塩	注射	1回500mg 6時間ごと	20mg/kg/日 1日4回	A
カナマイシン	内服・注射	内服：1回0.5〜1g 1日4回 注射：1回1g 1日1〜2回筋注	内服：50〜100mg/kg/日 1日4回 注射：30〜50mg/kg/日 1日1〜2回筋注	D
キヌプリスチン/ダルホプリスチン	注射	1回7.5mg/kg 8時間ごと	−	B3
クラリスロマイシン	内服	1回200〜400mg 1日2回	15mg/kg/日 1日2回	B3
クリンダマイシン	内服・注射	内服：1回150〜300mg 1日3〜4回 注射：1回600mg 8時間ごと	内服：10〜25mg/kg/日 1日3回 静注：20〜40mg/kg/日 1日3回	A
クロラムフェニコール	内服・注射	内服：1回0.5g 1日4回 注射：1回0.5〜1g 1日2回	内服・注射：30〜50mg/kg/日 1日2回	A
ゲンタマイシン	注射	単回投与：1回5mg/kg 1日1回 分割投与：1回1.7mg/kg 1日3回	5mg/kg/日 1日1〜3回	D
シノキサシン	内服	1回200〜400mg 1日2回	−	−
シプロフロキサシン	内服・注射	1回300mg 1日2回	−	B3
ストレプトマイシン	注射	結核：1回1g 週2〜3日 or 初期1〜3ヵ月はごと日, その後週2日投与 MAC症：1回1g 週2〜3日	20〜30mg/kg/日 1日2回	−
スペクチノマイシン	注射	1回2g 1日1回筋注	−	B1

付録2　各種抗菌薬投与量の目安

腎機能低下時の投与量（間隔）			備考
10〜50	≦10	HD（血液透析）	
通常量	通常量	通常量	
1回500mg 1日3回	1回250mg 1日3回	1回250〜500mg 1日1回透析後	
Ccr30〜50：1回7.5mg/kg 24時間ごと Ccr10〜30：1回7.5mg/kg 48時間ごと	使用回避or 専門家へコンサルト	1回7.5mg/kg 透析ごと	要TDM実施
1日2〜3回	1日1回	1日1回（透析日は透析後）	
1回250〜500mg 1日2回	1回250〜500mg 1日1回	1回250mg 1日1回 （透析日は透析後）	
1日3回	1日1〜2回	1日1回（透析日は透析後）	
1日2回	1日1回	1日1回（透析日は透析後）	
1回0.5g 12時間ごと	1回0.25g 24時間ごと	1回0.25g 24時間ごと （透析日は透析後）	透析患者はけいれんが発現しやすいため回避
通常量	通常量	通常量	
通常量	通常量	通常量	
内服：減量の必要なし 注射：1回1g 48〜72時間ごと	内服：減量の必要なし 注射：1回0.5g 72時間ごと	内服：減量の必要なし 注射：1回0.5g 週2回透析後	腎障害時，内服でも腸管の炎症が強い場合は吸収，蓄積の懸念あり
通常量	通常量	通常量	
1回200mg 1日1〜2回	1回200mg 1日1回	1回200mg 1日1回	
通常量	通常量	通常量	
通常量	通常量	通常量	
1回1.5mg/kg 12時間ごと	使用回避or専門家へコンサルト	1回3mg/kg 透析ごと	要TDM実施
1回200mg 1日1〜2回	―	―	
1回200mg 1日2回	1回200mg 1日1〜2回	1回200mg 1日1回	
1回1g 72時間ごと	1回0.5g 72時間ごと	1回0.5g 週2回（透析後）	
1日1回	1日1回	―	

1　抗菌薬（つづき）

薬品名（一般名）	剤形	投与量 成人	投与量 小児	オーストラリア基準
セファクロル	内服	1回500mg 1日3回	20～40mg/kg/日 1日3回	B1
セファゾリン	注射	1回1g 6～8時間ごと	60～100mg/kg/日 1日3～4回	B1
セファレキシン	内服	1回250～500mg 1日4回	50～100mg/kg/日 1日4回	A
セファロチン	注射	1回1g 4～6時間ごと	20～80mg/kg/日 1日4～6回	A
セフィキシム	内服	1回100～200mg 1日2回	6～12mg/kg/日 1日2回	－
セフェピム	注射	1回1g 6～8時間ごと	100mg/kg/日 1日3～4回	B1
セフォタキシム	注射	1回1g 6～8時間ごと	100～150mg/kg/日 1日3～4回	B1
セフォチアムヘキセチル	内服	1回400mg 1日3回	－	－
セフォチアム	注射	1回1g 6～8時間ごと	100～160mg/kg/日 1日3～4回	－
セフォペラゾン	注射	1回1g 8時間ごと	100～150mg/kg/日 1日3～4回	－
セフジトレン	内服	1回100～200mg 1日3回	12歳以上：1回100mg 1日3回	－
セフジニル	内服	1回100mg 1日3回	9～18mg/kg/日 1日3回	－
セフタジジム	注射	1回1g 6～8時間ごと	100～150mg/kg/日 1日3～4回	B1
セフチブテン	内服	1回200mg 1日2回	9mg/kg/日 1日1回	－
セフトリアキソン	注射	1回2g 24時間ごと	60～120mg/kg/日 1日2回	B1
セフポドキシム	内服	1回100～200mg 1日2回	10mg/kg/日 1日2回	B1
セフメタゾール	注射	1回1g 6～8時間ごと	100～150mg/kg/日 1日3～4回	－
セフロキシムアキセチル	内服	1回250～500mg 1日3回	20～30mg/kg/日 1日2回	B1
ダプトマイシン	注射	1回4～6mg/kg 24時間ごと	2～5歳：10mg/kg 24時間ごと 6～11歳：7mg/kg 24時間ごと 12歳＜：4～6mg/kg 24時間ごと	B1
チゲサイクリン	注射	初回100mg 以後1回50mg 12時間ごと	－	D
テイコプラニン	注射	初日400～800mg/日 12時間ごと 以後200～400mg/日 24時間ごと	10mg/kg/回を12時間間隔で3回以後 6～10mg/kg/回 1日1回	B3
テトラサイクリン	内服	1回250mg 1日4回	30mg/kg/日 1日4回	D
ドキシサイクリン	内服・注射	1回100mg 1日2回	8歳以上，45kg以下： 2～4mg/kg/日 1日2回	D

付録2　各種抗菌薬投与量の目安

腎機能低下時の投与量（間隔）			備考
10〜50	≦10	HD（血液透析）	
1回250mg 1日3回	1回250mg 1日2回	1回250mg 1日2回 （透析日は透析後）	
1回1g 12時間ごと	1回1g 24時間ごと	1回0.5〜1g 透析ごと	
1回250mg 1日1〜3回	1回250mg 1日1回	1回250mg 1日1回 （透析日は透析後）	
1回1g 6時間ごと	1回0.5g 8時間ごと	1回0.5g 1日1回 （透析日には透析後）	
1回100mg 1日2回	1回50mg 日2回	−	
1回1g 12時間ごと	1回0.5g 24時間ごと	−	
12〜24時間ごと	24時間ごと	1回0.5g 12時間ごと （透析日は透析後）	
1日2回	1日1回	−	
12時間ごと	24時間ごと	24時間ごと （透析日は透析後）	
通常量	通常量	通常量	
1回100mg 1日2回	1回100mg 1日1回	−	
1回100mg 1日2回	1回50mg 1日2回	1回50mg 1日2回 （透析日は透析後）	
12〜24時間ごと	24〜48時間ごと	24〜48時間ごと （透析日には透析後）	
1回200mg 1日1回	1回100mg 1日1回	1回100mg 1日1回 （透析日には透析後）	
通常量	通常量	通常量	
1回100mg 1日1回	1回100mg 48時間ごと	1回100mg 48時間ごと （透析日は透析後）	
12時間ごと	24時間ごと	24時間ごと （透析日は透析後）	
1回250mg 1日2回	1回250mg 1日1回	1回250mg 48時間ごと	
Ccr＜30：1回4〜6mg/kg 48時間ごと		1回4〜6mg/kg 48時間ごと （透析日は透析後）	
通常量	通常量	通常量	
初回負荷量 800mg， 2・3日目は400mg， 4日目以降 400mg 72時間ごと	初回負荷量 800mg， 2・3日目は400mg， 4日目以降 400mg 5日ごと	初回負荷量 800mg， 2・3日目は400mg， 4日目以降 400mg 5日ごと	要TDM実施
ドキシサイクリン使用	ドキシサイクリン使用	1回500mg 透析ごと	
通常量	通常量	通常量	

1　抗菌薬（つづき）

薬品名(一般名)	剤形	投与量 成人	投与量 小児	オーストラリア基準
トブラマイシン	注射	単回投与：1回5mg/kg 1日1回 分割投与：1回1.7mg/kg 1日3回	5mg/kg/日 1日1〜3回	D
ドリペネム	注射	1回0.5g 8時間ごと	60〜120mg/kg/日 1日3回	B2
トリメトプリム/スルファメトキサゾール	内服・注射	トリメトプリムとして 1回5mg/kg 6〜8時間ごと	ニューモシスチス肺炎：トリメトプリムとして15〜20mg/kg/日 1日3〜4回	B3/C
ノルフロキサシン	内服	1回400mg 1日2回	−	B3
バカンピシリン	内服	1回250mg 1日3〜4回	15〜40mg/kg/日 1日3〜4回	−
バンコマイシン	注射	内服：1回0.125〜0.5g 1日4回 注射：1回15mg/kg 12時間ごと	30〜40mg/kg/日 1日3〜4回	B2
ビアペネム	注射	1回0.3g 12時間ごと	−	−
ピペラシリン	注射	1回4g 6〜8時間ごと	100〜200mg/kg/日 1日3〜4回	B1
ピペラシリン/タゾバクタム	注射	1回4.5g 6〜8時間ごと	40kg以下：PIPC量として 240〜300mg/kg/日 1日3回	B1
ベンジルペニシリンベンザチン	内服	1回40万単位 1日4回	−	−
ベンジルペニシリン	注射	1回200〜400万単位 4時間ごと	10万〜25万単位/kg/日 1日4〜6回	A
ホスホマイシン	内服・注射	内服：1回1g 1日3回 注射：1回2g 12時間ごと	内服：40〜120mg/kg/日 1日3〜4回 注射：100〜200mg/kg/日 1日3〜4回	−
ミノサイクリン	内服・注射	1回100mg 1日2回	2〜4mg/kg 1日1〜2回	D
メトロニダゾール	内服・注射	1回500mg 1日3回	内服：30〜50mg/kg/日 1日3回 注射：22.5〜40mg/kg/日 1日3回	B2
メロペネム	注射	1回1g 8時間ごと	40〜120mg/kg/日 1日3〜4回	B2
モキシフロキサシン	内服	1回400mg 1日1回	−	B3

付録2　各種抗菌薬投与量の目安

腎機能低下時の投与量（間隔）			備考
10～50	≦10	HD（血液透析）	
1回1.5mg/kg 12時間ごと	使用回避or専門家へコンサルト	1回3mg/kg 透析ごと	要TDM実施
Ccr 30～50：1回0.25g 8時間ごと Ccr 10～30：1回0.25g 12時間ごと	―	―	
Ccr＜30 ニューモシスチス肺炎：12時間ごと その他の感染症：トリメトプリムとして2.5mg/kg 12時間ごと	使用回避or専門家へコンサルト	トリメトプリムとして 1回5mg/kg 24時間ごと	
1回400mg 1日1回	1回400mg 1日1回	1回400mg 1日1回	
1日2回	―	―	
内服：通常量 注射： （Ccr40～60）：1回15mg/kg 24時間ごと （Ccr20～40）：1回15mg/kg 48時間ごと	内服：通常量 注射：1回15mg/kg, その後はTDMで用量調節	内服：通常量 注射：1回15mg/kg, その後はTDMで用量調節	要TDM実施．内服の場合，腸管粘膜の炎症で消化管からの吸収の懸念あり
1回0.3g 12～24時間ごと	1回0.3g 24時間ごと	1回0.3g 24時間ごと （透析日は透析後）	
通常量	8時間ごと	1回2g 8時間ごと （透析後は1g追加）	
Ccr20～50：1回2.25g 6時間ごと Ccr＜20：1回2.25g 8時間ごと	1回2.25g 8時間ごと	1回2.25g 8時間ごと （透析後は0.75g追加）	
1回30万単位 1日4回	1回10～20万単位 1日4回	1回10～20万単位 1日4回	
1回100万単位 4時間ごと	1回100万単位 6時間ごと	1回100万単位 6時間ごと	
内服：1回500mg 1日4回 注射：1回1g 24時間ごと	内服：1回500mg 1日2回 注射：1回1～2g 週3回	内服：1回500mg 1日2回 注射：1回1～2g 週3回 （透析日は透析後）	
通常量	通常量	通常量	
通常量	通常量	1回250mg 8時間ごと	
1回1g 12時間ごと	1回0.5g 24時間ごと	1回0.5g 24時間ごと （透析日は透析後）	
通常量	通常量	通常量	わが国では小児禁忌

1 抗菌薬（つづき）

薬品名(一般名)	剤形	投与量 成人	投与量 小児	オーストラリア基準
リネゾリド	内服・注射	1回600mg 12時間ごと	12歳未満：30mg/kg/日 1日3回	B3
リンコマイシン	内服・注射	内服：1回250〜500mg 1日3〜4回 注射：1回600mg 1日2〜3回	内服：20〜30mg/kg/日 1日3〜4回 注射：20〜30mg/kg/日 1日2〜3回	A
レボフロキサシン	内服・注射	1回500mg 24時間ごと	5歳未満：20mg/kg/日 1日2回 5歳以上：10mg/kg/日 1日1回	―
ロメフロキサシン	内服	1回400mg 1日1回	―	―

2 抗酸菌治療薬

薬品名(一般名)	剤形	投与量 成人	投与量 小児	オーストラリア基準
イソニアジド	内服・注射	1日200〜500mg (4〜10mg/kg) 1日1〜3回(DOTS：週2日)	10〜15mg/kg/日 1日1〜2回 (DOTS：20〜30mg/kg/回 週2回)	A
エタンブトール	内服	結核：1回15〜20mg/kg 1日1回 NTM症：1回15mg/kg 1日1回	1回10〜15mg/kg 1日1回	A
エチオナミド	内服	開始1日300mg 以後漸次増量 1日500〜700mg 1日1〜3回	15〜20mg/kg/日 1日2回	―
サイクロセリン	内服	1回250mg 1日2回	10〜20mg/kg/日 1日2回	―
クロファジミン	内服	1回50〜100mg 1日1回	―	C
パラアミノサリチル酸	内服	10〜15g/日 1日2〜3回	150〜360mg/kg/日 1日1〜4回	―
ピラジナミド	内服	1回1.5〜2g 1日1回	15〜30mg/kg/日 1日1回 (DOTS：40〜50mg/kg/日 週2回)	B2
リファブチン	内服	1回300mg 1日1回	1回10〜20mg/kg 1日1回	C
リファンピシン	内服	1回450〜600mg 1日1回	1回10〜20mg/kg 1日1回 (DOTS：週2回)	C

3 抗真菌薬

薬品名(一般名)	剤形	投与量 成人	投与量 小児	オーストラリア基準
アムホテリシンB	注射	1回0.25〜1mg/kg 24時間ごと	1回0.25〜1mg/kg 24〜48時間ごと	―
イトラコナゾール	内服	カプセル剤：疾患ごとの用法あり (添付文書参照) 内用液剤：1回200mg 1日1〜2回	5〜10mg/kg/日 1日2回	B3

付録2　各種抗菌薬投与量の目安

腎機能低下時の投与量（間隔）			備考
10～50	≦10	HD（血液透析）	
通常量	通常量	通常量	
通常量	通常量	通常量	
初日500mg 1回, 2日目以降1回250mg 24時間ごと	初日500mg 1回, 3日目以降1回250mg 48時間ごと	初日500mg 1回, 3日目以降1回250mg 48時間ごと	わが国では小児禁忌
1回200g 1日1回	1回200mg 1日1回	初回1回400mg 以後1回200mg 1日1回	

腎機能低下時の投与量（間隔）			備考
10～50	≦10	HD（血液透析）	
通常量	200～300mg/日	200～300mg/日（透析日は透析後）	slow acetylators：半量投与
24～36時間ごと	48時間ごと	1日7～15mg/kg 透析ごと	
通常量	維持量：1日250～350mg 1日1～3回	維持量：1日250～350mg 1日1～3回	
1回250mg 1日1～2回	1回250mg 1日1回	1回250mg 1日1回	
通常量	通常量	―	
通常量～75％に減量	7～10g/日 1日2～3回	7～10g/日 1日2～3回	
通常量	1回25～30mg/kg 週3回	1回25～30mg/kg 透析後	
Ccr＜30：1回150mg 1日1回	Ccr＜30：1回150mg 1日1回	Ccr＜30：1回150mg 1日1回	
通常量	通常量	通常量	

腎機能低下時の投与量（間隔）			備考
10～50	≦10	HD（血液透析）	
腎毒性があるため他剤を選択	腎毒性があるため他剤を選択	通常量	
通常量	通常量	通常量	

3 抗真菌薬(つづき)

薬品名(一般名)	剤形	投与量 成人	投与量 小児	オーストラリア基準
イトラコナゾール	注射	投与開始2日間：1回200mg 12時間ごと 3日目以降：1回200mg 24時間ごと	5mg/kg/日 1日2回	B3
カスポファンギン	注射	①食道カンジダ症：1回50mg 24時間ごと ②侵襲性カンジダ症，アスペルギルス症：初回70mg 24時間ごと，2日目以降 1回50mg 24時間ごと	初日：70mg/m²(体表面積)1日1回 投与2日目以降：50mg/m²(体表面積)1日1回	B3
テルビナフィン	内服	1回125mg 1日1回	1回125mg 1日1回	B1
ナイスタチン	内服	1回50万単位 1日3回	1回40～60万単位 1日4回（海外では懸濁液製剤あり）	A
フルシトシン	内服	1日100～200mg/kg 1日4回（尿路・消化管真菌症：50～100mg/kg 1日4回）	50～150mg/kg/日 1日4回	B3
フルコナゾール	内服・注射	1回50～400mg 1日1回（内服・静注）	3～10mg/kg/日 1日1回（静注）1日2回（内服）	D
ホスフルコナゾール	注射	①カンジダ症：初日，2日目フルコナゾールとして100～200mg/日 維持量として50～100mg/日 ②クリプトコッカス：初日，2日目フルコナゾールとして100～400mg/日 維持量50～200mg/日（最大初回800mg 維持400mg）	—	—
ボリコナゾール	内服	①40kg以下：初日1回150mg 1日2回 2日目以降1回100mg 1日2回 ②40kg以上：初日1回300mg 1日2回 2日目以降 150～200mg 1日2回	①2歳以上12歳未満および12歳以上で50kg未満：注射薬治療後 1回9mg/kg 1日2回 ②12歳以上で体重50kg以上：注射薬治療後 1回200mg 1日2回	B3
ボリコナゾール	注射	負荷投与(初日)：1回6mg/kg 12時間ごと 2日目以降 1回3～4mg/kg 12時間ごと	①2歳以上12歳未満および12歳以上で体重50kg未満：初日1回9mg/kg 1日2回 2日目以降1回8mg/kg 1日2回 ②12歳以上で体重50kg以上：初日1回6mg/kg 1日2回 2日目以降1回4mg/kg 1日2回	B3
ミカファンギン	注射	1回100mg 24時間ごと	1～6mg/kg/日 1日1回	B3
ミコナゾール	注射	初回200mg 以後1回200～400mg 1日1～3回	20～40mg/kg/日 1日3回	A
リポソームアムホテリシンB	注射	1回2.5～5mg/kg 24時間ごと	2.5～5mg/kg/日 1日1回	—

付録2 各種抗菌薬投与量の目安

腎機能低下時の投与量（間隔）			備考
10〜50	≦10	HD（血液透析）	
通常量	通常量	通常量	
通常量	通常量	通常量	
通常量	通常量	通常量	
1日3回	1日3回	—	
50mg/kg/24〜48時間	25〜50mg/kg/12〜24時間	1回25〜50mg/kg 透析ごと	
1回100〜200mg 24時間毎	1回100mg 48時間毎	1回100mg 透析毎	
50%に減量 24時間ごと	通常量 48時間ごと	通常量 透析ごと	
通常量	通常量	通常量	
Ccr＜30では内服を使用	Ccr＜30では内服を使用	内服薬を使用	注射剤には可溶化剤が配合され腎機能低下時に蓄積がみられるため内服薬の使用を考慮する
通常量	通常量	通常量	
通常量	通常量	通常量	
通常量	通常量	通常量	

索引

一般索引

A
A群レンサ球菌 ……………………… 224
acute disseminated encephalomyelitis‥ 199
acute generalised exanthematous pustulosis ………………………………… 211
acute lung injury ……………… 126
acute respiratory distress syndrome‥‥ 122
ADEM ……………………………… 199
A-DROP …………………………… 74
AGEP ……………………………… 211
ALI ………………………………… 126
ARDS ……………………………… 122
aspiration pneumonia ………… 86, 144
aspiration pneumonitis …………… 143
autolysin …………………………… 81

B
B型肝炎ワクチン ………………… 229
β溶血性レンサ球菌 ……………… 172
β-ラクタマーゼ …………………… 18
β-ラクタマーゼ陰性アンピシリン耐性菌 28
β-ラクタマーゼ産生アンピシリン耐性菌
　……………………………… 98, 124
β-ラクタマーゼ非産生アンピシリン耐性インフルエンザ菌 ………………… 98
Bartholomew&Mittwerの変法 …… 2
β-D-グルカン …………………… 208
binary toxin ……………………… 251
BLNAR …………………… 28, 98, 124
BLPAR ……………………………… 98
Brud-zinski's sign ………………… 196

C
Campylobacter sp. ………………… 5
CA-MRSA …………………………… 18
carbapenem-resistant Enterobacteriaceae
　……………………………………… 27
catheter-related bloodstream infection
　………………………… 98, 185, 246, 250
CDI ………………………………… 251
central nervous system lupus ……… 199
Clostridium difficile infection ……… 251
Clostridium perfringens …………… 225
Clostridium sp. …………………… 4
CNSループス ……………………… 199
community-acquired MRSA ……… 18
corticobasal degeneration ………… 84
Corynebacterium sp. ……………… 4
Corynebacterium sp.による肺炎 …… 132
costophrenic angle ………………… 51
crackle …………………………… 129
CRB-65 …………………………… 74
CRBSI ……………… 98, 185, 246, 250
CRE ………………………………… 27
C-reactive protein ………………… 112
CRP ……………………………… 112
CURB ……………………………… 74
CURB-65 ………………………… 74
CVカテーテル …………………… 246

D
de-escalation ………………… 12, 37
delayed-on現象 …………………… 76
delayed-onset infection …………… 64
DESIGN-R® ……………………… 168
DIHS ……………………………… 210
DLST ……………………………… 182
DNAR ……………………………… 105
do not attempt resuscitation ……… 105
drug-induced hypersensitivity syndrome
　…………………………………… 210
drug-induced lymphocyte stimulation test
　…………………………………… 182

E
Eテスト ……………………………… 9
early-onset infection ……………… 64
Enterococcus sp. ………………… 4
ESBL ………………………… 12, 27, 54
escalation therapy ………………… 39
Escherichia coli …………………… 5
extended spectrum beta-lactamase
　………………………………… 12, 27, 54

F
FDA分類 ………………………… 294

307

索 引

Fitz-Hugh-Curtis syndrome ··················45
FT3 ···36
FT4 ···36
Fusobacterium sp. ··································5

G

Geckler分類 ····································· 3, 76
glycopeptide-resistant *Staphylococcus aureus* ···19
GNCB ··5
GNDC ·································5, 111
GNR-L ··5
GNR-M ···5
GNR-S ··5
GP huge ·· 251
GPC in chain ···4
GPC in cluster ········ 4, 99, 177, 182, 251
GPDC ···4
GPR ···4
GRSA ···19

H

HBs抗体 ··· 229
Haemophilus influenzae ························5
HA-MRSA ···20
HBIG ·· 229
health care-associated MRSA ············20
Huckerの変法 ··2

I

indirect pathogen ······························ 134
infective endocarditis ··························64
intrinsic resistance ·······························10
I-ROAD分類 ····································· 109

J

jolt accentuation ································ 195

K

Kernig's sign ····································· 196
kidney-shaped ··································· 111
Kirby-Bauer法 ··9
Klebsiella pneumoniae ··························5
*Klebsiella*肺炎 ·····································86
Kopeloffの方法 ·····································2

L

lancet shaped ······································77
late-onset infection ·····························64
Listeria monocytogenes ························4
Low-BLNAR ···································· 124
L-Pシャント ····································· 239
lupus headache ································· 199

M

MBC ··9
MDRA ···27
MDRP ···18, 26
MDR-TB ··28
Mendelson症候群 ································86
methicillin-resistant *Staphylococcus aureus* ···18, 157
MIC ···7
mid-line shift ···································· 235
Miller & Jones分類 ························ 3, 76
minimum bactericidal concentration ···9
minimum inhibitory concentration ······7
Mollaret髄膜炎 ·························· 197, 202
Moraxella catarrhalis ················· 5, 110
MRCNS ·· 172
MRSA ···18, 157
MRSA肺炎 ··98
MSSA ··· 269

N

N-メチルチオテトラゾール基 ········· 123
nasogastric tube syndrome ·············· 133
neck flexion test ······························· 196
Neisseria sp. ··5
NGチューブ ····································· 133
NGチューブ症候群 ·························· 133
Nikolsky現象 ···································· 211
non-HACEK ···37
no-on現象 ··76
nursing and healthcare-associated pneumonia ···91

O

Occam's razor ··································· 226

P

Panton-Valentine leukocidin ······ 29, 225
partially treated ································ 198

PBP1A	24
PBP2B	24
PBP2X	24
PEEP	104
pneumonia severity index	74
positive end-expiratory pressure	104
progressive supranuclear palsy	84
Proteus sp.	5
PRSP	24
PSA	111
Pseudomonas aeruginosa	5
psoas position	192
psoas sign	187
PSSP	24
PVL	29, 225

R
resistant	9, 37
review of system	14
ROS	14

S
silent aspiration	75, 91, 251
SIRS	96
SLE	199
SOFAスコア	96
SPACE	88, 252
Staphylococcus sp.	4
Streptococcus pneumoniae	4
Streptococcus pyogenes	224
Streptococcus sp.	4
stridor	129
surgical site infection	237
susceptible	9, 37
systemic lupus erythematosus	199

T
TEE	34, 184
thyroid stimulating hormone	36
total parenteral nutrition	246
TPN	246
Trousseau症候群	263
TTE	34, 184, 189
Tzanck試験	211

V
V-Aシャント	239
varicella zoster virus	209, 212
VCM耐性黄色ブドウ球菌	19
VCM低度感受黄色ブドウ球菌	19
vegetation	64, 184
ventilator-associated pneumonia	132
VISA	19
V-Pシャント	239
VRE	24
VRSA	19

W
Wagner分類	170
wearing-off現象	76
wheeze	129

X
XDR-TB	28

あ
悪性症候群	76
アシネトバクター	27
アデノシンデアミナーゼ	175
アナフィラキシー	160
アナフィラキシーショック	160
アミノグリコシド修飾酵素	18
アンタゴニズム	240

い
Eテスト	9
移植後に問題となる病原体	65
一般細菌性肺炎	86
医療・介護関連肺炎	91
胃ろう	97
インスピロン	130
咽頭浮腫	128
院内感染	88
院内感染型MRSA	20
院内肺炎	150
──の重症度分類	109
インフルエンザ	226
インフルエンザ菌肺炎	97, 121

う
wearing-off現象	76
ウイルス感染症	194, 206
ウイルス性髄膜炎	197

索引

え
- A群レンサ球菌 224
- エコーウイルス 197
- エコーウイルス9型 197
- 壊死性筋膜炎 225
- エフラックス機構 18
- 嚥下障害 82
- エンテロウイルス 197

お
- 横紋筋融解症 76
- オーストラリア基準 294
- オッカムの剃刀 226
- オーラルケア 89, 145

か
- Kirby-Bauer法 9
- 化学性肺臓炎 86, 143
- ガス壊疽 225
- カテーテル関連血流感染症 98, 185, 246, 250
- 化膿性骨髄炎 157
- 化膿性脊椎炎 192
- カルバペネム耐性腸内細菌 27
- カンジダ感染症 89
- カンジダ眼内炎 253
- カンジダ血症 253
- カンジダ抗原 102, 208
- 患者情報 14
- 感性 9
- 関節穿刺 158
- 関節リウマチ 64
- 完全静脈栄養 246
- 感染性硬膜下血腫 239
- 感染性心内膜炎 36, 64, 183, 277, 280, 287
- 寒天平板希釈法 9

き
- 気管支肺炎 97
- 気管挿管 132
- 基質特異性拡張型 β-ラクタマーゼ 12, 27, 54
- 機能的残気量 104
- 偽膜性大腸炎 251
- 急性呼吸促進症候群 122
- 急性散在性脳脊髄炎 199
- 急性肺傷害 126
- 急性汎発性発疹性膿疱症 211
- 胸水ドレナージ 175
- 莢膜 2
- 棘融解 211
- 拒絶反応 69
- 菌交代現象 7
- 筋膜縫合 157

く
- CDトキシン 251
- *Clostridium difficile* 感染症 251
- クラミジア抗体価 45
- グラム陰性桿菌 5
- グラム陰性球桿菌 5
- グラム陰性菌 2
- グラム陰性双球菌 5, 111
- グラム陰性短桿菌 121
- グラム染色 2, 88
- グラム陽性桿菌 4
- グラム陽性球菌 4
- グラム陽性球菌・塊形成 4, 99, 177, 182, 251
- グラム陽性菌 2
- グラム陽性双球菌 4, 76

け
- Geckler分類 3, 76
- 経胸壁心エコー 34, 184, 189
- 経食道心エコー 34, 184
- けいれん閾値 134
- 血液培養 7
- 結石 52
- ケルニッヒ徴候 196
- 嫌気ボトル 7
- 原発性水痘肺炎 210
- 原発性腸腰筋膿瘍 184
- 原発性脳腫瘍 265

こ
- Kopeloffの方法 2
- 好気ボトル 7
- 抗菌薬関連下痢症 251
- 抗菌薬関連大腸炎 251
- 抗菌薬耐性メカニズム 19
- 抗菌薬不活化酵素 18
- 咬傷 226, 230
- 咬傷感染 226

甲状腺機能進症……………………………36
甲状腺刺激ホルモン………………………36
神戸分類……………………………… 171
硬膜下膿瘍……………………………… 239
誤嚥性肺炎
　…… 75, 86, 97, 110, 121, 144, 149, 251
誤嚥性肺臓炎………………………143, 149
誤嚥を来しやすい病態…………………… 142
呼気終末陽圧……………………………… 104
呼吸器感染症
　………… 72, 82, 94, 107, 118, 128, 140
呼吸数………………………………………34
コクサッキーウイルス………………… 197
骨感染症……………………… 154, 166, 180
骨髄炎……………………………… 157, 171
骨折…………………………………… 154
骨盤内炎症性疾患……………………………45
コンタミネーション…………………………3

さ

細菌性髄膜炎……………………………197, 239
細菌性肺炎………………………………171, 184
最小殺菌濃度…………………………………9
最小発育阻止濃度……………………………7
サブスタンスP………………………………91
サルコイドーシス…………………… 267

し

C反応性タンパク……………………… 112
試験管希釈法…………………………………9
自己免疫性水疱症……………………… 210
自己融解酵素…………………………………81
システムレビュー…………………………14
自然耐性………………………………………10
市中感染型MRSA……………………………18
市中肺炎原因微生物…………………………79
手術部位感染…………………………… 237
受診勧奨………………………………………80
出血傾向…………………………………… 123
出血性膀胱炎…………………………………64
術後創部感染症………………………… 237
腫瘍熱…………………………………… 111
消化管出血……………………………………52
ショック………………………………53, 95
腎移植…………………………………………60
腎盂腎炎
　…36, 45, 52, 63, 87, 144, 172, 250, 281

神経サルコイドーシス………………… 267
人工関節感染症………………………………64
人工呼吸器関連肺炎…………………… 132
進行性核上性麻痺……………………………84
侵襲性カンジダ感染症………………… 250
滲出性胸水……………………………… 175
心房細動…………………………………36, 52

す

水腎症…………………………………56, 184
水痘……………………………………… 209
水痘帯状疱疹ウイルス………………209, 212
水疱性類天疱瘡………………………… 210
髄膜炎…………………………………… 197
　──の髄液所見……………………… 200
髄膜刺激症状…………………………… 195
髄膜脳炎………………………………… 197
頭蓋内感染症…………………………… 265
ストルバイト結石……………………………68
スティーブンス・ジョンソン症候群…… 210
ステロイドカバー……………………………66
スペース…………………………………88, 252

せ

石炭酸フクシン法……………………………2
赤血球沈降速度………………………… 177
全身性エリテマトーデス……………… 199
全身性炎症反応症候群…………………96, 98
前立腺特異抗原………………………… 111

そ

臓器移行性……………………………………13
早期受診勧奨…………………………………80
続発性腸腰筋膿瘍……………………… 184

た

帯状疱疹………………………………… 210
帯状疱疹後神経痛……………………… 217
耐性……………………………………………9
大脳皮質基底核変性症………………………84
大葉性肺炎……………………………………97
多剤耐性アシネトバクター…………………27
多剤耐性菌の危険因子………………………99
多剤耐性結核…………………………………28
多剤耐性緑膿菌…………………………18, 26
多発性硬化症…………………………… 265
多発性脳梗塞…………………………… 264

索 引

単純ヘルペスウイルス2型 …………… 197
丹毒……………………………………… 224

ち
中耳炎………………………………… 115, 263
中心静脈カテーテル………………… 98, 246
虫垂炎……………………………………… 45
中枢神経ループス……………………… 199
中枢性過高熱…………………………… 281
中枢熱…………………………………… 281
中毒性表皮壊死症……………………… 210
腸管循環………………………………… 124
腸球菌……………………………………… 24
超多剤耐性結核…………………………… 28
腸腰筋徴候……………………………… 187
腸腰筋膿瘍……………………………… 184
治療効果判定パラメータ……………… 292

つ
Tzanck試験……………………………… 211

て
delayed-on現象…………………………… 76
ディスク拡散法…………………………… 9
デブリードメント……………………… 158
デルマトーム…………………………… 211
転移性脳腫瘍…………………………… 265

と
Trousseau症候群……………………… 263
糖尿病足感染症………………………… 171
　　　──の原因微生物……………… 173
動物咬傷………………………………… 230
動脈血液ガス分析………………………… 96

に
Nikolsky現象…………………………… 211
ニューモリシン…………………………… 77
尿路感染症………………… 32, 42, 50, 60, 144
尿路結石………………………………… 184

の
no-on現象………………………………… 76
脳血管障害……………………………… 264
脳梗塞…………………………………… 281
脳室-心房シャント…………………… 239
脳室-腹腔シャント…………………… 239

脳膿瘍……………………… 261, 265, 273

は
Bartholomew&Mittwerの変法 ………… 2
Huckerの変法 …………………………… 2
肺炎……………………………………… 280
肺炎球菌性肺炎…………………………… 75
敗血症…………………………………… 97, 98
敗血症性ショック………………………… 98
肺膿瘍……………………………………… 87
肺胞虚脱………………………………… 104
パーキンソン病………………………… 72, 84
播種性帯状疱疹………………………… 209
白血球分画………………………………… 96
発熱………………………………………… 90
バーミー法………………………………… 2
バルジ形成………………………………… 53
パルスオキシメーター………………… 120
バンコマイシン耐性黄色ブドウ球菌……19
バンコマイシン耐性腸球菌………………24
バンコマイシン低感受性黄色ブドウ球菌…19

ひ
B型肝炎ワクチン……………………… 229
非感性……………………………………… 9
皮疹……………………………………… 206
ビタミンK欠乏症……………………… 123
ヒト咬傷………………………………… 226
皮膚創瘢痕部…………………………… 157
皮膚軟部組織感染症……………… 221, 234
皮膚分節………………………………… 211
非無菌検体………………………………… 3
微量液体希釈法…………………………… 9

ふ
Fitz-Hugh-Curtis症候群………………… 45
フィラメント化…………………………… 53
フェイバー法……………………………… 2
複雑性尿路感染症……………………… 184
副鼻腔炎………………………………… 263
不顕性誤嚥………………… 75, 91, 251
フードテスト……………………………… 84
ブルジンスキー徴候…………………… 196
ブレイクポイントMIC…………………… 9
プロブレムリスト………………………… 14

へ

β-D-グルカン ……………………… 208
β溶血性レンサ球菌………………… 172
β-ラクタマーゼ ……………………… 18
β-ラクタマーゼ陰性アンピシリン耐性菌 28
β-ラクタマーゼ産生アンピシリン耐性菌
　………………………………… 98, 124
β-ラクタマーゼ非産生アンピシリン耐性イン
　フルエンザ菌 ………………………… 98
閉塞性肺炎……………………………… 111
ペニシリナーゼ ……………………… 134
ペニシリン感受性肺炎球菌…………… 24
ペニシリン結合タンパク……………… 24
ペニシリン耐性肺炎球菌……………… 24
ヘルペスウイルス …………………… 210

ほ

蜂窩織炎 ………………… 158, 224, 238
縫合 ……………………………………… 224
縫合糸膿瘍 ……………………… 157, 224

み

Miller & Jones分類 ……………… 3, 76

む

無症候性細菌尿 ………………… 56, 172

め

Mendelson症候群 ……………………… 86
メタロβ-ラクタマーゼ ……………… 27
メチシリン感受性黄色ブドウ球菌……… 269
メチシリン耐性黄色ブドウ球菌…… 18, 157
メチシリン耐性コアグラーゼ陰性ブドウ球菌
　…………………………………………… 172

も

Mollaret髄膜炎 ………………… 197, 202

や

薬剤感受性試験……………………………… 8
薬剤性過敏症症候群……………………… 210
薬剤耐性菌…………………………………… 18
薬剤によるリンパ球刺激試験………… 182
薬剤誘発性無菌性髄膜炎………………… 198

よ

腰椎穿刺…………………………………… 199

腰椎-腹腔シャント ……………………… 239

り

緑膿菌……………………………………… 26
緑膿菌肺炎……………………………… 121
リン酸アンモニウムマグネシウム結石…… 68

る

ルーズニング…………………………… 161
ループス頭痛…………………………… 199

れ

レッドマン症候群……………………… 160

ろ

漏出性胸水……………………………… 175
肋骨横隔膜角……………………………… 51

わ

Wagner分類 …………………………… 170

薬剤索引

あ
アシクロビル……………………… 202, 217
アジスロマイシン………………… 115, 296
アズトレオナム………………………… 296
アマンタジン……………………………91
アミカシン………………………… 54, 296
アムホテリシンB………………… 255, 302
アモキシシリン………………………… 296
アモキシシリン/クラブラン酸………… 296
アモキシシリンカプセル……………… 228
アンジオテンシン変換酵素阻害薬… 91, 145
アンピシリン……………… 39, 66, 77, 296
アンピシリン/スルバクタム…………… 296

い
イソニアジド……………………… 29, 302
イトラコナゾール………… 255, 302, 304
イミダプリル…………………………… 145
イミペネム/シラスタチン……………… 296
インスロー®……………………………168

え
H₂ブロッカー ………………………… 144
NSAIDs………………………………… 198
ST合剤 ………………… 19, 115, 189
エタンブトール…………………… 29, 302
エチオナミド……………………… 29, 302
エベロリムス……………………………62
エリスロマイシンエチルコハク酸エステル
　…………………………………… 296
エリスロマイシンラクトビオン酸塩…… 296

か
カスポファンギン………………… 255, 304
カテコラミン……………………………55
カナマイシン…………………………… 296
カルバペネム系抗菌薬…………… 27, 275
カルボシステイン……………………… 145

き
キヌプリスチン/ダルホプリスチン… 26, 296
キノロン系抗菌薬……………………… 123

く
クラブラン酸/アモキシシリン …… 115, 228
クラリスロマイシン……………… 115, 296
クリンダマイシン………………… 164, 296
クロファジミン………………………… 302
クロラムフェニコール………………… 296

け
ゲンタマイシン…………………… 285, 296

こ
抗ヒスタミン薬…………………… 161, 271
コリスチンメタンスルホン酸ナトリム……26

さ
サイクロセリン………………………… 302

し
シクロスポリン……………………………62
シクロホスファミド…………………… 211
シノキサシン…………………………… 296
シプロフロキサシン…………………… 296
シロスタゾール……………………………91

す
ステロイド………………………… 211, 250
ストレプトマイシン……………… 29, 296
スペクチノマイシン…………………… 296
スルバクタム/アンピシリン
　………… 27, 88, 111, 126, 134, 145, 227

せ
セファクロル…………………………… 298
セファゾリン……… 37, 186, 227, 269, 298
セファマイシン系抗菌薬………………27
セファレキシン………………………… 298
セファロスポリン系抗菌薬…………… 115
セファロチン…………………………… 298
セフィキシム…………………………… 298
セフェピム……………………………… 298
セフェム系抗菌薬………………… 28, 230
セフォタキシム…… 77, 126, 266, 274, 298
セフォチアム……………… 36, 66, 126, 298
セフォチアムヘキセチル……………… 298
セフォペラゾン………………………… 298
セフジトレン…………………………… 298
セフジニル……………………………… 298
セフタジジム……………………… 266, 298
セフチブテン…………………………… 298

薬剤索引

セフトリアキソン……24, 77, 99, 111, 123, 126, 185, 200, 240, 268, 274, 282, 284, 298
セフポドキシム……………………………298
セフメタゾール………………………54, 298
セフロキシムアキセチル………………298

た
帯状疱疹ワクチン………………………217
第三世代セフェム系抗菌薬… 114, 123, 149
タゾバクタム／ピペラシリン
　………………………88, 134, 173, 300
ダプトマイシン………19, 26, 159, 174, 298

ち
チゲサイクリン…………………………298

て
テイコプラニン…………………………298
デキサメタゾン…………………………130
テトラサイクリン………… 115, 211, 298
テトラサイクリン系抗菌薬……………230
テルビナフィン…………………………304

と
ドキシサイクリン………………………298
トブラマイシン…………………………300
ドリペネム………………………………300
トリメトプリム／スルファメトキサゾール
　………………………………………300

な
ナイスタチン……………………………304

に
ニコチン酸アミド………………………211

の
ノルアドレナリン…………………………53
ノルエピネフリン…………………………99
ノルフロキサシン………………………300

は
肺炎球菌ワクチン……………………80, 91
バカンピシリン…………………………300
パラアミノサリチル酸…………………302

バンコマイシン‥19, 69, 99, 159, 160, 163, 173, 185, 200, 252, 257, 266, 282, 300

ひ
ビアペネム………………………………300
非ステロイド性抗炎症薬………………198
ピペラシリン……………………………300
ピペラシリン／タゾバクタム…………300
ピラジナミド………………………29, 302

ふ
フェキソフェナジン……………………161
フェニトイン……………………………130
フルオロキノロン系抗菌薬… 115, 134, 164
フルコナゾール……………………255, 304
フルシトシン………………………255, 304
プレドニゾロン……………………………62
プロトンポンプ阻害薬…………………144

へ
β-ラクタム系抗菌薬……………………158
ペニシリンG……………24, 77, 284, 300
ペニシリン系抗菌薬………………230, 266
ベンジルペニシリン……… 24, 77, 284, 300
ベンジルペニシリンベンザチン………300

ほ
ホスフルコナゾール………………268, 304
ホスホマイシン…………………………300
ボリコナゾール……………………255, 304

み
ミカファンギン……………253, 255, 304
ミコナゾール……………………………304
ミコフェノール酸モフェチル……………69
ミノサイクリン………… 164, 175, 240, 300

め
メトロニダゾール……… 266, 268, 274, 300
メロペネム…………241, 252, 268, 282, 300

も
モキシフロキサシン……………………300

よ
ヨウ素含有軟膏…………………………174

索 引

り
リネゾリド…… 19, 26, 159, 174, 241, 302
リファブチン………………………… 302
リファンピシン
　　　……… 19, 158, 159, 160, 175, 189, 302
リポソームアムホテリシンB…………… 304
リンコマイシン……………………… 302

れ
レボフロキサシン………… 29, 44, 50, 302

ろ
ロキソプロフェン…………………… 201
ロメフロキサシン…………………… 302

わ
ワルファリン………………………… 123

目指せ感染症マスター！
抗菌薬処方支援の超実践アプローチ　©2015

定価（本体 3,500 円＋税）

2015 年 6 月 20 日　1 版 1 刷

監修者　岸田　直樹（きしだ　なおき）
著　者　山田　和範（やまだ　かずのり）
発行者　株式会社　南山堂
　　　　代表者　鈴木　肇

〒113-0034　東京都文京区湯島 4 丁目 1-11
TEL 編集 (03)5689-7850・営業 (03)5689-7855
振替口座　00110-5-6338

ISBN 978-4-525-23301-3　　Printed in Japan

本書を無断で複写複製することは，著作者および出版社の権利の侵害となります．

JCOPY　＜(社)出版者著作権管理機構　委託出版物＞
本書の無断複写は著作権法上での例外を除き禁じられています．複写される場合は，そのつど事前に，(社)出版者著作権管理機構（電話 03-3513-6969，FAX 03-3513-6979，e-mail：info@jcopy.or.jp）の許諾を得てください．

スキャン，デジタルデータ化などの複製行為を無断で行うことは，著作権法上での限られた例外（私的使用のための複製など）を除き禁じられています．業務目的での複製行為は使用範囲が内部的であっても違法となり，また私的使用のためであっても代行業者等の第三者に依頼して複製行為を行うことは違法となります．